AF316816

MANUAL PRÁCTICO DE ONCOLOGÍA CÁNCER DE MAMA

Director de la obra
Dr. Miguel Martín Jiménez

INTRODUCCIÓN

Miguel Martín Jiménez

El cáncer de mama es un verdadero problema de salud pública, sobre todo, en los países occidentales, donde afectará a una de cada 8-12 mujeres a lo largo de su vida. En España, la Sociedad Española de Oncología Médica (SEOM) calcula que se diagnosticarán cerca de 33.000 nuevos casos de cáncer de mama cada año.

Pese a su elevada incidencia, la supervivencia se incrementa progresivamente, en particular en los estadios precoces. Actualmente, se calcula que más del 80 % de las enfermas en estadios precoces están vivas y libres de enfermedad a los 5 años, lo que condiciona una alta prevalencia de la enfermedad. Por ello, la mayoría de los profesionales sanitarios (pertenecientes tanto a cuerpos médicos como de enfermería o farmacia) se verán implicados en el manejo de estas mujeres en un momento u otro de su rutina laboral. En el cáncer de mama metastásico se han producido, asimismo, avances terapéuticos notables, tanto por el incremento en la supervivencia que suponen como por la posterior traslación de estos tratamientos a la enfermedad precoz. No obstante, en la enfermedad metastásica estamos todavía lejos de lograr una cronificación real de la enfermedad y, además, nos queda la asignatura pendiente del cáncer de mama triple negativo, en la que los resultados son aún muy pobres.

El manejo global del cáncer de mama ha sufrido un cambio radical en los últimos 20 años. Hace dos décadas, la conducta usual consistía en una secuencia preestablecida de tratamientos. El cirujano o ginecólogo operaba a la enferma y la remitía después al oncólogo médico; este, al oncólogo radioterapeuta, y, finalmente, al cirujano plástico. Las decisiones terapéuticas estaban basadas esencialmente en la extensión de la enfermedad, con la notable excepción de la terapia hormonal. Se consideraba que el cáncer de mama era esencialmente una enfermedad homogénea, en la que la aplicación de tratamientos locales agresivos sobre la mama y axila y una quimioterapia indiscriminada para la mayoría de las pacientes con tumores de más de 1 cm beneficiaba globalmente a la totalidad de las pacientes. Las secuelas terapéuticas de estos tratamientos indiscriminados (linfedema, dolor crónico del hombro, neuropatía periférica, disminución de la contractilidad miocárdica y otros) eran notables, por lo que muchas enfermas lograban la curación de la enfermedad a costa de asumir otras patologías yatrogénicas de gran impacto en la calidad de vida o, incluso, en la supervivencia. Esta antigua aproximación estaba condicionada por un conocimiento limitado de la biología de la enfermedad aunque, afortunadamente, ha dejado paso a la aproximación actual, derivada de un mejor conocimiento de la misma. Actualmente, la mayoría de los casos de cáncer de mama son revisados por comités de tumores multidisciplinarios, compuestos por cirujanos, ginecólogos, radiólogos, patólogos, oncólogos médicos, oncólogos radioterapeutas, cirujanos plásticos y otros especialistas relacionados con el manejo del cáncer de mama. En estos comités se decide la mejor forma de enfocar el tratamiento para cada enferma individual, incluyendo la mejor secuencia terapéutica. Hoy en día, el panorama ha cambiado mucho para las enfermas con cáncer de mama. Las pacientes reciben un tratamiento individualizado, cuyo objetivo es curar la enfermedad utilizando los medios más apropiados para cada enferma, sin dejar secuelas relevantes. Los avances en cirugía (progresivo uso de la cirugía conservadora de la mama, técnica de la biopsia del ganglio centinela, avances en la cirugía reconstructora) y en radioterapia (técnicas más sofisticadas, esquemas ultracortos, irradiación parcial de la mama) han permitido minimizar las secuelas del tratamiento local. Las plataformas genómicas han hecho posible un uso más racional de la quimioterapia adyuvante en los tumores hormono-dependientes, permitiendo evitar quimioterapias innecesarias y potencialmente tóxicas en una gran proporción de pacientes. Todos estos avances se discuten en los diferentes capítulos de este libro.

La información científica sobre cáncer de mama es ingente. Cada año aparecen miles de artículos relacionados con los diferentes aspectos de la enfermedad, lo que dificulta a muchos profesionales obtener una información realmente relevante. En este libro, hemos pretendido realizar una síntesis de los conocimientos sobre cáncer de mama disponibles en 2020, para facilitar el acceso a una información rigurosa, elaborada por especialistas sobradamente acreditados en su respectiva materia. Dado que los avances en el conocimiento del cáncer de mama son continuos, es nuestra intención actualizarlo periódicamente para mantener su vigencia.

Equipo de autores

DIRECTOR DE LA OBRA

Dr. Miguel Martín Jiménez

Catedrático en la Universidad Complutense de Madrid (UCM) MD, PhD. Presidente de GEICAM Grupo Español de Investigación en Cáncer de Mama. Director del servicio de oncología del Hospital General Universitario Gregorio Marañón.

AUTORES

- **Adela Castelló Pastor.** Centro de Investigación Biomédica en Red de Epidemiología y Salud Pública (CIBERESP). Grupo Español de Investigación en Cáncer de Mama (GEICAM). Facultad de Medicina. Universidad de Alcalá. Alcalá de Henares. Madrid.

- **Alejandro Lucía.** Facultad de Ciencias del Deporte y Escuela de doctorado e Investigación, Universidad Europea de Madrid.

- **Alicia de Luna Aguilar.** Servicio de Oncología Médica. Hospital Clínico San Carlos, Madrid.

- **Amanda Veiga-Fernández.** Servicio de Ginecología y Obstetricia. Hospital General Universitario Gregorio Marañón, Madrid.

- **Ander Urruticoechea Ribate.** Instituto de Investigación Sanitaria Biodonostia, San Sebastián, Guipúzcoa. Unidad de Gestión Clínica del Cáncer de Guipúzcoa / OSI Donostialdea – Onkologikoa, San Sebastián, Guipúzcoa.

- **Ángel Guerrero Zotano.** Servicio de Oncología Médica. Instituto Valenciano de Oncología. Valencia.

- **Beatriz Pérez Gómez.** Unidad de Epidemiología del Cáncer y Ambiental. Departamento de Epidemiología de Enfermedades Crónicas. Centro Nacional de Epidemiología. Instituto de Salud Carlos III. Centro de Investigación Biomédica en Red de Epidemiología y Salud Pública (CIBERESP). Grupo Español de Investigación en Cáncer de Mama (GEICAM). Madrid.

- **Blanca Herrero López.** Servicio de Oncología Médica, Hospital General Universitario Gregorio Marañón, Instituto de Investigación Sanitaria Gregorio Marañón (IiSGM), Madrid.

- **Coralina Bueno Muiño.** Hospital Universitario Infanta Cristina, Parla, Madrid.

- **Emma Ruiz Moreno.** Unidad de Epidemiología del Cáncer y Ambiental. Departamento de Epidemiología de Enfermedades Crónicas. Centro Nacional de Epidemiología. Instituto de Salud Carlos III. Centro de Investigación Biomédica en Red de Epidemiología y Salud Pública (CIBERESP). Madrid.

- **Esmeralda García Torralba.** Sección de Oncología Médica. Servicio de Hematología y Oncología Médica. Hospital G. Universitario Morales Meseguer, Murcia.

- **Felipe Ángel Calvo Manuel.** Codirector del Departamento de Oncología Radioterápica. Director Científico de la Unidad de Protonterapia. Especialista en Oncología Radioterápica. Clínica Universidad de Navarra.

- **Fernando Moreno Antón.** Servicio de Oncología Médica. Hospital Clínico San Carlos, Madrid.

- **Francisco Ayala de la Peña.** Sección de Oncología Médica. Servicio de Hematología y Oncología Médica. Hospital G. Universitario Morales Meseguer. Facultad de Medicina. Universidad de Murcia.

- **Francisco Jesús Fernández Ruiz.** Unidad de Gestión Clínica del Cáncer de Guipúzcoa / OSI Donostialdea – Onkologikoa, San Sebastián, Guipúzcoa.

- **Gema Marín Zafra.** Sección de Oncología Médica. Servicio de Hematología y Oncología Médica. Hospital G. Universitario Morales Meseguer, Murcia.

- **Inmaculada Aparicio Salcedo.** Servicio de Oncología Médica, Hospital Universitario Gregorio Marañón, Madrid.

- **Isabel Álvarez López.** Oncología Médica. Unidad de Gestión del Cáncer de Guipúzcoa (Osakidetza, OSI Donostialdea Onkologikoa). Biodonostia. Guipúzcoa.

- **Isabel Echavarria Díaz-Guardamino.** Servicio de Oncología Médica, Hospital General Universitario Gregorio Marañón, Madrid.

- **Iván Márquez-Rodas.** Servicio de Oncología Médica, Hospital General Universitario Gregorio Marañón, Madrid.

- **Javier Benítez Fuentes.** Servicio de Oncología Médica. Hospital Clínico San Carlos, Madrid.

- **Joanna I. López-Velazco.** Instituto de Investigación Sanitaria Biodonostia, San Sebastián, Guipúzcoa.

- **Joaquín Gavilá Gregori.** Servicio de Oncología Médica. Instituto Valenciano de Oncología. Valencia.

- **José Ángel García Sáenz.** Hospital Clínico San Carlos, Madrid.

- **José Enrique Alés Martínez.** Responsable Gestión e Investigación Oncología Médica. Complejo Asistencial de Ávila.

- **Karla Ferreres García.** Médico Adjunto de la Sección de Ginecología Oncológica. Unidad de Mama. Hospital General Universitario Gregorio Marañón. Madrid.

- **Lucía González-Cortijo.** Especialista en Cáncer de Mama y Ginecológico. Jefe de Servicio de Oncología Médica. Hospital Universitario Quirónsalud. Madrid.

- **Manuel Alva Bianchi.** Servicio de Oncología Médica, Hospital Universitario Gregorio Marañón, Madrid.

- **María M. Caffarel.** Instituto de Investigación Sanitaria Biodonostia, San Sebastián, Guipúzcoa. IKERBASQUE, Fundación Vasca para la Ciencia, Bilbao, Vizcaya.

- **Marina Pollán Santamaría.** Unidad de Epidemiología del Cáncer y Ambiental. Departamento de Epidemiología de Enfermedades Crónicas. Centro Nacional de Epidemiología. Instituto de Salud Carlos III. Centro de Investigación Biomédica en Red de Epidemiología y Salud Pública (CIBERESP). Grupo Español de Investigación en Cáncer de Mama (GEICAM). Madrid.

- **Miguel Gil Gil.** Servicio de Oncología Médica. Instituto Catalán de Oncología. Hospitalet. Barcelona.

- **Mónica Cejuela Solís.** Servicio de Oncología Médica. Instituto Catalán de Oncología. Hospitalet. Barcelona.

- **Nerea Fernández de Larrea Baz.** Unidad de Epidemiología del Cáncer y Ambiental. Departamento de Epidemiología de Enfermedades Crónicas. Centro Nacional de Epidemiología. Instituto de Salud Carlos III. Centro de Investigación Biomédica en Red de Epidemiología y Salud Pública (CIBERESP). Grupo Español de Investigación en Cáncer de Mama (GEICAM). Madrid.

- **Patricia Rincón Olbés.** Médico Adjunto de la Sección de Ginecología Oncológica. Unidad de Mama. Hospital General Universitario Gregorio Marañón. Madrid.

- **Santiago Lizarraga Bonelli.** Jefe de Servicio de Ginecología y Obstetricia. Unidad de Mama. Hospital General Universitario Gregorio Marañón. Madrid.

- **Sara López-Tarruella Cobo.** Servicio de Oncología Médica, Hospital General Universitario Gregorio Marañón, Instituto de Investigación Sanitaria Gregorio Marañón (IiSGM), Universidad Complutense, CIBERONC, Madrid.

- **Virginia Lope Carvajal.** Unidad de Epidemiología del Cáncer y Ambiental. Departamento de Epidemiología de Enfermedades Crónicas. Centro Nacional de Epidemiología. Instituto de Salud Carlos III. Centro de Investigación Biomédica en Red de Epidemiología y Salud Pública (CIBERESP). Grupo Español de Investigación en Cáncer de Mama (GEICAM). Madrid.

- **Yolanda Jerez Gilarranz.** Servicio de Oncología Médica, Hospital General Universitario Gregorio Marañón, Instituto de Investigación Sanitaria Gregorio Marañón (IiSGM), CIBERONC. Madrid.

Índice

Introducción

Miguel Martín Jiménez 5

Capítulo 1. Epidemiología del cáncer de mama
*Virginia Lope Carvajal, Nerea Fernández de Larrea Baz,
Emma Ruiz Moreno, Adela Castelló Pastor, Beatriz Pérez Gómez,
Marina Pollán Santamaría* 13

Capítulo 2. Cáncer de mama y ejercicio físico
Lucía González-Cortijo, Alejandro Lucía 41

Capítulo 3. Biología del cáncer de mama
Ángel Guerrero Zotano, Joaquín Gavilá Gregori 61

Capítulo 4. Prevención farmacológica del cáncer de mama
José Enrique Alés Martínez 81

Capítulo 5. Cáncer de mama heredofamiliar
*Isabel Echavarria Díaz-Guardamino, Amanda Veiga-Fernández,
Iván Márquez-Rodas* 95

Capítulo 6. Cirugía oncológica de la mama
*Patricia Rincón Olbés, Karla Ferreres García,
Santiago Lizarraga Bonelli* 113

Capítulo 7. Tratamiento radioterápico del cáncer de mama
Felipe Ángel Calvo Manuel 133

Capítulo 8. Pronóstico del cáncer de mama precoz.
Plataformas genómicas
Coralia Bueno Muiño, José Ángel García Sáenz 147

Capítulo 9. Tratamiento médico neoadyuvante y adyuvante del cáncer de mama precoz: tumores luminales
Joanna I. López-Velazco, Francisco Jesús Fernández Ruiz, María M. Caffarel, Ander Urruticoechea Ribate 165

Capítulo 10. Tratamiento médico neoadyuvante y adyuvante del cáncer de mama precoz: tumores triple negativos
Blanca Herrero López, Yolanda Jerez Gilarranz, Sara López-Tarruella Cobo 185

Capítulo 11. Tratamiento médico neoadyuvante y adyuvante del cáncer de mama precoz: tumores HER2 positivos
Yolanda Jerez Gilarranz, Blanca Herrero López, Inmaculada Aparicio Salcedo 215

Capítulo 12. Cáncer de mama inflamatorio
Isabel Álvarez López 241

Capítulo 13. Tratamiento del cáncer de mama metastásico: tumores HR+/HER2-
Miguel Martín Jiménez, Manuel Alva Bianchi, Inmaculada Aparicio Salcedo 255

Capítulo 14. Tratamiento del cáncer de mama metastásico: tumores triple negativos
Fernando Moreno Antón, Alicia de Luna Aguilar, Javier Benítez Fuentes 277

Capítulo 15. Tratamiento del cáncer de mama metastásico: tumores HER2 positivos
Mónica Cejuela Solís, Miguel Gil Gil 299

Capítulo 16. Tratamiento de localizaciones metastásicas específicas (localizaciones únicas, hueso, serosas, SNC)
Francisco Ayala de la Peña, Gema Marín Zafra, Esmeralda García Torralba 321

Conclusiones
Miguel Martín Jiménez 343

CAPÍTULO 1

EPIDEMIOLOGÍA DEL CÁNCER DE MAMA

EPIDEMIOLOGÍA DEL CÁNCER DE MAMA

Virginia Lope Carvajal, Nerea Fernández de Larrea Baz, Emma Ruiz Moreno, Adela Castelló Pastor, Beatriz Pérez Gómez, Marina Pollán Santamaría

1.1 Epidemiología descriptiva

1.1.1 Incidencia

El cáncer de mama constituye el tumor maligno más frecuentemente diagnosticado en mujeres a nivel mundial, con más de 2 millones de casos nuevos estimados en 2018, lo que representa el 24 % de todos los casos diagnosticados de cáncer en mujeres[1]. Se estima que esta cifra seguirá creciendo hasta superar los 3 millones de casos incidentes en 2040[2]. Esta incidencia presenta una amplia variabilidad geográfica, siendo mayor en los países de renta alta, principalmente de Australia/Nueva Zelanda, norte y occidente de Europa y Norteamérica[1].

A nivel europeo, el cáncer de mama también constituye el tumor más frecuente en mujeres, con más de 522.000 casos nuevos en 2018[3] y un incremento estimado del 9 % para el año 2040[2]. En la Europa de los 27, se ha estimado para el año 2020 una tasa ajustada por edad (estandarizada con la población estándar europea 2013) de 142,8 casos por 100.000 mujeres-año (28,7 % del total de tumores malignos en mujeres)[4]. Dentro de Europa existe un claro patrón geográfico, con mayor incidencia en Europa occidental (Bélgica, Luxemburgo y Países Bajos, con tasas ajustadas superiores a 140 casos por 100.000 mujeres-año) y menor incidencia en el sur y este de Europa (Ucrania, Albania y Bosnia Herzegovina, con tasas por debajo de los 65 casos por 100.000 mujeres-año)[3].

En España, el cáncer de mama se sitúa claramente a la cabeza en cuanto a incidencia de cáncer en mujeres, con 32.825 casos diagnosticados en 2018 (29 % respecto al total)[1] y una tasa ajustada de 101 casos por 100.000 mujeres-año[3], ocupando una posición intermedia a nivel europeo[1]. Las tasas de incidencia en nuestro país aumentaron un 3 % anual hasta el año 2001, cuando se produjo un cambio de tendencia probablemente debido a la instauración de los programas poblacionales de detección precoz en todo el territorio[5]. A partir de entonces, la incidencia ha seguido aumentando en algunos registros españoles, como Castellón, Baleares o País Vasco[4]. Se ha estimado que el número de casos incidentes de cáncer de mama femenino en España alcanzará los 36.695 casos en el año 2040[2].

1.1.2 Mortalidad

El cáncer de mama también fue la causa más frecuente de muerte por cáncer en mujeres a nivel mundial, con casi 627.000 muertes en el año 2018 (15 % de todas las muertes por cáncer en mujeres)[1] y se estima que esta cifra seguirá creciendo hasta alcanzar las 992.000 muertes en 2040[2]. Se han observado consistentemente tasas de mortalidad crecientes en países de Asia y América Latina. Por el contrario, se ha descrito una disminución constante de la mortalidad en numerosos países con índice de desarrollo alto, como Australia, Canadá y Estados Unidos[6].

A nivel europeo, el cáncer de mama causó más de 137.700 muertes en 2018 (16 % del total de muertes por tumores malignos en mujeres), con una tasa ajustada por edad (utilizando la población estándar europea 2013) de 22 muertes por 100.000 mujeres-año[3], misma tasa que la estimada para el año 2020 utilizando la nueva población estándar europea[4]. Las tasas más altas se han observado en los países de la península balcánica (Montenegro y Serbia), en Croacia y en parte de Europa del Este, incluyendo Moldavia y Hungría, con tasas superiores a 26 defunciones por 100.000 mujeres-año. Las tasas de mortalidad más bajas (menos de 17 defunciones por 100.000) se estimaron en el sur de Europa, en Noruega y en Finlandia[3].

En nuestro país, este tumor constituye la principal causa de muerte por cáncer en mujeres, con 6534 fallecimientos confirmados en 2018, lo que representa el 15 % del total de muertes por cáncer en mujeres[7]. Aunque ha experimentado un fuerte descenso desde principios de los años 90, se estima que estas cifras aumentarán en las dos próximas décadas, hasta alcanzar las 8415 muertes en el año 2040[2]. España constituye el 2° país europeo, tras Albania, con tasas de mortalidad más bajas[3]. A nivel provincial, en 2018, las tasas ajustadas de mortalidad variaron desde más de 20 muertes por 100.000 mujeres-año en Ceuta, Melilla y Salamanca, a menos de 12 fallecimientos por 100.000 en Navarra, Lugo, Jaén y Ávila[8].

1.1.3 Supervivencia

Las tasas de supervivencia del cáncer de mama varían considerablemente a nivel mundial, pero en general han ido mejorando en las últimas décadas. Esto se debe a una mejora en el acceso a la atención médica, al diagnóstico más temprano y localizado de este tumor y a nuevos avances en las estrategias de tratamiento. En las mujeres diagnosticadas durante 2010-2014, la supervivencia a cinco años se aproximó al 90 % en países como Estados Unidos o Australia, cayendo hasta el 40 % en Sudáfrica. Dentro de Europa, la supervivencia es más baja en los países de Europa oriental. En España, la supervivencia neta a los 5 años ha ido mejorando, siendo del 85,2 % en las mujeres diagnosticadas en el periodo 2010-2014[9].

1.2 Factores de riesgo

La Tabla 1 resume los factores que se han asociado en mayor o menor medida con el riesgo de cáncer de mama. Se ha estimado que aproximadamente un tercio de los tumores de mama en mujeres postmenopáusicas podrían prevenirse modificando diversos factores recogidos en esta tabla, como son la obesidad, el ejercicio físico, el consumo de alcohol, la lactancia y el uso de tratamiento hormonal sustitutivo[10].

Tabla 1

Factores de riesgo de cáncer de mama en mujeres premenopáusicas y postmenopáusicas en función del grado de evidencia científica y la fuerza de asociación

Los colores de cada celda se representan con los siguientes símbolos (según la leyenda):
+ = leve a moderado incremento del riesgo (rosa); **++** = moderado a fuerte incremento del riesgo (naranja); **−** = leve a moderada disminución del riesgo (verde claro); **−−** = moderada a fuerte disminución del riesgo (verde oscuro).

	Convincente		Probable		Limitada/no concluyente	
	Pre.	Post.	Pre.	Post.	Pre.	Post.
Factores sociodemográficos						
Edad	++	+				
Raza blanca	−	+				
Elevado nivel socioeconómico	+	+				
Antecedentes familiares de cáncer de mama						
Pariente de primer grado con cáncer de mama	++	++				
Predisposición genética						
Mutación en genes BRCA1 o BRCA2	++	++				
Mutaciones en genes de baja penetrancia	+	+				
Antecedentes personales						
Cáncer de mama	+	+				
Lesión proliferativa con atipia	++	++				
Lesión proliferativa sin atipia	+	+				
Elevada densidad mamográfica	++	++				
Factores menstruales						
Menarquia precoz (< 12 años)	+	+				
Menopausia tardía (>54 años)	+	+				
Factores reproductivos						
Multiparidad (> 2 hijos)	−	−				
Retraso en la edad del primer hijo (>30 años)	++	++				
Lactancia materna (larga duración)			−	−		
Factores hormonales						
Uso reciente de anticonceptivos orales			+	+		
Uso de tratamiento hormonal sustitutivo (terapia combinada)	++	++				
Factores antropométricos						
Obesidad		++	−			
Ganancia de peso		+				
Peso al nacimiento			+			
Obesidad en mujeres jóvenes (18-30 años)			−−	−−		
Elevada estatura	+	++				
Factores nutricionales						
Consumo de alcohol (>1 bebida/día)		++	+			
Consumo de verduras no amiláceas					−	−
Consumo de carotenoides					−−	−−
Dietas ricas en calcio					−−	−
Consumo de lacteos					−	
Patrón de dieta mediterranea					−	
Patrón de dieta occidental					+	+
Estilos de vida						
Actividad física total				−−	−	
Tabaquismo intenso y duradero					++	++
Exposiciones ambientales y laborales						
Radiación ionizante en la infancia/adolescencia	++	++				
Sustancias químicas					+	+
Trabajo a turnos nocturnos	++	+				

Abreviaturas: Pre.=premenopáusicas; Post.=postmenopáusicas.

- Leve a moderado incremento del riesgo
- Moderado a fuerte incremento del riesgo
- Leve a moderada disminución del riesgo
- Moderada a fuerte disminución del riesgo

Fuente: tabla realizada por las autoras

1.2.1 Factores sociodemográficos

La tasa de incidencia de cáncer de mama aumenta notablemente con la edad hasta aproximadamente la menopausia. A partir de este periodo, la pendiente de incremento se suaviza debido al menor nivel de estrógenos circulantes en mujeres postmenopáusicas[4,11]. Sin embargo, los patrones de incidencia varían por subtipo tumoral, diagnosticándose a una edad más tardía los tumores con receptores hormonales[12]. La edad no solo refleja la acumulación de exposiciones a lo largo del tiempo, sino que también es un reflejo del envejecimiento del tejido mamario, dependiente de los estímulos hormonales a lo largo de la vida[13].

El cáncer de mama es más frecuente en mujeres de raza blanca que en mujeres de raza negra, aunque a edades jóvenes sucede lo contrario. Además, las mujeres de raza negra presentan con mayor frecuencia tumores de mama más agresivos, del tipo triple negativo[12]. La incidencia también es mayor en mujeres con elevado nivel socioeconómico, debido en gran medida a la influencia de los patrones reproductivos, de los estilos de vida y a un mayor acceso a los programas de cribado[12,14].

1.2.2 Antecedentes familiares

Las mujeres con antecedentes familiares de cáncer de mama, especialmente de primer grado, tienen mayor riesgo de contraer la enfermedad. El riesgo es aproximadamente 1,5 veces mayor si el pariente de primer grado es mujer (madre, hermana o hija) y de 2 a 4 veces mayor para las mujeres con más de un familiar de primer grado. El riesgo es aún mayor cuando a la pariente afectada se le diagnosticó la enfermedad a una edad más temprana o cuando se le diagnosticó cáncer en ambas mamas[15-17].

Predisposición genética

Los tumores en mujeres con mutaciones en los genes BRCA1 y BRCA2, los genes de susceptibilidad al cáncer de mama mejor estudiados, representan entre el 5 % y el 10 % de todos los cánceres de mama femeninos, y entre el 15 % y el 20 % de todos los cánceres de mama familiares[18,19]. Se ha estimado que las mujeres con estas variantes tienen aproximadamente un 70 % de riego de desarrollar cáncer de mama hasta los 80 años[20]. Sin embargo, estas mutaciones son infrecuentes en población general, por lo que el riesgo atribuible a las mismas es relativamente bajo. Mutaciones en otros genes también se han asociado con un mayor riesgo de cáncer de mama, como el TP53 (asociado con el síndrome de Li-Fraumeni), PTEN (síndrome de Cowden), STK11 (síndrome de Peutz-Jeghers) y CDH1 (asociado con el síndrome de cáncer gástrico hereditario difuso)[21]. Además, los grandes estudios colaborativos han identificado más de 300 polimorfismos, más comunes pero de bajo riesgo, que serían en parte responsables de las diferencias en la susceptibilidad individual frente a este tumor[22].

1.2.3 Antecedentes personales

Antecedentes personales de cáncer de mama

Las mujeres diagnosticadas de cáncer de mama tienen un riesgo levemente mayor de desarrollar un nuevo cáncer de mama primario. El riesgo es menor en pacientes con tumores con receptores de estrógenos, y puede reflejar el efecto de la terapia hormonal, de otros tratamientos adyuvantes o el incremento de mastectomías bilaterales como tratamiento[23,24].

El carcinoma ductal *in situ* se considera una lesión precursora del cáncer invasivo, siendo el riesgo mayor cerca del lugar donde se desarrolló el carcinoma. Por el contrario, el carcinoma lobulillar *in situ*, hallazgo que aparece en un 0,5-3,8 % de las biopsias benignas de la mama, implica un riesgo relativo superior a 7 de desarrollar un tumor infiltrante de mama en los siguientes 5-10 años, por lo que esta lesión se considera como un indicador de mayor riesgo de cáncer de mama y no una lesión precursora[25].

Antecedentes de enfermedades benignas de la mama

Las mujeres con hiperplasia atípica tanto ductal como lobulillar (presente en aproximadamente el 10 % de las biopsias de mama) experimentan un riesgo de cáncer de mama aproximadamente 4 veces mayor que las mujeres sin estas lesiones[26,27]. En cohortes norteamericanas se ha descrito que la probabilidad de desarrollar un cáncer de mama a los 25 años de detectar una hiperplasia con atipia es de un 30 %[26]. Las lesiones proliferativas sin atipia también se asocian con un pequeño aumento en el riesgo de este tumor[27].

Densidad mamográfica

La densidad mamográfica se define como la cantidad de tejido glandular y conectivo (que se aprecia en color claro en la imagen mamográfica) en relación con el tejido graso (de color oscuro en la mamografía)[28]. Constituye uno de los factores de riesgo más importantes de cáncer de mama, siendo el factor con mayor fracción atribuible. De hecho, el riesgo atribuible a la elevada densidad mamográfica parece ser mayor en mujeres premenopáusicas (representando aproximadamente un tercio de los cánceres de mama en mujeres blancas, hispanas y asiáticas) que en postmenopáusicas (con riesgos de entre un 13-14 %)[29]. Dicho riesgo se asocia con todos los subtipos moleculares[30] y también se observa en mujeres portadoras de mutaciones en los genes BRCA1 y BRCA2[31]. A pesar de tener un claro componente hereditario, una característica clave de la densidad mamográfica, en comparación con otros factores de riesgo establecidos para el cáncer de mama, es su naturaleza dinámica y modificable. Se ha demostrado que la densidad disminuye progresivamente con la edad, con la transición hacia la menopausia, con el número de hijos y con el índice de masa corporal (IMC). Por el contrario, el uso de terapia hormonal sustitutiva, particularmente los tratamientos que combinan estrógeno y progesterona, parece aumentarla[32,33]. Estudios realizados en población española asocian también la densidad mamográfica con otros factores de riesgo de cáncer de mama, como factores dietéticos[34-36], obstétricos[37], antropométricos[38] u ocupacionales[39,40]. Debido a su importancia como factor de riesgo en población general y a la facilidad con la que se mide, la densidad mamográfica se ha incorporado en modelos de predicción de riesgo de cáncer de mama[41].

1.2.4 Factores menstruales

Existe clara evidencia de que un mayor número de ciclos menstruales a lo largo de la vida, caracterizado por una menarquia precoz y/o una menopausia tardía, se asocia con un incremento en el riesgo de cáncer de mama. Se ha observado que el riesgo es aproximadamente un 20 % más alto entre las mujeres que comienzan a menstruar antes de los 11 años en comparación con las que comienzan a los 14 años o más. Del mismo modo, el riesgo de las mujeres que tienen la menopausia a partir de los 55 años es aproximadamente un 12 % mayor que el de aquellas que la tienen entre los 50-54 años[42]. Esto puede ser el reflejo de una mayor exposición acumulada a hormonas esteroideas y se ha relacionado más fuertemente con los tumores lobulillares y con los tumores con receptores hormonales[42]. Como ocurre en otros países desarrollados, en España se ha observado un adelanto en la edad de la menarquia en generaciones más recientes[43], así como un retraso en la edad de la menopausia[44], factores posiblemente relacionados con la mejora de las condiciones nutricionales y del estado de salud.

1.2.5 Factores reproductivos

A corto plazo, las mujeres que han tenido un embarazo a término tienen un mayor riesgo de cáncer de mama, riesgo que alcanza su punto máximo a los 5 años después del parto y que se asocia con el aumento del nivel de estrógenos circulantes. Sin embargo, tras aproximadamente dos décadas el riesgo de tumores con receptores hormonales se reduce en las mujeres que han tenido hijos respecto a las nulíparas, efecto relacionado con la diferenciación del tejido glandular de la mama tras el parto, que hace que esta sea menos susceptible a los factores cancerígenos[12,45-47]. Los abortos, ya sea naturales o inducidos, no parecen tener efecto sobre el riesgo de cáncer de mama[48].

El retraso en la maternidad se asocia también con un mayor riesgo de desarrollar este tumor. Varios estudios han mostrado que tener el primer hijo pasados los 30-35 años supone mayor riesgo que no tener hijos[12,45]. Este mayor riesgo asociado con la nuliparidad y con el retraso en la maternidad parece asociarse específicamente con los carcinomas con receptores de estrógenos[49]. En España, la baja tasa de fertilidad (1,26 hijos por mujer frente a 1,55 hijos en la Unión Europa para el año 2018) y el retraso de la maternidad (edad media al primer hijo de 31 años frente a 29,3 años en la Unión Europea) reflejan una evolución desfavorable[50].

También existe evidencia de que la lactancia materna disminuye el riesgo de cáncer de mama. Cuanto mayor es el número de meses que las mujeres dan el pecho mayor es la protección que estas mujeres adquieren, ya que disminuye la exposición acumulada a hormonas esteroideas y se eliminan las células epiteliales potencialmente dañadas[51]. Se ha descrito una disminución del 2 % en el riesgo de cáncer de mama por cada 5 meses de lactancia[51], y este efecto protector parece ser más fuerte frente a los tumores triple negativos[52]. En España, gracias a las iniciativas de promoción de la lactancia materna, la proporción de población infantil que ha recibido lactancia ha tenido un crecimiento continuado desde la década de los 90. En el año 2017, el 75,1 % de los bebés fueron amamantados exclusiva o parcialmente hasta los 3 meses de edad, y el 58,4 % hasta los 6 meses[53].

1.2.6 Factores hormonales

Hormonas endógenas

La exposición a ciertas hormonas sexuales (como los estrógenos o la progesterona) está estrechamente relacionada con la etiología del cáncer de mama. Muchos factores de riesgo establecidos para este tumor, como los factores menstruales y reproductivos, comentados anteriormente, o la obesidad, pueden atribuirse en mayor o menor medida a los niveles circulantes de estas hormonas. Numerosos estudios han puesto de manifiesto que elevados niveles de estrógenos endógenos se relacionan con un mayor riesgo de cáncer de mama en mujeres postmenopáusicas, con asociaciones más fuertes ligadas a los subtipos con receptores hormonales[12,46]. En mujeres premenopáusicas, aunque también se ha descrito una asociación positiva con los niveles de estrógenos y andrógenos, la evidencia es menos consistente, ya que sus niveles hormonales varían a lo largo del ciclo menstrual[46,54]. Algunos estudios también han observado una asociación positiva con altos niveles de otras hormonas endógenas, como la prolactina o el factor de crecimiento similar a la insulina tipo 1 (IGF-1)[12,46].

Hormonas exógenas

Anticonceptivos hormonales

La mayoría de los estudios han descrito que el consumo reciente de anticonceptivos orales (estrógeno y progesterona combinados) está asociado con un pequeño aumento del riesgo de cáncer de mama, particularmente entre las mujeres que comienzan a consumirlos antes del primer embarazo. Dicho exceso de riesgo desaparece cuando se abandona su uso, excepto en mujeres que han usado estos anticonceptivos durante periodos largos, en las cuales el riesgo puede persistir durante al menos 5 años tras el abandono[55,56]. Debido a que estos anticonceptivos son utilizados por mujeres jóvenes, en las que el riesgo de cáncer de mama es menor, su repercusión a nivel poblacional es bajo. En nuestro país, solamente el 17,3 % de las mujeres en edad fértil utilizaban la píldora en el año 2018[57].

Los estudios que asocian el uso de dispositivos intrauterinos liberadores de levonorgestrel con el cáncer de mama son contradictorios. Sin embargo, estudios recientes han sugerido que su uso aumenta el riesgo en aproximadamente un 20%[56,58].

Tratamientos para la fertilidad

El riesgo de cáncer de mama no parece aumentar entre las mujeres que se someten a tratamientos de fertilidad[59–62]. Sin embargo, el uso de citrato de clomifeno (utilizado para estimular la ovulación) podría aumentar el riesgo en mujeres sometidas a múltiples ciclos de este tratamiento[59,60], aunque este efecto no está totalmente demostrado[61].

Tratamiento hormonal sustitutivo

El uso de la terapia hormonal sustitutiva combinada de estrógenos y progesterona en la menopausia fue una práctica común en muchos países desarrollados, hasta que los resultados del *Women's Health Initiative study* mostraron un mayor riesgo de cáncer de mama en estas mujeres. A partir de entonces, el uso de este tratamiento se redujo notablemente en Estados Unidos, y con ello disminuyó la incidencia de este tumor[63,64]. En España, el uso de la terapia hormonal en mujeres postmenopáusicas se redujo drásticamente en la década del 2000[65], y sigue siendo muy poco utilizada hoy en día[66]. El uso reciente y prolongado de este tratamiento aumenta el riesgo de tumores con receptores hormonales, y parece ser mayor entre las mujeres que comienzan la terapia hormonal poco después del inicio de la menopausia en comparación con las que comienzan más tarde[67]. Los efectos de la terapia solo con estrógenos son menos claros.

1.2.7 Factores antropométricos

la obesidad constituye un grave problema de salud a nivel mundial. En España, de acuerdo con la última Encuesta Nacional de Salud, un 16,7 % de las mujeres adultas españolas son obesas, y un 30 % tiene sobrepeso[68]. Existe evidencia consistente de que el sobrepeso y la obesidad incrementan el riesgo de cáncer de mama tras la menopausia[69]. Incluso dentro del rango normal de IMC, niveles elevados de grasa corporal están asociados con un mayor riesgo en estas mujeres[70]. Esto puede deberse en parte a los mayores niveles de estrógenos circulantes procedentes del tejido adiposo y a su mayor biodisponibilidad en mujeres obesas postmenopáusicas, pero también puede estar relacionado con otros mecanismos biológicos, como mayores niveles circulantes de insulina, de citoquinas proinflamatorias, del IGF-1 o la alteración en la secreción de adipokinas (incremento de leptina y disminución de adiponectina)[70,71]. Estos cambios metabólicos se asocian fundamentalmente a la obesidad central, medida en estudios epidemiológicos mediante la medición del perímetro de la cintura o el índice cintura-cadera. La correlación entre estas medidas con el IMC hace difícil distinguir ambos efectos[69]. La ganancia de peso también parece aumentar el riesgo de cáncer de mama en mujeres postmenopáusicas[69,72], aproximadamente un 11 % por cada 5 kg ganados durante la etapa adulta[72]. Por el contrario, la obesidad parece asociarse con un menor riesgo de cáncer de mama en mujeres premenopáusicas. Este hecho puede deberse a que las mujeres obesas suelen tener menor número de ovulaciones y, por tanto, menores niveles de hormonas circulantes[69,73].

En relación al tipo de tumor, en mujeres premenopáusicas la obesidad se asocia con un menor riesgo de tumores con receptores hormonales y con un probable mayor riesgo de tumores triple negativos. Sin embargo, en las mujeres postmenopáusicas, la obesidad parece asociarse con los tumores con receptores hormonales positivos, pero no con los tumores con receptores negativos[12].

Por otra parte, las primeras etapas de la vida, incluyendo la infancia y la adolescencia, constituyen un periodo crítico para el proceso de carcinogénesis, ya que son etapas de rápido crecimiento y desarrollo de la glándula mamaria, donde la mama es más susceptible a sufrir daños moleculares. En este sentido, el elevado peso al nacimiento se asocia con un probable mayor riesgo de cáncer de mama en mujeres premenopáusicas, mientras que la obesidad y el sobrepeso en mujeres jóvenes parecen proteger frente al cáncer de mama pre y postmenopáusico[69]. Los factores ligados al desarrollo que provocan un mayor crecimiento (reflejado en la estatura alcanzada en la etapa adulta) también incrementan, con una evidencia consistente, el riesgo de este tumor[69].

1.2.8 Factores nutricionales

El alcohol constituye el factor dietético más consistentemente asociado con el cáncer de mama. Sin embargo, en nuestro país su impacto no es muy alto, ya que las mujeres españolas muestran un consumo moderado (un 25 % consume alcohol al menos una vez por semana y solamente un 7 % lo hace a diario[53]), y se ha estimado que un 3 % de los casos de cáncer de mama serían evitables eliminando su consumo en la población femenina[74]. En mujeres premenopáusicas, el consumo de bebidas alcohólicas constituye una causa probable de cáncer de mama, con aumentos de riesgo de entre un 3 % y un 5 % por cada 10 g de etanol/día. En mujeres postmenopáusicas constituye una causa convincente de riesgo, con aumentos de entre un 9 % y un 11 % por cada 10 g de etanol/día, principalmente ligado a tumores con receptores de estrógenos[69]. Aunque los mecanismos biológicos que subyacen en esta asociación no son del todo conocidos, parece ser que está mediada por los niveles de hormonas circulantes, concretamente por niveles bajos de la globulina fijadora de hormonas sexuales (SHBG), junto con niveles elevados de hormonas esteroideas[75].

La evidencia sobre el efecto del consumo de alimentos es limitada. Se ha observado que la ingesta de verduras no amiláceas puede disminuir el riesgo de tumores sin receptores de estrógenos en mujeres pre y postmenopáusicas. El consumo de productos que contienen carotenoides (pigmentos responsables de los colores amarillos, anaranjados o rojos presentes en muchos alimentos) y las dietas ricas en calcio también pueden disminuir el riesgo de cáncer de mama en ambos grupos de mujeres, mientras que el consumo de lácteos podría ejercer un efecto protector solo en mujeres premenopáusicas[69]. Sin embargo, en cuanto a la identificación de factores de riesgo modificables relacionados con la dieta, cada vez son más las voces que defienden el estudio de patrones de dieta en lugar de alimentos o nutrientes individuales, ya que dichos patrones capturan mejor la variabilidad en la dieta de la población a la vez que tienen en cuenta las posibles interacciones entre alimentos individuales y nutrientes[76]. En este sentido, dos estudios españoles[77,78] mostraron un mayor riesgo de cáncer de mama en mujeres con alta adherencia a un patrón de dieta «occidental» (caracterizado por un elevado consumo de productos lácteos altos en grasa, carnes procesadas, cereales refinados, dulces, bebidas azucaradas y comida rápida y reducido consumo de productos lácteos bajos en grasa y cereales integrales), así como un efecto protector en mujeres con un patrón de dieta «mediterránea» (caracterizada por un elevado consumo de pescado, verduras, legumbres, patatas cocidas, frutas, aceitunas y aceites vegetales y reducido consumo de zumos), especialmente para los tumores triple negativos[77]. Este efecto beneficioso ha sido confirmado en un estudio de intervención dietética con dieta mediterránea suplementada con aceite de oliva virgen extra[79].

1.2.9 Estilos de vida

Actividad física

La inactividad física se está convirtiendo en un grave problema de salud pública entre la población española, con cifras de hasta un 40 % de mujeres sedentarias en el año 2017[53]. Las mujeres que realizan actividad física con regularidad tienen un riesgo de cáncer de mama entre un 12 % y un 21 % menor que las mujeres que no la realizan, con una mayor reducción del riesgo asociado a niveles crecientes de actividad[80,81]. La evidencia para las mujeres premenopáusicas es limitada. En ellas, el potencial efecto protector parece asociarse con la práctica de actividades vigorosas[69]. Un estudio realizado en nuestro país mostró una protección más pronunciada para los tumores con receptores hormonales y tumores HER2 positivos (positivos para el receptor del factor de crecimiento epidérmico 2)[8]. Por otro lado, se ha descrito una reducción en la mortalidad por cáncer de mama en mujeres que practican ejercicio físico tras el diagnóstico[80]. Sus potenciales beneficios pueden deberse a la influencia de la actividad física sobre la disminución de la grasa corporal, la alteración de los niveles circulantes de hormonas esteroideas o a sus efectos inmunomoduladores[69]. Finalmente, existe también una creciente evidencia de que el comportamiento sedentario, definido como el número de horas que pasa sentada una persona, está asociado con un mayor riesgo de cáncer de mama[81].

Tabaco

El estudio de la asociación entre el tabaco y el cáncer de mama es complejo, ya que el tabaco combina la presencia de carcinógenos (hidrocarburos policíclicos, nitrosaminas y aminas aromáticas, entre otros) con propiedades antiestrogénicas (que inhiben la producción de estrógenos)[83]. A pesar de esto, en las últimas décadas numerosas investigaciones han puesto de manifiesto que fumar puede aumentar el riesgo de cáncer de mama, particularmente entre las mujeres que han fumado cantidades elevadas durante periodos prolongados y entre aquellas que comenzaron a fumar antes de tener su primer hijo[84,85]. Algunos estudios sugieren que la exposición pasiva al humo del tabaco también puede aumentar el riesgo de este tumor[86], particularmente cuando la exposición ocurre en la infancia o incluso intraútero[87]. También se ha descrito que las mujeres que continúan fumando tras el diagnóstico presentan mayor riesgo de mortalidad por cáncer de mama que aquellas que deciden dejarlo[88]. En España, aunque la prevalencia de tabaquismo en mujeres ha mostrado un leve descenso en las dos últimas décadas, desde el año 2014 esta tendencia se ha estabilizado, siendo el porcentaje de fumadoras diarias en 2017 de un 19 %[53]. Se ha estimado que algo más del 2 % de las muertes por cáncer de mama en nuestro país son atribuibles al tabaquismo activo o pasivo[89].

1.2.10 Exposiciones ambientales y laborales

Radiación ionizante

La exposición a radiación ionizante (como resultado de explosiones nucleares, procedimientos de radiodiagnóstico, de radiología intervencionista o de radioterapia aplicados sobre la cavidad torácica) es un carcinógeno establecido para el cáncer de mama[12,90]. Los estudios epidemiológicos y de laboratorio disponibles muestran una clara relación dosis-respuesta en el rango de dosis de 0 a 100 mSv[6]. Las exposiciones a edades tempranas, durante la niñez hasta la adolescencia, son particularmente importantes en cuanto al aumento de riesgo de cáncer[12,90]. Aunque los tratamientos con radiación han evolucionado para incluir dosis más bajas y administradas en áreas más pequeñas, estudios recientes sugieren que el riesgo elevado de cáncer de mama persiste incluso a bajas dosis[91].

Sustancias químicas

En los últimos años se han publicado numerosos artículos científicos que abordan el vínculo entre la exposición a contaminantes ambientales y un mayor riesgo de desarrollar cáncer de mama[92-94]. Los modelos animales y otros modelos *in vitro* respaldan la hipótesis de que la exposición, prolongada y a dosis altas, a muchas sustancias químicas que se encuentran en los productos de uso cotidiano, así como en el aire o el agua, puede aumentar el riesgo de desarrollar tumores mamarios. Sin embargo, muchos de estos estudios adolecen de múltiples limitaciones metodológicas que afectan a la validez de sus conclusiones. De acuerdo con la Agencia Internacional de Investigación en Cáncer (IARC), solamente la dieldrina, el óxido de etileno y los bifenilos policlorados han sido clasificados como agentes con evidencia limitada sobre su capacidad para el desarrollo de un cáncer de mama[95]. La exposición en edades tempranas es especialmente preocupante, así como la exposición a compuestos disruptores endocrinos: sustancias químicas capaces de alterar el equilibrio hormonal, presentes en una gran variedad de productos como plásticos, pesticidas, retardadores de llama o protectores solares[92-94]. De hecho, la carga estrogénica en suero derivada de la exposición a estas sustancias se ha asociado fuertemente con un incremento en el riesgo de cáncer de mama[96].

Trabajo a turnos nocturnos

Recientemente, la IARC ha reconsiderado «el trabajo a turnos nocturnos» como probable carcinógeno en humanos, por su asociación con el cáncer de mama, próstata y colorrectal[97]. El trabajo nocturno es frecuente en los sectores de atención sanitaria, manufacturera, transporte, venta minorista y servicios[97,98]. En nuestro país, según la última encuesta de población activa del INE, un 10 % de las mujeres españolas trabajaron durante la noche en 2019, ya fuera ocasionalmente o durante más de la mitad de su jornada laboral[99]. La exposición a la luz durante la noche interrumpe la producción de melatonina, una hormona que, además de regular el sueño, puede inhibir el crecimiento de tumores pequeños y prevenir el desarrollo de nuevos tumores, según la evidencia experimental[100]. La asociación parece ser más fuerte en mujeres premenopáusicas y en exposiciones de alta intensidad y larga duración[97]. También parece asociarse en mayor medida con los tumores invasivos, con los tumores lobulillares y, en el caso de mujeres premenopáusicas, con tumores con receptores hormonales[101].

Bibliografía

1. Ferlay J, Ervik M, Lam F, Colombet M, Mery L, Piñeros M, et al. Global Cancer Observatory: Cancer Today. Lyon, France: International Agency for Research on Cancer [Internet]. 2018. Disponible en: https://gco.iarc.fr/today/home

2. Ferlay J, Ervik M, Lam F, Colombet M, Mery L, Piñeros M, et al. Global Cancer Observatory: Cancer Tomorrow. Lyon, France: International Agency for Research on Cancer [Internet]. 2018. Disponible en: https://gco.iarc.fr/tomorrow/home

3. Ferlay J, Colombet M, Soerjomataram I, Dyba T, Randi G, Bettio M, et al. Cancer incidence and mortality patterns in Europe: Estimates for 40 countries and 25 major cancers in 2018. Eur J Cancer Oxf Engl 1990. 2018;103:356-87.

4. ECIS. European Cancer Information System. European Union, 2020 [Internet]. Disponible en: https://ecis.jrc.ec.europa.eu/

5. Pollán M, Michelena MJ, Ardanaz E, Izquierdo A, Sánchez-Pérez MJ, Torrella A, et al. Breast cancer incidence in Spain before, during and after the implementation of screening programmes. Ann Oncol Off J Eur Soc Med Oncol. 2010;21 Suppl 3:iii97-102.

6. Wild, CP, Weiderpass, E, Stewart, BW, editors. World Cancer Report: Cancer Research for Cancer Prevention [Internet]. Lyon, France: International Agency for Research on Cancer; 2020. Disponible en: https://publications.iarc.fr/586

7. SEOM. Las cifras del cáncer en España 2020. Sociedad Española de Oncología Médica (SEOM) [Internet]. Disponible en: https://seom.org/seomcms/images/stories/recursos/Cifras_del_cancer_2020.pdf

8. CNE. Servidor interactivo de información epidemiológica (ARIADNA). Centro Nacional de Epidemiología. Instituto de Salud Carlos III [Internet]. 2020. Disponible en: http://ariadna.cne.isciii.es/

9. Allemani C, Matsuda T, Di Carlo V, Harewood R, Matz M, Nikšić M, et al. Global surveillance of trends in cancer survival 2000-14 (CONCORD-3): analysis of individual records for 37 513 025 patients diagnosed with one of 18 cancers from 322 population-based registries in 71 countries. Lancet Lond Engl. 2018;391:1023-75.

10. Tamimi RM, Spiegelman D, Smith-Warner SA, Wang M, Pazaris M, Willett WC, et al. Population Attributable Risk of Modifiable and Nonmodifiable Breast Cancer Risk Factors in Postmenopausal Breast Cancer. Am J Epidemiol. 2016;184:884-93.

11. REDECAN. Estimaciones de la incidencia del cáncer en España, 2020. Red Española de Registros de Cáncer (REDECAN) [Internet]. 2020. Disponible en: https://redecan.org/redecan.org/es/Informe_incidencia_REDECAN_2020.pdf

12. Brinton L, Gaudet M, Gierach G. Breast cancer. En: Cancer Epidemiology and Prevention. Schottenfeld and Fraumeni. Oxford University Press, New York, NY; 2018. p. 861-88. (Fourth Edition).

13. Pike MC, Pearce CL, Wu AH. Prevention of cancers of the breast, endometrium and ovary. Oncogene. 2004;23:6379-91.

14. Lundqvist A, Andersson E, Ahlberg I, Nilbert M, Gerdtham U. Socioeconomic inequalities in breast cancer incidence and mortality in Europe-a systematic review and meta-analysis. Eur J Public Health. 2016;26:804-13.

15. Collaborative Group on Hormonal Factors in Breast Cancer. Familial breast cancer: collaborative reanalysis of individual data from 52 epidemiological studies including 58,209 women with breast cancer and 101,986 women without the disease. Lancet. 2001;358:1389-99.

16. Shiyanbola OO, Arao RF, Miglioretti DL, Sprague BL, Hampton JM, Stout NK, et al. Emerging Trends in Family History of Breast Cancer and Associated Risk. Cancer Epidemiol Biomark Prev. 2017;26:1753-60.

17. Kharazmi E, Chen T, Narod S, Sundquist K, Hemminki K. Effect of multiplicity, laterality, and age at onset of breast cancer on familial risk of breast cancer: a nationwide prospective cohort study. Breast Cancer Res Treat. 2014;144:185-92.

18. Tung N, Lin NU, Kidd J, Allen BA, Singh N, Wenstrup RJ, et al. Frequency of Germline Mutations in 25 Cancer Susceptibility Genes in a Sequential Series of Patients With Breast Cancer. J Clin Oncol. 2016;34:1460-8.

19. Turnbull C, Rahman N. Genetic predisposition to breast cancer: past, present, and future. Annu Rev Genomics Hum Genet. 2008;9:321-45.

20. Kuchenbaecker KB, Hopper JL, Barnes DR, Phillips K-A, Mooij TM, Roos-Blom M-J, et al. Risks of Breast, Ovarian, and Contralateral Breast Cancer for BRCA1 and BRCA2 Mutation Carriers. JAMA. 2017;317:2402-16.

21. Cobain EF, Milliron KJ, Merajver SD. Updates on breast cancer genetics: Clinical implications of detecting syndromes of inherited increased susceptibility to breast cancer. Semin Oncol. 2016;43:528-35.

22. Ferreira MA, Gamazon ER, Al-Ejeh F, Aittomäki K, Andrulis IL, Anton-Culver H, et al. Genome-wide association and transcriptome studies identify target genes and risk loci for breast cancer. Nat Commun. 2019;10:1741.

23. Kramer I, Schaapveld M, Oldenburg HSA, Sonke GS, McCool D, van Leeuwen FE, et al. The Influence of Adjuvant Systemic Regimens on Contralateral Breast Cancer Risk and Receptor Subtype. J Natl Cancer Inst. 2019;111:709-18.

24. Gierach GL, Curtis RE, Pfeiffer RM, Mullooly M, Ntowe EA, Hoover RN, et al. Association of Adjuvant Tamoxifen and Aromatase Inhibitor Therapy With Contralateral Breast Cancer Risk Among US Women With Breast Cancer in a General Community Setting. JAMA Oncol. 2017;3:186-93.

25. Morrow M, Schnitt SJ, Norton L. Current management of lesions associated with an increased risk of breast cancer. Nat Rev Clin Oncol. 2015;12:227-38.

26. Hartmann LC, Degnim AC, Santen RJ, Dupont WD, Ghosh K. Atypical hyperplasia of the breast–risk assessment and management options. N Engl J Med. 2015;372:78-89.

27. Dyrstad SW, Yan Y, Fowler AM, Colditz GA. Breast cancer risk associated with benign breast disease: systematic review and meta-analysis. Breast Cancer Res Treat. 2015;149:569-75.

28. Boyd NF, Rommens JM, Vogt K, Lee V, Hopper JL, Yaffe MJ, et al. Mammographic breast density as an intermediate phenotype for breast cancer. Lancet Oncol. 2005;6:798-808.

29. Bissell MCS, Kerlikowske K, Sprague BL, Tice JA, Gard CC, Tossas KY, et al. Breast Cancer Population Attributable Risk Proportions Associated with Body Mass Index and Breast Density by Race/Ethnicity and Menopausal Status. Cancer Epidemiol Biomark Prev Publ Am Assoc Cancer Res Cosponsored Am Soc Prev Oncol. 2020;29:2048-56.

30. Pollán M, Ascunce N, Ederra M, Murillo A, Erdozáin N, Alés-Martínez J, et al. Mammographic density and risk of breast cancer according to tumor characteristics and mode of detection: a Spanish population-based case-control study. Breast Cancer Res BCR. 2013;15:R9.

31. Ramón y Cajal T, Chirivella I, Miranda J, Teule A, Izquierdo Á, Balmaña J, et al. Mammographic density and breast cancer in women from high risk families. Breast Cancer Res BCR. 2015;17:93.

32. Assi V, Warwick J, Cuzick J, Duffy SW. Clinical and epidemiological issues in mammographic density. Nat Rev Clin Oncol. 2012;9:33-40.

33. Huo CW, Chew GL, Britt KL, Ingman WV, Henderson MA, Hopper JL, et al. Mammographic density-a review on the current understanding of its association with breast cancer. Breast Cancer Res Treat. 2014;144:479-502.

34. Lope V, Del Pozo MDP, Criado-Navarro I, Pérez-Gómez B, Pastor-Barriuso R, Ruiz E, et al. Serum Phospholipid Fatty Acids and Mammographic Density in Premenopausal Women. J Nutr. 2020;150:2419-28.

35. Castelló A, Ascunce N, Salas-Trejo D, Vidal C, Sanchez-Contador C, Santamariña C, et al. Association Between Western and Mediterranean Dietary Patterns and Mammographic Density: Obstet Gynecol. 2016;128:574-81.

36. García-Arenzana N, Navarrete-Muñoz EM, Lope V, Moreo P, Vidal C, Laso-Pablos S, et al. Calorie intake, olive oil consumption and mammographic density among Spanish women. Int J Cancer. 2014;134:1916-25.

37. Lope V, Pérez-Gómez B, Sánchez-Contador C, Santamariña MC, Moreo P, Vidal C, et al. Obstetric history and mammographic density: a population-based cross-sectional study in Spain (DDM-Spain). Breast Cancer Res Treat. 2012;132:1137-46.

38. Pollán M, Lope V, Miranda-García J, García M, Casanova F, Sánchez-Contador C, et al. Adult weight gain, fat distribution and mammographic density in Spanish pre- and post-menopausal women (DDM-Spain). Breast Cancer Res Treat. 2012;134:823-38.

39. García-Pérez J, Pollán M, Pérez-Gómez B, Gónzalez-Sánchez M, Cortés Barragán RA, Maqueda Blasco J, et al. Occupation and mammographic density: A population-based study (DDM-Occup). Environ Res. 2017;159:355-61.

40. Pedraza-Flechas AM, Lope V, Sánchez-Contador C, Santamariña C, Pedraz-Pingarrón C, Moreo P, et al. High Mammographic Density in Long-Term Night-Shift Workers: DDM-Spain/Var-DDM. Cancer Epidemiol Biomark Prev Publ Am Assoc Cancer Res Cosponsored Am Soc Prev Oncol. 2017;26:905-13.

41. Howell A, Anderson AS, Clarke RB, Duffy SW, Evans DG, Garcia-Closas M, et al. Risk determination and prevention of breast cancer. Breast Cancer Res. 2014;16:446.

42. Collaborative Group on Hormonal Factors in Breast Cancer. Menarche, menopause, and breast cancer risk: individual participant meta-analysis, including 118 964 women with breast cancer from 117 epidemiological studies. Lancet Oncol. 2012;13:1141-51.

43. Cabanes A, Ascunce N, Vidal E, Ederra M, Barcos A, Erdozain N, et al. Decline in age at menarche among Spanish women born from 1925 to 1962. BMC Public Health. 2009;9:449.

44. Dratva J, Gómez Real F, Schindler C, Ackermann-Liebrich U, Gerbase MW, Probst-Hensch NM, et al. Is age at menopause increasing across Europe? Results on age at menopause and determinants from two population-based studies: Menopause. 2009;16:385-94.

45. Kelsey J, Hildreth N. Cancer of the Breast. En: Breast and Gynecologic Cancer Epidemiology. CRC Press, Boca Raton, FL; p. 5-50.

46. Adami H-O, Hunter DJ, Lagiou P, Mucci L, MacMahon B, editores. Textbook of cancer epidemiology. Third edition. Oxford New York: Oxford University Press; 2018. 726 p.

47. Nichols HB, Schoemaker MJ, Cai J, Xu J, Wright LB, Brook MN, et al. Breast Cancer Risk After Recent Childbirth: A Pooled Analysis of 15 Prospective Studies. Ann Intern Med. 2019;170:22-30.

48. Beral V, Bull D, Doll R, Peto R, Reeves G, Collaborative Group on Hormonal Factors in Breast Cancer. Breast cancer and abortion: collaborative reanalysis of data from 53 epidemiological studies, including 83?000 women with breast cancer from 16 countries. Lancet. 2004;363:1007-16.

49. Lambertini M, Santoro L, Del Mastro L, Nguyen B, Livraghi L, Ugolini D, et al. Reproductive behaviors and risk of developing breast cancer according to tumor subtype: A systematic review and meta-analysis of epidemiological studies. Cancer Treat Rev. 2016;49:65-76.

50. European Commision. EUROSTAT: Fertility statistics [Internet]. 2020. Disponible en: https://ec.europa.eu/eurostat/statistics-explained/index.php?title=Fertility_statistics#live_births_per_woman_in_the_EU_in_2018

51. World Cancer Research Fund/American Institute for Cancer Research. Continuous Update Project Expert Report 2018. Lactation and the risk of cancer [Internet]. Disponible en: https://www.wcrf.org/sites/default/files/Lactation.pdf

52. Islami F, Liu Y, Jemal A, Zhou J, Weiderpass E, Colditz G, et al. Breastfeeding and breast cancer risk by receptor status–a systematic review and meta-analysis. Ann Oncol Off J Eur Soc Med Oncol. 2015;26:2398-407.

53. MSCBS. Informe Anual del Sistema Nacional de Salud 2018. Ministerio de Sanidad, Consumo y Bienestar Social [Internet]. 2019. Disponible en: https://www.mscbs.gob.es/estadEstudios/estadisticas/sisInfSanSNS/tablasEstadisticas/InfAnSNS.htm

54. Endogenous Hormones and Breast Cancer Collaborative Group, Key TJ, Appleby PN, Reeves GK, Travis RC, Alberg AJ, et al. Sex hormones and risk of breast cancer in premenopausal women: a collaborative reanalysis of individual participant data from seven prospective studies. Lancet Oncol. 2013;14:1009-19.

55. International Agency for Research on Cancer. IARC monographs on the evaluation of carcinogenic risks to humans, volume 100 A. Pharmaceuticals [Internet]. Lyon, France: IARC; 2012. Disponible en: https://monographs.iarc.fr/wp-content/uploads/2018/06/mono100A.pdf

56. Mørch LS, Skovlund CW, Hannaford PC, Iversen L, Fielding S, Lidegaard Ø. Contemporary Hormonal Contraception and the Risk of Breast Cancer. N Engl J Med. 2017;377:2228-39.

57. Sociedad Española de Contracepción (SEC). Encuesta Nacional 2018 sobre la Anticoncepción en España [Internet]. 2019. Disponible en: http://sec.es/presentada-la-encuesta-nacional-2018-sobre-la-anticoncepcion-en-espana/

58. Soini T, Hurskainen R, Grénman S, Mäenpää J, Paavonen J, Pukkala E. Cancer Risk in Women Using the Levonorgestrel-Releasing Intrauterine System in Finland: Obstet Gynecol. 2014;124:292-9.

59. Brinton LA, Scoccia B, Moghissi KS, Westhoff CL, Niwa S, Ruggieri D, et al. Long-term Relationship of Ovulation-Stimulating Drugs to Breast Cancer Risk. Cancer Epidemiol Biomarkers Prev. 2014;23:584-93.

60. Gennari A, Costa M, Puntoni M, Paleari L, De Censi A, Sormani MP, et al. Breast cancer incidence after hormonal treatments for infertility: systematic review and meta-analysis of population-based studies. Breast Cancer Res Treat. 2015;150:405-13.

61. Del Pup L, Peccatori FA, Levi-Setti PE, Codacci-Pisanelli G, Patrizio P. Risk of cancer after assisted reproduction: a review of the available evidences and guidance to fertility counselors. Eur Rev Med Pharmacol Sci. 2018;22:8042-59.

62. Van den Belt-Dusebout AW, Spaan M, Lambalk CB, Kortman M, Laven JSE, van Santbrink EJP, et al. Ovarian Stimulation for In Vitro Fertilization and Long-term Risk of Breast Cancer. JAMA. 2016;316:300.

63. Writing Group for the Women's Health Initiative Investigators. Risks and Benefits of Estrogen Plus Progestin in Healthy Postmenopausal Women: Principal Results From the Women's Health Initiative Randomized Controlled Trial. JAMA. 2002;288:321-33.

64. Ravdin PM, Cronin KA, Howlader N, Berg CD, Chlebowski RT, Feuer EJ, et al. The Decrease in Breast-Cancer Incidence in 2003 in the United States. N Engl J Med. 2007;356:1670-4.

65. Costas L, Sequera V-G, Quesada P, Altzibar JM, Lope V, Pérez-Gómez B, et al. Hormonal contraception and postmenopausal hormone therapy in Spain: time trends and patterns of use. Menopause N Y N. 2015;22:1138-46.

66. Isidoro B, Lope V, Whelan D, Pedraz C, Sánchez-Contador C, Santamariña C, et al. Use of hormone therapy and isoflavones and mammographic density in Spain. Menopause N Y N. 2016;23:556-64.

67. Chlebowski RT, Manson JE, Anderson GL, Cauley JA, Aragaki AK, Stefanick ML, et al. Estrogen Plus Progestin and Breast Cancer Incidence and Mortality in the Women's Health Initiative Observational Study. J Natl Cancer Inst. 2013;105:526-35.

68. MSCBS-INE. Encuesta Nacional de Salud de España 2017. Ministerio de Sanidad, Consumo y Bienestar Social-Instituto Nacional de Estadística [Internet]. Disponible en: https://www.mscbs.gob.es/estadEstudios/estadisticas/encuestaNacional/encuesta2017.htm

69. World Cancer Research Fund/American Institute for Cancer Research. Continuous Update Project Expert Report 2018. Diet, nutrition, physical activity and breast cancer [Internet]. Disponible en: https://www.wcrf.org/sites/default/files/Breast-cancer-report.pdf

70. Iyengar NM, Arthur R, Manson JE, Chlebowski RT, Kroenke CH, Peterson L, et al. Association of Body Fat and Risk of Breast Cancer in Postmenopausal Women With Normal Body Mass Index: A Secondary Analysis of a Randomized Clinical Trial and Observational Study. JAMA Oncol. 2019;5:155.

71. Picón-Ruiz M, Morata-Tarifa C, Valle-Goffin JJ, Friedman ER, Slingerland JM. Obesity and adverse breast cancer risk and outcome: Mechanistic insights and strategies for intervention: Breast Cancer, Inflammation, and Obesity. CA Cancer J Clin. 2017;67:378-97.

72. Keum N, Greenwood DC, Lee DH, Kim R, Aune D, Ju W, et al. Adult weight gain and adiposity-related cancers: a dose-response meta-analysis of prospective observational studies. J Natl Cancer Inst. 2015;107.

73. The Premenopausal Breast Cancer Collaborative Group, Schoemaker MJ, Nichols HB, Wright LB, Brook MN, Jones ME, et al. Association of Body Mass Index and Age With Subsequent Breast Cancer Risk in Premenopausal Women. JAMA Oncol. 2018;4:e181771.

74. Schütze M, Boeing H, Pischon T, Rehm J, Kehoe T, Gmel G, et al. Alcohol attributable burden of incidence of cancer in eight European countries based on results from prospective cohort study. BMJ. 2011;342:d1584.

75. Assi N, Rinaldi S, Viallon V, Dashti SG, Dossus L, Fournier A, et al. Mediation analysis of the alcohol-postmenopausal breast cancer relationship by sex hormones in the EPIC cohort. Int J Cancer. 2020;146:759-68.

76. Barkoukis H. Importance of understanding food consumption patterns. J Am Diet Assoc. 2007;107:234-6.

77. Castelló A, Pollán M, Buijsse B, Ruiz A, Casas AM, Baena-Cañada JM, et al. Spanish Mediterranean diet and other dietary patterns and breast cancer risk: case-control EpiGEICAM study. Br J Cancer. 2014;111:1454-62.

78. Castelló A, Boldo E, Pérez-Gómez B, Lope V, Altzibar JM, Martín V, et al. Adherence to the Western, Prudent and Mediterranean dietary patterns and breast cancer risk: MCC-Spain study. Maturitas. 2017;103:8-15.

79. Toledo E, Salas-Salvadó J, Donat-Vargas C, Buil-Cosiales P, Estruch R, Ros E, et al. Mediterranean Diet and Invasive Breast Cancer Risk Among Women at High Cardiovascular Risk in the PREDIMED Trial: A Randomized Clinical Trial. JAMA Intern Med. 2015;175:1752-60.

80. McTiernan A, Friedenreich CM, Katzmarzyk PT, Powell KE, Macko R, Buchner D, et al. Physical Activity in Cancer Prevention and Survival: A Systematic Review. Med Sci Sports Exerc. 2019;51:1252-61.

81. Kerr J, Anderson C, Lippman SM. Physical activity, sedentary behaviour, diet, and cancer: an update and emerging new evidence. Lancet Oncol. 2017;18:e457-71.

82. Lope V, Martín M, Castelló A, Casla S, Ruiz A, Baena-Cañada JM, et al. Physical activity and breast cancer risk by pathological subtype. Gynecol Oncol. 2017;144:577-85.

83. Van den Brandt PA. A possible dual effect of cigarette smoking on the risk of postmenopausal breast cancer. Eur J Epidemiol. 2017;32:683-90.

84. Gaudet MM, Carter BD, Brinton LA, Falk RT, Gram IT, Luo J, et al. Pooled analysis of active cigarette smoking and invasive breast cancer risk in 14 cohort studies. Int J Epidemiol. 2017;46:881-93.

85. Catsburg C, Miller AB, Rohan TE. Active cigarette smoking and risk of breast cancer. Int J Cancer. 2015;136:2204-9.

86. Macacu A, Autier P, Boniol M, Boyle P. Active and passive smoking and risk of breast cancer: a meta-analysis. Breast Cancer Res Treat. 2015;154:213-24.

87. White AJ, D'Aloisio AA, Nichols HB, DeRoo LA, Sandler DP. Breast cancer and exposure to tobacco smoke during potential windows of susceptibility. Cancer Causes Control. 2017;28:667-75.

88. Passarelli MN, Newcomb PA, Hampton JM, Trentham-Dietz A, Titus LJ, Egan KM, et al. Cigarette Smoking Before and After Breast Cancer Diagnosis: Mortality From Breast Cancer and Smoking-Related Diseases. J Clin Oncol. 2016;34:1315-22.

89. Carreras G, Lachi A, Boffi R, Clancy L, Gallus S, Fernández E, et al. Burden of disease from breast cancer attributable to smoking and second-hand smoke exposure in Europe. Int J Cancer. 2020.

90. International Agency for Research on Cancer. IARC monographs on the evaluation of carcinogenic risks to humans, volume 100 D. Radiation [Internet]. Lyon, France: IARC; 2012. Disponible en: https://monographs.iarc.fr/wp-content/uploads/2018/06/mono100D.pdf

91. Ehrhardt MJ, Howell CR, Hale K, Baassiri MJ, Rodriguez C, Wilson CL, et al. Subsequent Breast Cancer in Female Childhood Cancer Survivors in the St Jude Lifetime Cohort Study (SJLIFE). J Clin Oncol. 2019;37:1647-56.

92. Gray JM, Rasanayagam S, Engel C, Rizzo J. State of the evidence 2017: an update on the connection between breast cancer and the environment. Environ Health. 2017;16:94.

93. Rodgers KM, Udesky JO, Rudel RA, Brody JG. Environmental chemicals and breast cancer: An updated review of epidemiological literature informed by biological mechanisms. Environ Res. 2018;160:152-82.

94. Hiatt RA, Brody JG. Environmental Determinants of Breast Cancer. Annu Rev Public Health. 2018;39:113-33.

95. International Agency for Research on Cancer. International Agency for Research on Cancer. List of classifications by cancer sites with sufficient or limited evidence in humans, IARC Monographs Volumes 1–127a [Internet]. Lyon, France: IARC; 2020. Disponible en: https://monographs.iarc.fr/agents-classified-by-the-iarc/

96. Pastor-Barriuso R, Fernández MF, Castaño-Vinyals G, Whelan D, Pérez-Gómez B, Llorca J, et al. Total Effective Xenoestrogen Burden in Serum Samples and Risk for Breast Cancer in a Population-Based Multicase–Control Study in Spain. Environ Health Perspect. 2016;124:1575-82.

97. IARC Monographs Vol 124 group. Carcinogenicity of night shift work. Lancet Oncol. 2019;20:1058-9.

98. Cordina-Duverger E, Menegaux F, Popa A, Rabstein S, Harth V, Pesch B, et al. Night shift work and breast cancer: a pooled analysis of population-based case–control studies with complete work history. Eur J Epidemiol. 2018;33:369-79.

99. Instituto Nacional de Estadística. INEbase [Internet]. Disponible en: https://www.ine.es/dyngs/INEbase/listaoperaciones.htm

100. Stevens RG, Brainard GC, Blask DE, Lockley SW, Motta ME. Breast cancer and circadian disruption from electric lighting in the modern world. CA Cancer J Clin. 2014;64:207-18.

101. Papantoniou K, Castaño-Vinyals G, Espinosa A, Aragonés N, Pérez-Gómez B, Ardanaz E, et al. Breast cancer risk and night shift work in a case–control study in a Spanish population. Eur J Epidemiol. 2016;31:867-78.

CAPÍTULO 2

CÁNCER DE MAMA Y EJERCICIO FÍSICO

CÁNCER DE MAMA Y EJERCICIO FÍSICO

Lucía González-Cortijo, Alejandro Lucía

2.1 Introducción

En los últimos años, la relación entre ejercicio y cáncer está cobrando un protagonismo creciente. En los tiempos de la medicina de precisión cada vez existe más evidencia del beneficio de un abordaje sencillo, barato y universal, no solo en la prevención del desarrollo de determinados cánceres, sino también con respecto al riesgo de recurrencia y como terapia para mejorar la sintomatología propia de la enfermedad y aquella causada por los tratamientos aplicados.

2.2 Actividad física y prevención del cáncer de mama: evidencia epidemiológica

La Organización Mundial de la Salud (OMS) define la *actividad física* (AF) como cualquier movimiento corporal producido por la musculatura esquelética durante la vida diaria y que resulta en gasto de energía por encima del estado de reposo. Por otra parte, el *ejercicio físico* englobaría todas aquellas actividades más regladas o estructuradas con un objetivo definido, sobre todo de mejorar la forma física o el rendimiento deportivo (por ejemplo, entrenarse para acabar una carrera de 10 kilómetros). Aunque el ejercicio suele inducir adaptaciones biológicas más profundas que la AF, el grueso de la *evidencia epidemiológica* en el caso del cáncer (y de la mayoría de las patologías) se refiere a la AF, que es el término que vamos a utilizar más frecuentemente en este capítulo, aplicando el concepto de «ejercicio físico» cuando corresponda.

Las recomendaciones actuales de AF para la población general dictadas por la OMS incluyen 150 a 300 minutos a la semana de actividades aeróbicas de intensidad moderada o 75 a 150 minutos a la semana de actividades aeróbicas más intensas (o una combinación de ambas modalidades), junto con ejercicios de fortalecimiento o tonificación (por ejemplo, trabajo en gimnasio) al menos dos días por semana. Se considera AF de intensidad moderada a aquella que suponga un gasto energético de entre 3 y 6 MET (del inglés, *metabolic equivalents of task*, siendo 1 MET el gasto metabólico en reposo), como caminar a paso ligero, mientras que una AF de alta intensidad sería aquella con un gasto mayor de 6 MET, como hacer *jogging* o trotar (que supondría un gasto de energía de alrededor de 8 MET). Por desgracia, más de un tercio de la población mundial es inactiva[1] y esto, unido al aumento de riesgo de cáncer en el mundo occidental por el envejecimiento poblacional y en los países en vías de desarrollo por la adquisición de hábitos propios del primer mundo, supone un problema de magnitud considerable.

La AF moderada-intensa practicada con regularidad se asocia a un menor riesgo de padecer determinados cánceres, particularmente cáncer de mama (-12 %)[2]. Son especialmente elocuentes los datos analizados prospectivamente en varias cohortes de Europa y Estados Unidos (incluyendo 1,44 millones de participantes y 186.932 cánceres) que demuestran que la AF moderada-intensa se asocia significativamente a un menor riesgo de desarrollar diez tipos diferentes de cáncer, incluso tras ajustar otros factores de riesgo como la obesidad y el tabaco (excepto en cáncer de pulmón)[3].

El beneficio de la AF en el desarrollo de algunos tumores, y en particular del cáncer de mama, parece que sigue un patrón dosis-respuesta, de manera que en mujeres postmenopáusicas el riesgo es significativamente menor cuando la actividad supone > 20 MET-hora/semana[4]. En mujeres premenopáusicas, la evidencia es menor y parece restringirse a la AF intensa, aunque un estudio de cohortes canadiense con 39.000 mujeres reportó una clara disminución de la incidencia de cáncer de mama de acuerdo al número de MET-hora/semana, fundamentalmente a expensas de tumores en premenopausia[5]. En la misma línea, un estudio de casos y controles español[6] demostró una reducción de riesgo de cáncer de mama del 5 % por cada 6 MET-hora/semana, llegando al 12 % en mujeres nulíparas.

2.3 Actividad física y cáncer de mama: recurrencia y mortalidad

Históricamente, los pacientes con cáncer seguían recomendaciones de reposo y evitaban realizar ejercicio tras su diagnóstico. Este dogma, que era defendido desde las consultas de Oncología, ha cambiado de forma sustancial en los últimos años gracias a la publicación de cientos de estudios de intervención y de iniciativas relacionadas con la AF en estos pacientes.

Aunque las recomendaciones sobre AF y ejercicio han comenzado a cambiar, el concepto de inhibición de crecimiento tumoral ligado al ejercicio voluntario en modelos murinos se remonta a los años 40[7], aunque estos primeros estudios preclínicos se limitaban fundamentalmente a la prevención de tumores. No sería hasta finales de los años 80 cuando Mary MacVicar y Maryl Winningham diseñaron el que sería el estudio pionero de ejercicio físico en pacientes con cáncer[8]. Las autoras siguieron un diseño *randomizado* para analizar el efecto del ejercicio aeróbico en la capacidad funcional y el control de síntomas en pacientes diagnosticadas de cáncer de mama y en tratamiento con quimioterapia.

A partir de este primer trabajo, el objetivo de los estudios de los primeros años 90 incidía en el papel del ejercicio en el control de los efectos secundarios del tratamiento oncológico. En paralelo, se empezaron a diseñar estudios cuyo objetivo era analizar los efectos más indirectos del ejercicio sobre el cáncer o su tratamiento. El trabajo de Segal *et al.*, publicado en el *Journal of Clinical Oncology*, en 2001, fue decisivo para definir el papel del ejercicio físico en la mejoría funcional y en la pérdida de peso en pacientes supervivientes de cáncer de mama[9]. La atención comenzó a centrarse después en los supervivientes de cáncer y en los posibles efectos de la AF y el ejercicio en el pronóstico y en la incidencia de segundos tumores. Así, en 2005, Holmes *et al.* publicaron el primer estudio prospectivo observacional sobre AF y pronóstico en cáncer de mama, el *Nurses' Health Study*, el cual incluía a más de 100.000 mujeres sanas en las que se hacía seguimiento de hábitos de salud[10]. Los autores identificaron una cohorte de 4484 mujeres que fueron diagnosticadas de carcinoma de mama hasta el año 2002 e incluyeron en el análisis final a 2987 diagnosticadas de cáncer de mama no metastásico que proporcionaron datos sobre sus hábitos de AF hasta al menos dos años después del diagnóstico. El estudio confirmó de forma convincente que la AF después del diagnóstico se asociaba de forma inversa con la mortalidad global y cáncer-específica. A partir de entonces, diferentes estudios observacionales y de intervención han confirmado el impacto del ejercicio en el pronóstico del cáncer de mama. En 2015, Lahart *et al.* publicaron un metaanálisis de 22 estudios, la mayoría observacionales, en el que demostraron beneficio en la mortalidad global y por cáncer de mama en pacientes que realizaban AF moderada o intensa a lo largo de su vida antes del diagnóstico y en los años previos al mismo[11]. Además, la AF posdiagnóstico de al menos 10 MET-hora/semana se asoció a menor mortalidad global y específica.

Con la evidencia cada vez más patente del valor de la AF en el pronóstico de pacientes con cáncer, el paso siguiente fue tratar de definir qué tipo de AF o ejercicio era el más recomendable. Con el propósito de dilucidar la respuesta, Courneya *et al.* publicaron el estudio *START*, que fue el primero *randomizado* y controlado que comparaba los efectos de diferentes modalidades de ejercicio en tres grupos de pacientes con cáncer de mama que recibían quimioterapia adyuvante: ejercicio aeróbico, entrenamiento de fuerza o grupo control[12]. El estudio demostró que las distintas formas de entrenamiento conllevaban adaptaciones diferentes, asociándose el de fuerza al aumento de masa muscular y el ejercicio aeróbico, a un mejor nivel de *fitness* cardiorrespiratorio y de porcentaje de grasa. Aunque estos datos eran los esperados, el estudio consiguió demostrar que las mujeres podían alcanzar adaptaciones «normales» al ejercicio mientras recibían tratamiento de forma concurrente de forma similar a la población no oncológica. Por otra parte, se observó una mayor adherencia de las pacientes al tratamiento en el grupo de fuerza, lo que sugería una mejor tolerancia a la quimioterapia en este grupo.

En 2014, el grupo de Courneya publicó el seguimiento de 8 años de 242 pacientes incluidas en el estudio *START* y encontraron una supervivencia libre de progresión (SLP) de 83,7 % en los grupos de entrenamiento, frente a un 76 % en el grupo control[13]. El número de fallecimientos fue de 8,1 % en los grupos de ejercicio y de 13,4 % en el grupo control. Aunque el estudio carecía de potencia estadística para detectar diferencias en SLP o en supervivencia global (SG), el análisis por subgrupos demostró que las pacientes que recibieron más del 85 % de la quimioterapia prescrita durante la intervención presentaban una tendencia a una mayor SLP, lo cual reflejaría un efecto sinérgico del ejercicio con la quimioterapia adyuvante en la supervivencia.

En un segundo estudio con un seguimiento de 8 años, Hayes *et al.* analizaron los datos de los *Exercise for Heath Trials*, que incluían varios estudios de mujeres diagnosticadas de cáncer de mama que vivían en la Australia urbana o rural y que habían sido *randomizadas* a realizar o no (grupo control) entrenamiento combinado (aeróbico y de fuerza) tras la cirugía[14]. La SG fue del 94,7 % en el grupo de entrenamiento, frente a un 88 % en el grupo control (p = 0,04), lo que sugería que el entrenamiento disminuía a la mitad el riesgo de muerte durante el tiempo de seguimiento. La SLP para el grupo de ejercicio fue del 89,9 %, frente a un 83,1 % en el grupo control (p = 0,07). En el análisis por subgrupos, se observó un mayor beneficio en SG en mujeres menores de 55 años, en las diagnosticadas en estadios II y III, así como en las que presentaban mayor adherencia al ejercicio y que cumplían las recomendaciones de la OMS de más de 150 minutos de AF semanal. El beneficio también fue mayor en mujeres que vivían en el área urbana y realizaban ejercicio supervisado.

En paralelo con los estudios observacionales y prospectivos en los que se confirmaba la importancia pronóstica del ejercicio o la AF tras el diagnóstico de cáncer, se comenzaron a elucidar potenciales mecanismos biológicos que justificaran este hecho, basándose en estudios previos en los que factores metabólicos e inflamatorios se asociaban a la ganancia de peso tras el diagnóstico de un cáncer. Esto era especialmente llamativo en supervivientes de cáncer de mama, colon y próstata, de forma que los cambios fisiológicos, como el incremento en sangre periférica de hormonas metabólicas y sexuales y la inmunosupresión, eran los factores principales en el riesgo de recurrencia y mortalidad. De esta manera, en una primera instancia se propuso que el beneficio del ejercicio físico/AF en la mortalidad por cáncer se debía en gran medida al control del peso y a la disminución de los factores de riesgo asociados a la adiposidad[15].

2.4 Mecanismos moleculares: ejercicio y cáncer

Para el análisis de los diferentes trabajos que estudian los cambios moleculares asociados al ejercicio es importante destacar la diferencia entre AF y ejercicio físico como señalábamos al principio del capítulo. La mayoría de los estudios epidemiológicos que evalúan la incidencia de determinados tumores se refieren, fundamentalmente, a AF, generalmente no supervisada y reportada individualmente. Por ello, no podemos considerar el ejercicio físico regular como un perfecto marcador subrogado de la AF, ya que parece que es el ejercicio planeado, estructurado y repetitivo el que induce adaptaciones moleculares más profundas y, por ende, el que aporta un mayor beneficio, sobre todo en los mecanismos de desarrollo tumoral.

Cada vez existe mayor evidencia en estudios preclínicos de la capacidad que tiene el ejercicio regular para atenuar el desarrollo del cáncer o la tasa de crecimiento tumoral una vez este ha aparecido. Un metaanálisis reciente de 28 estudios preclínicos en cáncer de mama con más de 2000 animales evidenció el efecto favorable del ejercicio en la proliferación celular y en la apoptosis[16]. El ejercicio, por otra parte, es un potencial tratamiento coadyuvante, capaz de retrasar el crecimiento tumoral en modelos murinos de cáncer de mama (ver Ruiz-Casado *et al.*[17] para una revisión detallada). Existe, sin embargo, una gran heterogeneidad en los modelos animales utilizados en los estudios, que van desde el trasplante tumoral a modelos murinos sometidos a estímulo químico carcinogénico o genéticamente modificados. El tipo de ejercicio al que los ratones suelen someterse también varía entre estudios (desde modelos de ejercicio «forzado», como carrera en tapiz rodante con pequeñas descargas eléctricas en la cola del animal o nadar, hasta modelos más «naturales», como correr en una noria para roedores) y suele comprender entre 4 y 10 semanas de duración, que se considera podrían exportarse a «años» humanos.

El ejercicio físico puede tener impacto en el desarrollo, crecimiento y diseminación tumoral en los siguientes aspectos:

1. Inhibición de la proliferación celular mantenida

El ejercicio puede influir en la prevención del cáncer al reducir los niveles circulantes de determinados mediadores fundamentales en la proliferación tumoral.

Los niveles de IGF-1 (del inglés, *insulin growth factor-1*), un factor mitogénico que estimula la proliferación celular y que parece puede tener un papel en la inactivación de p53, se reducen significativamente con un programa de ejercicio predeterminado[18,19]. El ejercicio físico también reduce los niveles de la proteína hiperfosforilada del retinoblastoma (Rb) en un modelo murino de carcinogénesis mamaria[20,21]. En atletas jóvenes se ha objetivado una reducción significativa de los niveles de micro-RNA tras ocho semanas de ejercicio intenso, sugiriendo un papel primordial del ejercicio en la regulación de la expresión génica a nivel postranscripcional[22].

2. Activación de genes supresores tumorales

La inactivación de genes supresores tumorales es un proceso clave en el desarrollo de la célula tumoral. El ejercicio físico parece puede activar determinados genes supresores tumorales, como el «*Tumor suppressor programmed cell death protein 4*» en un modelo murino de cáncer de mama hormono-dependiente[23]. En el estudio de Yu *et al.*[19], citado anteriormente, se exploraba la regulación de la vía IGF-1 mediada por p53 en un modelo murino de cáncer de piel, evidenciándose el papel del ejercicio en la activación de p53 que determinaba asimismo la expresión de p21, IGFBP-3 y PTEN, involucrados en la inhibición de la vía IGF-1. Por otra parte, las catecolaminas producidas durante el ejercicio pueden contribuir a frenar el desarrollo del cáncer de mama mediante la activación de la vía supresora «Hippo», también conocida como vía «Salvador-Warts-Hippo (SWH)»[24].

3. Activación de la apoptosis

Los defectos en los mecanismos de muerte celular programada son frecuentes en los procesos de iniciación y progresión del cáncer. En este contexto, el ejercicio físico estimula la apoptosis, como se ha descrito en modelos murinos de cáncer de mama[20,25]. También, se han descrito efectos proapoptóticos en cultivos celulares de cáncer de mama[26,27]. Además, el ejercicio físico aumenta los niveles de las proteínas proapoptóticas Bax y Bcl-2 en un modelo de carcinogénesis mamaria inducida químicamente[21,25]. Como es sabido, la hipoxia y la escasa vascularización promueven un fenotipo tumoral agresivo y la ineficacia de la terapia sistémica[28]. A este respecto, el ejercicio podría facilitar un microambiente tumoral más «normalizado», mejorando la perfusión/vascularización tumoral, como se ha evidenciado en modelos murinos ortotópicos de cáncer de mama[25,29].

4. Prevención del desarrollo de metástasis

Aunque existe alguna evidencia preliminar de que el ejercicio podría evitar el desarrollo de metástasis (por ejemplo, aumentando los niveles de cadherina-E, que actúa como un «pegamento entre células» impidiendo su disgregación), un metaanálisis reciente de modelos preclínicos de cáncer (incluyendo cáncer de mama) mostró que no reduce significativamente el riesgo de desarrollar metástasis[30].

5. Activación de la inflamación en el microambiente tumoral

Las células inflamatorias del microambiente tumoral poseen un efecto paradójico protumoral mediante la secreción de moléculas bioactivas que mantienen las características distintivas básicas de la célula tumoral. En este contexto, el ejercicio en ratones disminuye la infiltración de macrófagos en diversos tipos de tumores[17], aunque aún es necesaria una evidencia específica en el caso del cáncer de mama.

6. Activación del sistema inmune

Uno de los mecanismos «anticáncer» más interesantes del ejercicio radica en la potenciación de la función inmune[17]. En efecto, el ejercicio practicado a una intensidad moderada puede estimular el sistema inmune innato, especialmente los linfocitos *Natural Killer* (*NK*), que están cobrando una creciente relevancia por su potencial papel antitumoral en general. Un entrenamiento de seis semanas en ratones demostró un efecto protector frente al desarrollo de distintos tipos tumorales (melanoma, hepatocarcinoma y cáncer de pulmón)[31]. Este efecto era mediado por la mayor infiltración de linfocitos *NK* en el tumor, que a su vez estaba definido por el aumento de expresión de ligandos en la célula tumoral para receptores activadores de este subtipo de linfocito. También, el ejercicio en ratones puede polarizar la respuesta inmunológica hacia un subtipo de macrófago tipo 1, que se asocia a la producción de citoquinas *T-helper 1*[32].

7. Mioquinas

El músculo esquelético es un órgano endocrino capaz de secretar moléculas (habitualmente pequeños péptidos, como la interleucina[IL]-6) a la circulación sanguínea, generalmente conocidas como «mioquinas» que, bien circulando libremente o dentro de exosomas o microvesículas, actúan de forma sistémica y poseen efecto antiinflamatorio (como la IL-6), reducen la resistencia a la insulina e incrementan la termogénesis (Figura 1). Algunas mioquinas tienen también un

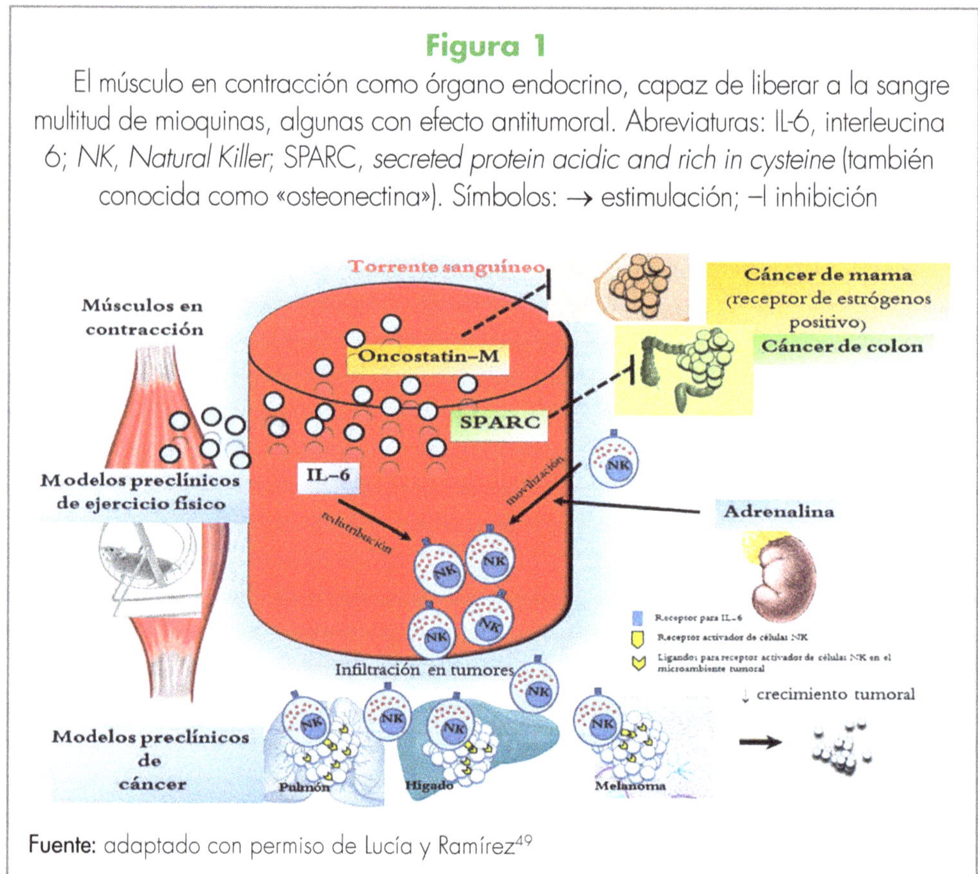

Figura 1

El músculo en contracción como órgano endocrino, capaz de liberar a la sangre multitud de mioquinas, algunas con efecto antitumoral. Abreviaturas: IL-6, interleucina 6; *NK*, *Natural Killer*; SPARC, *secreted protein acidic and rich in cysteine* (también conocida como «osteonectina»). Símbolos: → estimulación; −I inhibición

Fuente: adaptado con permiso de Lucía y Ramírez[49]

potencial efecto directo antitumoral (mediante la estimulación de la apoptosis en la célula tumoral), como la oncostatina M en cáncer de mama hormono-dependiente[27]. Por otra parte, el efecto sinérgico de la secreción de la mioquina IL-6 por el músculo y de adrenalina por la glándula suprarrenal estimula la movilización y la infiltración de células *NK* sensibles a IL-6 en el tumor[31]. Este mecanismo parece restringido al escenario de ejercicio físico, ya que la inyección de IL-6 aislada no produce la infiltración tumoral por *NK* o la disminución del crecimiento tumoral. Este hallazgo, unido al papel protumorigénico de la IL-6 cuando es secretada por las propias células tumorales, hace pensar que la IL-6 es una molécula pleiotrópica y que es necesario el ambiente de ejercicio para su función antitumoral.

2.5 Actividad/ejercicio físico durante el cáncer de mama

A pesar de que en los últimos años las recomendaciones de AF en pacientes con cáncer se van universalizando, menos de la mitad de los supervivientes de cáncer practican AF regularmente (alrededor del 32 %)[33]. Este hecho, unido a los datos de sobrepeso y el pobre perfil cardiorrespiratorio tras los tratamientos[34], obliga a una reflexión sobre el manejo de este colectivo.

2.5.1 Actividad/ejercicio físico y tratamiento del cáncer de mama

Desde el primer estudio, publicado a finales de los años 80, sobre el beneficio del ejercicio físico en el control de síntomas de pacientes diagnosticadas de carcinoma de mama que reciben quimioterapia adyuvante[8], se han publicado cientos de estudios que han confirmado que el ejercicio físico es posible, seguro y efectivo a lo largo de toda la enfermedad.

Recientemente, un estudio de intervención demostró que el ejercicio en mujeres sedentarias programado antes de la cirugía para cáncer de mama modificaba la expresión de genes implicados en la inmunidad y la inflamación[35]. El ejercicio en combinación con el tratamiento quimioterápico neoadyuvante ha demostrado ser una intervención segura y factible, con unas tasas de adherencia que varían entre el 66 y el 96 %[36]. El nivel de evidencia es mayor para la adyuvancia, mejorando el ejercicio la capacidad cardiorrespiratoria de las pacientes y disminuyendo algunos efectos secundarios como la fatiga[37]. Aunque existe bastante variabilidad en las intervenciones de ejercicio físico implementadas en los estudios publicados, un metaanálisis reciente sugiere que un programa de 10 semanas con ejercicio supervisado 90 min/semana al 70 % de la capacidad cardiorrespiratoria máxima (expresada como consumo máximo de oxígeno) puede ser suficiente en este contexto[38].

Normalmente, a los pacientes con enfermedad avanzada o metastásica no se les solía ofrecer programas de ejercicio físico debido a su menor esperanza de vida y, en ocasiones, a su precaria situación clínica. Sin embargo, en los últimos años, debido a una supervivencia cada vez mayor y a una mejor calidad de vida, también se les está incluyendo en estudios o planes de ejercicio generalmente supervisados, que han demostrado mejorar la calidad de vida y, especialmente, la fatiga derivada de la enfermedad o de las terapias aplicadas[39]. Por otra parte, y lo que es aún más interesante, ya están en marcha estudios para valorar el papel del ejercicio en la supervivencia en enfermedad avanzada[40].

2.5.2 Actividad/ejercicio físico y enfermedad cardiovascular

Si consideramos la alta incidencia de cáncer de mama en el mundo occidental, y el hecho de que la mayoría de las mujeres son diagnosticadas en estadios precoces y que se curan de su enfermedad, habremos de asumir un número de supervivientes cada vez mayor que de forma progresiva se irán haciendo más vulnerables a los efectos tardíos de las diferentes terapias. Los regímenes de quimioterapia que incluyen antraciclinas o terapias anti-HER2 se asocian de forma significativa a toxicidad cardiaca, lo que combinado con otros efectos secundarios derivados del tratamiento, la inactividad física y el sobrepeso suponen un elevado riesgo de enfermedad cardiovascular en estas mujeres[34,41]. Así, la mortalidad cardiovascular es más alta en las supervivientes de cáncer de mama que en la población general[42].

Los factores de riesgo cardiovasculares en supervivientes de cáncer no están claramente definidos, aunque los bajos niveles de *fitness* cardiorrespiratorio o AF y un exceso de adiposidad (sobre todo adiposidad visceral) son factores bien documentados en la población general. Estos tres factores fueron analizados en un estudio español reciente en dos cohortes de supervivientes de cáncer de mama que diferían en el tiempo desde el diagnóstico y en el estatus socioeconómico[34]. Sorprendentemente, aunque más del 80 % de las mujeres

de las dos cohortes cumplían con las recomendaciones mínimas de la OMS
(≥ 150 minutos de AF aeróbica moderada-intensa a la semana), en ambos
grupos se objetivaron sobrepeso y un bajo nivel de *fitness* cardiorrespiratorio.
Estos hallazgos, que están en la misma línea que los publicados previamente
por el mismo grupo en supervivientes de diversos tipos de tumores[43], sugieren
que tal vez los niveles mínimos de AF aeróbica moderada recomendados por
la OMS sean insuficientes para las supervivientes de cáncer de mama.

2.5.3 Actividad/ejercicio físico y linfedema

El linfedema, aunque cada vez menos frecuente en las consultas de Oncología
debido a la implantación de la biopsia selectiva del ganglio centinela en la cirugía
del cáncer de mama, sigue siendo un problema para muchas supervivientes operadas hace años, o que inevitablemente deben ser sometidas a una linfadenectomía
axilar. Aunque clásicamente se recomendaba a las pacientes no hacer ningún tipo
de ejercicio para evitar la aparición o el empeoramiento del linfedema, en la actualidad se considera que el ejercicio de fuerza controlado, progresivo y regular es
seguro y beneficioso. No existe, por otra parte, evidencia sobre la necesidad del
uso de manguito de compresión durante la actividad o el entrenamiento[44].

2.5.4 Actividad/ejercicio físico y salud ósea

La pérdida de masa ósea es una preocupación constante en las pacientes con
cáncer de mama, debido fundamentalmente a la supresión estrogénica derivada de la quimioterapia y especialmente de la terapia hormonal, que en muchas
pacientes se extiende durante más de cinco años. Varios estudios *randomizados*
confirman las recomendaciones del Colegio Americano de Medicina Deportiva
(*American College of Sports Medicine*, ACSM)[45] con respecto al beneficio del
ejercicio en la salud ósea tras la adyuvancia: el ejercicio de fuerza moderado-intenso combinado con el ejercicio de alto impacto (por ejemplo, el que suponga un
impacto en el suelo equivalente a 3-4 veces el peso del cuerpo) realizado 2-3 días
a la semana es el más efectivo para evitar la pérdida de masa ósea o incluso me-
jorarla. Sin embargo, el ejercicio aeróbico, particularmente «caminar», no parece
suficiente para mejorar la masa ósea en estas pacientes.

El ejercicio físico ha demostrado mejorar la calidad de vida, la forma física y la composición corporal en supervivientes de cáncer de mama[46]. Esto, unido a los potenciales beneficios sobre el riesgo de recaída y mortalidad que comentábamos al principio del capítulo, obliga a considerar la integración del ejercicio tanto en el tratamiento como en el manejo a largo plazo de la enfermedad. Nuevamente, el objetivo es conocer qué tipo y cuánta cantidad de ejercicio se deben recomendar para obtener el mayor beneficio en estas mujeres. Tanto el aeróbico como el de fuerza tienen un papel importante en la mejoría de la función física, la salud mental y el bienestar general y calidad de vida en pacientes y supervivientes[47].

El ACSM publicó hace un año las recomendaciones de ejercicio físico para pacientes oncológicos[48] en las que se establece que la combinación de aeróbico y de fuerza es la más eficaz y la que aporta mayores beneficios. El entrenamiento de fuerza *per se*, aun con resultados similares, no parece suficiente para el control de la sintomatología depresiva (Tabla 1). Por otra parte, el supervisado consigue mejores resultados que el no controlado o individual, muy probablemente porque la intensidad y la cantidad de ejercicio realizado es mayor con la primera modalidad.

Tabla 1

Beneficios del ejercicio según el tipo de entrenamiento

AERÓBICO	FUERZA	AERÓBICO y FUERZA
• Mejoría de la ansiedad • Mejoría de los síntomas de depresión • Mejor calidad de vida • Menos fatiga • Mejor percepción de la función física	• Menos fatiga • Mejor calidad de vida • No riesgo de empeoramiento del linfedema • Mejor percepción de la función física	• Mejoría de la ansiedad • Mejoría de los síntomas de depresión • Mejor calidad de vida • Menos fatiga • Mejor percepción de la función física

Fuente: adaptado de las recomendaciones del ACSM 2019

Recomendaciones actuales:

- Ejercicio aeróbico moderado-intenso al menos 3 días a la semana, durante un mínimo de 30 minutos.

- Ejercicio de fuerza al menos 2 días a la semana (mínimo dos tandas de 8 a 15 repeticiones, al menos a un 60 % de intensidad del máximo de una repetición).

Bibliografía

1. Hallal PC, Andersen LB, Bull FC, Guthold R, Haskell W, Ekelund U, et al. Global physical activity levels: surveillance progress, pitfalls, and prospects. Lancet. 2012;380(9838):247-57.

2. Liu L, Shi Y, Li T, Qin Q, Yin J, Pang S, et al. Leisure time physical activity and cancer risk: evaluation of the WHO's recommendation based on 126 high-quality epidemiological studies. Br J Sports Med. 2016;50(6):372-8.

3. Moore SC, Lee IM, Weiderpass E, Campbell PT, Sampson JN, Kitahara CM, et al. Association of Leisure-Time Physical Activity With Risk of 26 Types of Cancer in 1.44 Million Adults. JAMA Intern Med. 2016;176(6):816-25.

4. World Cancer Research Fund/American Institute for Cancer Research. Food, nutrition, physical activity, and the prevention of breast cancer. 2010. http://www.aicr.org/continuous-update-project/reports/Breast-Cancer-2010-Report.pdf. (Consultado: 10 de abril de 2017).

5. Catsburg C, Kirsh VA, Soskolne CL, Kreiger N, Bruce E, Ho T, et al. Associations between anthropometric characteristics, physical activity, and breast cancer risk in a Canadian cohort. Breast Cancer Res Treat. 2014;145(2):545-52.

6. Lope V, Martín M, Castelló A, Casla S, Ruiz A, Baena-Cañada JM, et al. Physical activity and breast cancer risk by pathological subtype. Gynecol Oncol. 2017;144(3):577-85.

7. Rusch H. The Effect of Exercise on the Growth of a Mouse Tumor. 1944;4(2):116-8.

8. Winningham ML, MacVicar MG, Bondoc M, Anderson JI, Minton JP. Effect of aerobic exercise on body weight and composition in patients with breast cancer on adjuvant chemotherapy. Oncol Nurs Forum. 1989;16(5):683-9.

9. Segal R, Evans W, Johnson D, Smith J, Colletta S, Gayton J, et al. Structured exercise improves physical functioning in women with stages I and

II breast cancer: results of a randomized controlled trial. J Clin Oncol. 2001;19(3):657-65.

10. Holmes MD, Chen WY, Feskanich D, Kroenke CH, Colditz GA. Physical activity and survival after breast cancer diagnosis. JAMA. 2005;293(20):2479-86.

11. Lahart IM, Metsios GS, Nevill AM, Carmichael AR. Physical activity, risk of death and recurrence in breast cancer survivors: A systematic review and meta-analysis of epidemiological studies. Acta Oncol. 2015;54(5):635-54.

12. Courneya KS, Segal RJ, Mackey JR, Gelmon K, Reid RD, Friedenreich CM, et al. Effects of aerobic and resistance exercise in breast cancer patients receiving adjuvant chemotherapy: a multicenter randomized controlled trial. J Clin Oncol. 2007;25(28):4396-404.

13. Courneya KS, Segal RJ, McKenzie DC, Dong H, Gelmon K, Friedenreich CM, et al. Effects of exercise during adjuvant chemotherapy on breast cancer outcomes. Med Sci Sports Exerc. 2014;46(9):1744-51.

14. Hayes SC, Steele ML, Spence RR, Gordon L, Battistutta D, Bashford J, et al. Exercise following breast cancer: exploratory survival analyses of two randomised, controlled trials. Breast Cancer Res Treat. 2018;167(2):505-14.

15. McTiernan A. Mechanisms linking physical activity with cancer. Nat Rev Cancer. 2008;8(3):205-11.

16. Figueira ACC, Cortinhas A, Soares JP, Leitão JC, Ferreira RP, Duarte JA. Efficacy of Exercise on Breast Cancer Outcomes: A Systematic Review and Meta-analysis of Preclinical Data. Int J Sports Med. 2018;39(5):327-42.

17. Ruiz-Casado A, Martín-Ruiz A, Pérez LM, Provencio M, Fiuza-Luces C, Lucia A. Exercise and the Hallmarks of Cancer. Trends Cancer. 2017;3(6):423-41.

18. Leung PS, Aronson WJ, Ngo TH, Golding LA, Barnard RJ. Exercise alters the IGF axis in vivo and increases p53 protein in prostate tumor cells in vitro. J Appl Physiol (1985). 2004;96(2):450-4.

19. Yu M, King B, Ewert E, Su X, Mardiyati N, Zhao Z, et al. Exercise Activates p53 and Negatively Regulates IGF-1 Pathway in Epidermis within a Skin Cancer Model. PLoS One. 2016;11(8):e0160939.

20. Jiang W, Zhu Z, Thompson HJ. Effects of physical activity and restricted energy intake on chemically induced mammary carcinogenesis. Cancer Prev Res (Phila). 2009;2(4):338-44.

21. Zhu Z, Jiang W, Sells JL, Neil ES, McGinley JN, Thompson HJ. Effect of non-motorized wheel running on mammary carcinogenesis: circulating biomarkers,

cellular processes, and molecular mechanisms in rats. Cancer Epidemiol Biomarkers Prev. 2008;17(8):1920-9.

22. Horak M, Zlamal F, Iliev R, Kucera J, Cacek J, Svobodova L, et al. Exercise-induced circulating microRNA changes in athletes in various training scenarios. PLoS One. 2018;13(1):e0191060.

23. Khori V, Amani Shalamzari S, Isanejad A, Alizadeh AM, Alizadeh S, Khodayari S, et al. Effects of exercise training together with tamoxifen in reducing mammary tumor burden in mice: Possible underlying pathway of miR-21. Eur J Pharmacol. 2015;765:179-87.

24. Dethlefsen C, Hansen LS, Lillelund C, Andersen C, Gehl J, Christensen JF, et al. Exercise-Induced Catecholamines Activate the Hippo Tumor Suppressor Pathway to Reduce Risks of Breast Cancer Development. Cancer Res. 2017;77(18):4894-904.

25. Betof AS, Lascola CD, Weitzel D, Landon C, Scarbrough PM, Devi GR, et al. Modulation of murine breast tumor vascularity, hypoxia and chemotherapeutic response by exercise. J Natl Cancer Inst. 2015;107(5).

26. Barnard RJ, Gonzalez JH, Liva ME, Ngo TH. Effects of a low-fat, high-fiber diet and exercise program on breast cancer risk factors in vivo and tumor cell growth and apoptosis in vitro. Nutr Cancer. 2006;55(1):28-34.

27. Hojman P, Dethlefsen C, Brandt C, Hansen J, Pedersen L, Pedersen BK. Exercise-induced muscle-derived cytokines inhibit mammary cancer cell growth. Am J Physiol Endocrinol Metab. 2011;301(3):E504-10.

28. Shannon AM, Bouchier-Hayes DJ, Condron CM, Toomey D. Tumour hypoxia, chemotherapeutic resistance and hypoxia-related therapies. Cancer Treat Rev. 2003;29(4):297-307.

29. Jones LW, Viglianti BL, Tashjian JA, Kothadia SM, Keir ST, Freedland SJ, et al. Effect of aerobic exercise on tumor physiology in an animal model of human breast cancer. J Appl Physiol (1985). 2010;108(2):343-8.

30. Rincón-Castanedo C, Morales JS, Martín-Ruiz A, Valenzuela PL, Ramírez M, Santos-Lozano A, et al. Physical exercise effects on metastasis: a systematic review and meta-analysis in animal cancer models. Cancer Metastasis Rev. 2020;39(1):91-114.

31. Pedersen L, Idorn M, Olofsson GH, Lauenborg B, Nookaew I, Hansen RH, et al. Voluntary Running Suppresses Tumor Growth through Epinephrine- and IL-6-Dependent NK Cell Mobilization and Redistribution. Cell Metab. 2016;23(3):554-62.

32. Abdalla DR, Murta EF, Michelin MA. The influence of physical activity on the profile of immune response cells and cytokine synthesis in mice with experimental breast tumors induced by 7,12-dimethylbenzanthracene. Eur J Cancer Prev. 2013;22(3):251-8.

33. Mayer DK, Terrin NC, Menon U, Kreps GL, McCance K, Parsons SK, et al. Health behaviors in cancer survivors. Oncol Nurs Forum. 2007;34(3):643-51.

34. Santos-Lozano A, Ramos J, Alvarez-Bustos A, Cantos B, Alejo LB, Pagola I, et al. Cardiorespiratory fitness and adiposity in breast cancer survivors: is meeting current physical activity recommendations really enough? Support Care Cancer. 2018;26(7):2293-301.

35. Ligibel JA, Dillon D, Giobbie-Hurder A, McTiernan A, Frank E, Cornwell M, et al. Impact of a Pre-Operative Exercise Intervention on Breast Cancer Proliferation and Gene Expression: Results from the Pre-Operative Health and Body (PreHAB) Study. Clin Cancer Res. 2019;25(17):5398-406.

36. Loughney L, West MA, Kemp GJ, Grocott MP, Jack S. Exercise intervention in people with cancer undergoing neoadjuvant cancer treatment and surgery: A systematic review. Eur J Surg Oncol. 2016;42(1):28-38.

37. Furmaniak AC, Menig M, Markes MH. Exercise for women receiving adjuvant therapy for breast cancer. Cochrane Database Syst Rev. 2016;9:CD005001.

38. Turner RR, Steed L, Quirk H, Greasley RU, Saxton JM, Taylor SJ, et al. Interventions for promoting habitual exercise in people living with and beyond cancer. Cochrane Database Syst Rev. 2018;9:CD010192.

39. Dittus KL, Gramling RE, Ades PA. Exercise interventions for individuals with advanced cancer: A systematic review. Prev Med. 2017;104:124-32.

40. Newton RU, Kenfield SA, Hart NH, Chan JM, Courneya KS, Catto J, et al. Intense Exercise for Survival among Men with Metastatic Castrate-Resistant Prostate Cancer (INTERVAL-GAP4): a multicentre, randomised, controlled phase III study protocol. BMJ Open. 2018;8(5):e022899.

41. Jones LW, Haykowsky M, Peddle CJ, Joy AA, Pituskin EN, Tkachuk LM, et al. Cardiovascular risk profile of patients with HER2/neu-positive breast cancer treated with anthracycline-taxane-containing adjuvant chemotherapy and/or trastuzumab. Cancer Epidemiol Biomarkers Prev. 2007;16(5):1026-31.

42. Gernaat SAM, Ho PJ, Rijnberg N, Emaus MJ, Baak LM, Hartman M, et al. Risk of death from cardiovascular disease following breast cancer: a systematic review. Breast Cancer Res Treat. 2017;164(3):537-55.

43. Ruiz-Casado A, Verdugo AS, Solano MJ, Aldazabal IP, Fiuza-Luces C, Alejo LB, et al. Objectively assessed physical activity levels in Spanish cancer survivors. Oncol Nurs Forum. 2014;41(1):E12-20.

44. Wanchai A, Armer JM. Effects of weight-lifting or resistance exercise on breast cancer-related lymphedema: A systematic review. Int J Nurs Sci. 2019;6(1):92-8.

45. Kohrt WM, Bloomfield SA, Little KD, Nelson ME, Yingling VR, Medicine ACoS. American College of Sports Medicine Position Stand: physical activity and bone health. Med Sci Sports Exerc. 2004;36(11):1985-96.

46. Mills RC. Breast Cancer Survivors, Common Markers of Inflammation, and Exercise: A Narrative Review. Breast Cancer (Auckl). 2017;11:1178223417743976.

47. Christensen JF, Simonsen C, Hojman P. Exercise Training in Cancer Control and Treatment. Compr Physiol. 2018;9(1):165-205.

48. Campbell KL, Winters-Stone KM, Wiskemann J, May AM, Schwartz AL, Courneya KS, et al. Exercise Guidelines for Cancer Survivors: Consensus Statement from International Multidisciplinary Roundtable. Med Sci Sports Exerc. 2019;51(11):2375-90.

49. Lucía A, Ramírez M. Muscling In on Cancer. N Engl J Med. 2016;375(9):892-4.

CAPÍTULO 3

BIOLOGÍA DEL CÁNCER DE MAMA

BIOLOGÍA DEL CÁNCER DE MAMA

Ángel Guerrero Zotano, Joaquín Gavilá Gregori

3.1 Introducción

El avance tecnológico en la secuenciación genómica y las mejoras en el análisis molecular han producido un mayor conocimiento de la biología tumoral del cáncer de mama, que se revela como una enfermedad heterogénea y dinámica. La heterogeneidad del cáncer de mama y su capacidad adaptativa pone de manifiesto la complejidad en alcanzar la curación de la enfermedad metastásica.

3.2 Subtipos de cáncer de mama

El cáncer de mama es un grupo de enfermedades heterogéneas que muestran una variación sustancial en sus características moleculares y comportamiento clínico. La presencia o ausencia de la tinción inmunohistoquímica para receptores hormonales (RH), receptor estrogénico (RE) o de progesterona (RP) y receptor HER2, categorizan el cáncer de mama en 3 tipos principales: 1) RH positivo/HER2 negativo (70 % de los pacientes), 2) HER2 positivo (15-20 %) y 3) Triple negativo (TN) (tumores que carecen de la expresión de los tres marcadores; 15 %). Según la expresión génica de acuerdo con *Predictor Analysis of Microarray 50 (PAM50)*, el cáncer de mama puede ser clasificado en distintas entidades conocidas como los subtipos intrínsecos: luminal A (LumA), luminal B (LumB), HER2 enriquecido y basal. Estos subtipos muestran diferencias epidemiológicas, genéticas, pronósticas y predictivas[1]. Existe un solapamiento parcial entre los subtipos inmunohistoquímicos e intrínsecos. Aproximadamente, el 80 % de los tumores basales son triple negativos y un 80 % de los HER2 enriquecidos son tumores HER2 positivos. Para los tumores RH positivos/HER2 negativo, tanto un alto grado de proliferación, Ki67 ($\geq$ 20 %), o una baja expresión de RP (< 20 %) pueden servir para distinguir entre un tumor LumA-like (más hormonosensible, indolente, mejor pronóstico) de un tumor LumB-like (menos hormonosensible, más agresivo, peor pronóstico)[2]. La clasificación de *integrative cluster* (IntClust) de METABRIC (*Molecular Taxonomy of Breast Cancer International Consortium*) que emplea la estrategia de integrar alteraciones del número de copias y datos transcriptómicos, también revela una heterogeneidad en el cáncer de mama más allá de los subtipos intrínsecos con implicaciones pronósticas y terapéuticas[3].

3.3 Heterogeneidad intratumoral en cáncer de mama

Los estudios de secuenciación genómica de distintas regiones de un tumor de mama, y los estudios de disgregación tumoral y posterior análisis del genoma célula a célula, demuestran que un cáncer de mama primario está compuesto por poblaciones heterogéneas de células con distintos estados de diferenciación, perfil mutacional, expresión génica, capacidad de interaccionar con el microambiente tumoral, potencial de propagación y respuesta a los tratamientos. Han surgido dos modelos, no necesariamente excluyentes, para explicar esta heterogeneidad intratumoral de los tumores de mama.

3.3.1 Modelo de las células madre del cáncer de mama

El modelo de células madre del cáncer postula que existe una diversidad y jerarquía dentro de las células que componen un tumor y que el tumor es generado a partir de una pequeña población de células: las células madre del cáncer de mama (CMCM)[4]. Las CMCM representarían una pequeña fracción de las células presentes en un tumor de mama primario o metastásico. A nivel de laboratorio, estas células son identificadas por marcadores como CD44+/CD24- y ALDH1+. Las CMCM son células iniciadoras de tumores, experimentalmente, cuando son aisladas de un cáncer de mama y trasplantadas a un modelo animal son capaces de restablecer el tumor y su heterogeneidad celular. Aunque las CMCM son así llamadas porque comparten propiedades similares con las células madre de tejidos normales, como autorrenovación y diferenciación, no necesariamente derivan de ellas. Pueden derivar también de la transformación de progenitores tisulares o incluso de células diferenciadas que adquieren la habilidad de autorrenovación[5].

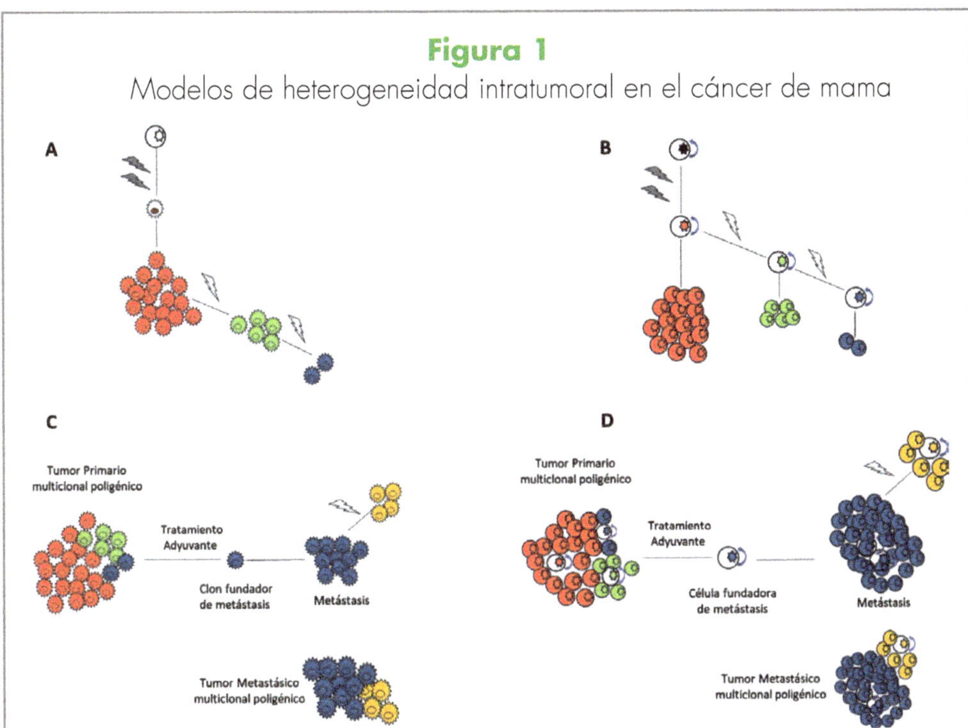

La heterogeneidad presente en el cáncer de mama se puede explicar por dos modelos, no necesariamente excluyentes. A) Modelo de la evolución clonal. Cualquier célula epitelial mamaria puede mutar, adquirir características de proliferación e inmortalidad y generar una diversificación clonal. B) Modelo de las células madre de cáncer de mama. Solo unas células con capacidad de autorrenovación y diferenciación son capaces de originar y desarrollar el tumor. Estas células madres podrían a su vez adquirir mutaciones que originan distintos clones. En ambos modelos se origina un tumor heterogéneo, compuesto por un clon dominante y subpoblaciones celulares minoritarias y que comparten las mutaciones del clon mayoritario (mutación clonal) además de mutaciones privativas (mutación subclonales). La presión terapéutica selecciona C) clones o D) células madre resistentes al tratamiento que son las responsables de la enfermedad metastásica. La enfermedad metastásica puede adquirir más alteraciones genéticas, originado un tumor multiclonal con mutaciones no presentes en el tumor primario. La dificultad de detectar mediante secuenciación tumoral las mutaciones de baja frecuencia del clon resistente y fundador de metástasis es, en parte, responsable de la heterogeneidad genética descrita entre el tumor primario y la metástasis.

Fuente: figura realizada por los autores

En la práctica clínica, estas CMCM serían las responsables de mantener la heterogeneidad tumoral, alimentar el crecimiento tumoral, promover el proceso de transición epitelio-mesénquima, generando invasión y metástasis, y de ser la fuente primaria de resistencias a las terapias. La hipótesis de las CMCM implica que las terapias que no vayan dirigidas contra las CMCM, aunque pueden reducir la masa tumoral o retrasar el crecimiento, nunca podrían llegar a erradicar un cáncer de mama. Actualmente, se están probando una variedad de enfoques terapéuticos para inhibir las vías relacionadas con la CMCM. Estas rutas incluyen Wnt, Notch, Hedgehog, TGFβ, PI3K/AKT y STAT3. El modelo de CMCM es coherente con el hecho de que las células tumorales circulantes de un tumor primario que originan finalmente metástasis son un evento muy raro. Pero se contrapone al hecho de que el estudio de expresión génica en bloque de toda la masa tumoral de un tumor primario de mama, compuesto por una mínima proporción de CMCM, sea capaz de aportar información pronóstica y predictiva.

3.3.2 Modelo de evolución clonal

El modelo de evolución clonal postula que el cáncer de mama se origina sobre células epiteliales normales. Estas células adquieren características de malignidad a través de una serie de alteraciones en el ADN que conducen a la activación de oncogenes y la inactivación de genes supresores, lo que resulta en una proliferación incontrolada, inmortalidad celular y capacidad metastásica. Durante este complejo proceso se forman clones que van divergiendo, dando lugar a distintas subpoblaciones celulares que originan la heterogeneidad intratumoral. Aunque la mayoría de las alteraciones genéticas presentes en un tumor de mama son neutrales (mutaciones *passenger*, es decir, no aportan ninguna ventaja de supervivencia al tumor) algunas de ellas son recurrentes, tienen capacidad transformadora y contribuyen decisivamente al desarrollo tumoral *(mutaciones driver)*. Conceptualmente, estas alteraciones pueden ser clonales o troncales, es decir, surgen de manera temprana en la evolución tumoral y están presentes en todas las células que componen el tumor, o subclonales, presentes solo en una pequeña proporción del tumor y de aparición tardía[6]. Actualmente, entendemos la evolución del cáncer de mama como un proceso de selección positiva, de poblaciones celulares portadoras de alteraciones genéticas que les permiten resistir a la presión ejercida por el microambiente tumoral o el tratamiento.

El modelo actual de evolución tumoral y diseminación metastásica en cáncer de mama postula que las metástasis se originan de un clon dominante del tumor primario. Los estudios de reconstrucción filogenética indican que la diseminación metastásica ocurre de forma temprana durante el desarrollo tumoral anticipándose unos 2 años a la detección clínica. Los datos de secuenciación genómica pareada muestran una gran concordancia de genes *driver* entre el tumor primario y sus metástasis. Sin embargo, en los tumores que han estado expuestos a tratamiento (adyuvante o metastásico) se observa una mayor proporción de mutaciones privativas de las metástasis. Por tanto, la divergencia genética entre el tumor primario y la metástasis en cáncer de mama se asocia más con las resistencias al tratamiento que con la evolución tumoral. El cáncer de mama RH+/HER2- es el subtipo que presenta mayor divergencia mutacional entre el tumor primario y la metástasis. Las mutaciones de *ESR1* son un claro ejemplo de una mutación seleccionada por presión terapéutica. Las mutaciones de *ESR1* son un fenómeno poco común en el cáncer de mama primario, pero en el metastásico tratado con inhibidores de la aromatasa (IA), un fármaco que previene la conversión de andrógenos en estrógenos, la incidencia de mutaciones de *ESR1* aumenta al 30-40 % como mecanismo de resistencia a este tipo de fármacos[7]. Los tumores hormonorresistentes metastásicos también están enriquecidos en mutaciones de otros genes de la vía MAPK (*EGFR*, *KRAS*, *NF1*) y reguladores transcripcionales de los receptores de estrógenos (*MYC*, *CTCF*, *FOXA1* y *TBX3*), estas alteraciones están presentes en un 20 % de los casos y son mutuamente exclusivas con las mutaciones en *ESR1*. Los tumores metastásicos triple negativo muestran un incremento en la frecuencia de mutaciones somáticas bialélicas en genes implicados en procesos de reparación del DNA por recombinación homóloga. La diversificación subclonal metastásica también existe a nivel de expresión génica y podría explicar las discrepancias observadas entre los cánceres de mama primarios y metastásicos en cuanto a la expresión de receptor de estrógeno (RE) (~ 20 % de discordancia), el RP (~ 33 % de discordancia) y HER2 (~ 8 % de discordancia). El 13 % de los tumores primarios positivos para HER2 generan metástasis negativas para HER2 y el 5% de los tumores primarios negativos para HER2 generan metástasis positivas para HER2, el estado de HER2 «inestable» se asocia con un peor pronóstico y su implicación en las estrategias de tratamiento se desconoce actualmente.

El cáncer de mama también presenta heterogeneidad entre las diferentes metástasis de un mismo paciente. Las metástasis pueden tener mutaciones privativas que reflejan la diversificación subclonal del tumor tras la diseminación metastásica. Es frecuente observar un fenómeno de convergencia fenotípica de las distintas metástasis, que se denomina evolución paralela, sobre todo en el contexto de la resistencia terapéutica. La evolución genética paralela hace referencia a que distintas poblaciones celulares que evolucionan independientemente coinciden en desarrollar características similares, pero a través de alteraciones genéticas diferentes. Por ejemplo, como mecanismo de resistencias a fármacos inhibidores de PI3K, las metástasis pueden desarrollar diversas mutaciones en *PTEN*, coincidiendo todas en producir la pérdida función de la proteína. Del mismo modo, como mecanismo de resistencia a IA, hasta en un 40 % de los pacientes se detectan múltiples y diferentes mutaciones en *ESR1* sugiriendo un fenómeno de convergencia de clones resistentes[8-10].

3.4 Diseminación metastásica en cáncer de mama

La diseminación metastásica es un proceso que implica varias etapas (invasión, intravasación, diseminación, extravasación y colonización). Las células que diseminan del tumor primario, células tumorales circulantes (CTC), experimentan una activación de la transición epitelio mesénquima (EMT), perdiendo así sus características epiteliales y adquiriendo un fenotipo de tipo mesenquimatoso: pérdida de polaridad celular y adhesividad célula-célula, incremento en la motilidad, invasividad y resistencia a la apoptosis. Por el contrario, la transición inversa mesenquimatosa a epitelial (MET) impulsa la proliferación y la colonización metastásica del órgano diana. Por tanto, una célula tumoral con capacidad metastásica precisa, primero, activar el proceso de EMT, para invadir el tejido del tumor primario y alcanzar la circulación y, posteriormente, activar el proceso contrario MET para proliferar y formar la metástasis. El equilibrio entre estos dos estados es regulado por el microambiente a través de múltiples mecanismos que incluyen la señalización por citoquinas y la regulación genética y epigenética de factores de transcripción, receptores de factores de crecimiento y microRNAs. Las CTC se pueden encontrar en las pacientes con cáncer de mama de forma aisladas o formando agrupaciones con otras células (células tumorales, estromales, inmunitarias, neutrófilos, plaquetas) lo que les confiere mayor resistencia a la apoptosis y capacidad metastásica[11,12].

3.5 Procesos mutacionales en cáncer de mama

La mayoría de las mutaciones somáticas presentes en un tumor no están implicadas en el desarrollo tumoral ni confieren ventajas adaptativas. Sin embargo, la frecuencia y el contexto nucleotídico en el que ocurren estas mutaciones pueden aportar información sobre el tipo de proceso mutacional

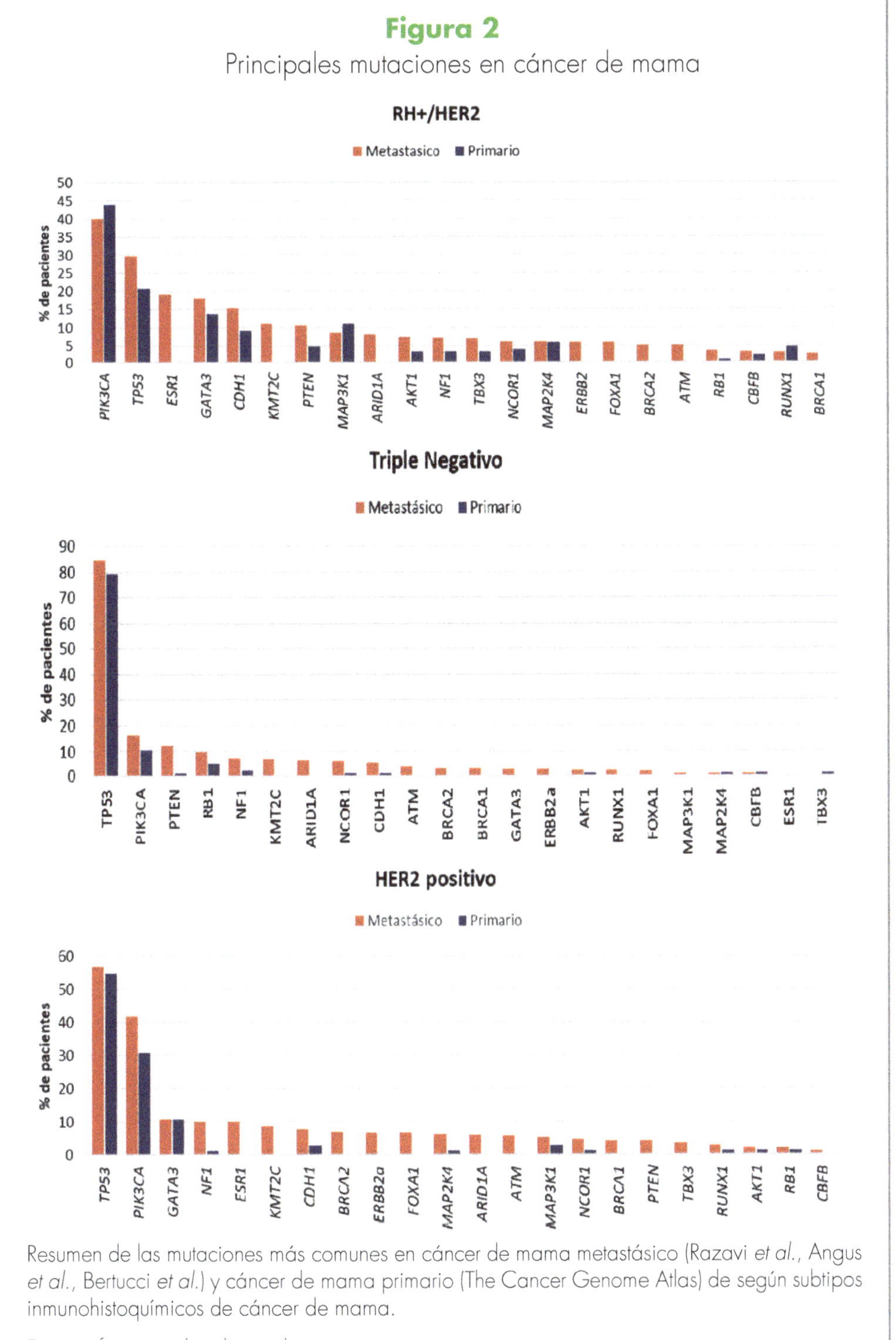

Resumen de las mutaciones más comunes en cáncer de mama metastásico (Razavi *et al.*, Angus *et al.*, Bertucci *et al.*) y cáncer de mama primario (The Cancer Genome Atlas) de según subtipos inmunohistoquímicos de cáncer de mama.

Fuente: figura realizada por los autores

que está contribuyendo al desarrollo del tumor. Cada proceso mutacional deja una huella característica, cicatriz genómica o firma mutacional, en el genoma del tumor. En cáncer de mama se han descrito 12 firmas mutacionales, que incluyen déficits en recombinación homóloga, deterioro asociado a la edad y mutagénesis asociada con la actividad de la *apolipoprotein B mRNA editing enzyme, catalytic polypeptide-like (APOBEC)*. También, se ha descrito que los distintos agentes quimioterápicos empleados en adyuvancia dejan un patrón mutacional específico. La activación de los procesos mutacionales contribuye a la inestabilidad genómica del cáncer de mama. La inestabilidad genómica hace referencia a la adquisición acumulativa de alteraciones genómicas que pueden ser cambios nucleotídicos, alteraciones en la estructura cromosómica, pérdidas o ganancias de cromosomas enteros o duplicación de todo el genoma. La inestabilidad genómica desempeña un papel fundamental en el origen y desarrollo de un cáncer de mama. Es la causa de la heterogeneidad tumoral, facilita la adaptación de las células tumorales a la presión del microambiente y los tratamientos, aumentando de esta forma la agresividad tumoral[13].

Las células de un ser humano están expuestas diariamente a miles de eventos que dañan el ADN. En respuesta a este daño, las células activan procesos de reparación del ADN y preservan así la integridad genómica. Si la extensión del daño en el ADN está más allá de la capacidad de reparación, se activan vías de señalización adicionales que conducen a la apoptosis, eliminando las células potencialmente tumorogénicas. Además de estar implicado en las etapas iniciales de un cáncer, la pérdida de la capacidad de reparar el ADN tiene importantes implicaciones en la evolución tumoral y respuesta al tratamiento. Los defectos en los genes implicados en los procesos de reparación del ADN permiten a las células el acúmulo progresivo de mutaciones que conducen a una mayor inestabilidad genómica y a un fenotipo más agresivo. Sin embargo, la progresión tumoral precisa mantener cierta capacidad de reparar el ADN y sobrevivir al estrés genotóxico en el que se desarrolla un tumor para poder propagarse. Así, los defectos en la recombinación homóloga hacen depender a las células tumorales de otras vías de reparación de las roturas de doble hebra, como *nonhomologous end-joining (NHEJ)* que son menos precisas y acumulan errores en el DNA. Las células tumorales con mutaciones en *BRCA*, proteína implicada en la reparación por recombinación homóloga de las roturas de ADN de doble hebra, son particularmente sensibles a la inhibición de poly-ADP-ribose (PARP) y a la acción de agentes que producen daño en el DNA (platinos). Las mutaciones germinales en *BRCA* son un evento raro en cáncer de mama (3-5 %), sin embargo, hasta un 30 % de los tumores de mama muestran la presencia de firmas mutacionales asociadas a déficit de reparación homóloga, sugiriendo que estas pacientes también se podrían beneficiar de tratamiento con inhibidores de PARP o platinos[13,14].

3.6 Interacción del cáncer de mama con el sistema inmune

El microambiente tumoral se reconoce como un elemento crítico para el desarrollo y la progresión del cáncer de mama. El microambiente del cáncer de mama está compuesto principalmente por fibroblastos asociados al cáncer, pero también contiene linfocitos, macrófagos y células estromales derivadas de células mieloides que participan en la respuesta inmunitaria. La reacción inmune al cáncer de mama es iniciada por los neoantígenos expresados por las células tumorales, codificados por genes alterados y presentados por las células presentadoras de antígenos en moléculas del complejo principal de histocompatibilidad de clase I o II. En la fase inicial de la tumorogénesis, estos neoantígenos provocan una respuesta inmunitaria antitumoral a través de linfocitos activados (células NK, células T CD4 y CD8). Sin embargo, el cáncer de mama finalmente escapa a la vigilancia inmunológica y el tumor progresa a una enfermedad invasiva. Se han implicado diferentes mecanismos en esta evasión inmune, incluida la pérdida de expresión de moléculas inmunoestimuladoras, ganancia de expresión de moléculas inmunoinhibidoras como PD-L1. PD-L1 interactúa con las células T PD-1 + CD8 + e induce anergia, lo que conduce a la inactivación o agotamiento de los linfocitos en el microambiente del tumor. De esta forma el microambiente tumoral se vuelve inmunosupresor e incapaz de orquestar una respuesta inmunitaria antitumoral. La cantidad de linfocitos que infiltran el tumor (TIL) refleja la inmunogenicidad del cáncer de mama. El nivel de TIL varía entre los subtipos de cáncer de mama y es más alto en el cáncer de mama triple negativo y el subtipo HER2. Los niveles de TIL tienen importancia pronóstica y predictiva en el cáncer de mama triple negativo y HER2, pero no en el cáncer de mama RH+/HER2-[15].

Aproximadamente, dos tercios de los cánceres de mama dependen de la actividad del RE para su origen y desarrollo[16]. El RE es un factor de transcripción que regula los programas de expresión de genes que eventualmente desencadenan la división y proliferación celular. Como receptor nuclear, el RE está compuesto principalmente por un dominio de unión a ADN (DBD), que le permite regular directamente la expresión génica, y un dominio de unión a ligando (LBD), que le permite responder a los estímulos de su principal ligando, los estrógenos. En la vía de señalización clásica, cuando el RE no está unido al estrógeno, existe una inactividad transcripcional debida a su asociación con proteínas de choque térmico (HSP). Cuando el RE se une al estrógeno, se disocia de HSP, cambia su estructura terciaria, se dimeriza y se transloca al núcleo. En el núcleo, los dímeros de RE se unen a través del DBD a las secuencias de ADN que reconocen al RE (ERE), estas regiones de ADN se sitúan zonas potenciadora (enhancers) y promotoras de la expresión de genes diana del RE. La unión de estrógenos también induce un cambio conformacional dentro del dominio LBD, lo que permite reclutar proteínas coactivadoras que admite a la transcripción finalmente iniciar la transcripción de los genes diana. Uno de los primeros fármacos para el tratamiento del cáncer de mama RE positivo fue el tamoxifeno, que es considerado un modulador selectivo del receptor estrogénico. El tamoxifeno se une al LBD del RE pero, a diferencia de los estrógenos, altera la estructura del RE bloqueando la unión de las proteínas coactivadoras de manera que la transcripción génica queda inhibida. Fulvestrant es otro agente antiestrogénico, su modo de acción es la degradación del RE mediada por su unión al LBD. El RE puede también activarse de manera independiente de los estrógenos a través de su fosforilación en la membrana plasmática por las vías de señalización de receptores de factores de crecimiento como EGFR, HER2 e IGF-R. La interacción entre el RE y las vías de señalización de los receptores de factores de crecimiento son posibles mecanismos de resistencia a la terapia con antiestrógenos. Las mutaciones en *ESR1*, gen que codifica para el RE, son otro mecanismo establecido de resistencia a la terapia antiestrogénica, particularmente a los IA. Las mutaciones en *ESR1* clínicamente relevantes se sitúan en el LBD y producen un cambio conformacional de RE hacia un estado que activación transcripcional independiente de estrógeno. El RE puede activar vías de transducción de señales sin necesidad de activar el proceso de transcripción de genes, lo que es conocido como la señalización no genómica de RE. Este modo de acción extranuclear del RE ocurre más rápido que la vía genómica e implica el tráfico del RE a la membrana plasmática, donde activa quinasas (como la proteína quinasa C) directa o indirectamente[16,17].

3.8 Biología y mutaciones de la vía PI3K/AKT/mTOR en cáncer de mama

La vía PI3K/AKT/mTOR juega un papel central en la fisiología celular al transmitir eventos de transducción de señal en respuesta a estímulos extracelulares. Esta vía controla muchas funciones celulares como la proliferación, el crecimiento, la supervivencia, la motilidad y el metabolismo. Las mutaciones en esta vía de señalización son muy frecuentes en el cáncer de mama, donde alrededor del 60 % de los tumores tienen alteraciones genéticas que hiperactivan la ruta. Las fosfatidil inositol 3 quinasas (PI3K) son una familia de tres clases diferentes de quinasas de lípidos. La PI3K de clase I es la más estudiada y está claramente implicada en la transformación oncogénica y el crecimiento tumoral; son heterodímeros que constan de una subunidad reguladora p85 y una subunidad catalítica p110 (p110α, p110β, p110γ o p110δ). PI3K recibe señales de los receptores de factores de crecimiento con actividad tirosina como los receptores ERBB, FGFR e IGF-1R, y receptores acoplados a proteína G. Los receptores activados fosforilan proteínas adaptadoras que, a su vez, se unen al dominio SH2 amino-terminal de p85. Esta unión libera a p110 del efecto inhibidor de p85, que luego cataliza la conversión de fosfatidilinositol bisfosfato, $PI^{4,5}P2$, en fosfatidilinositol trifosfato, $PI^{3,4,5}P3$. PIP3 recluta a la membrana plasmática a PDK1 y AKT, a través de su dominio de homología pleckstrin. PDK1 fosforila AKT en Thr308. El complejo mTOR / Rictor (TORC2) fosforila AKT en Ser473, lo que da como resultado la activación completa de esta enzima. PTEN e INPP4B defosforilan PIP3 en las posiciones 3 y 5 del anillo de inositol, respectivamente, regulando así negativamente la señalización de PI3K. AKT activada fosforila e inhibe el complejo de esclerosis tuberosa 1 y 2 (TSC1/2), lo que da como resultado la acumulación RHEB que activa el complejo mTOR/ Raptor (TORC1). TORC1 fosforila la proteína quinasa S6 ribosómica (S6K1) y la proteína de unión a eIF4E 1 (4E-BP1) promoviendo la traducción del ARNm, la síntesis de proteínas y la autofagia. AKT también fosforila GSK3α, GSK3β, factores de transcripción FoxO, MDM2, BAD y p27KIP1 para facilitar la supervivencia y la entrada al ciclo celular. Las mutaciones del gen *PIK3CA,* que codifica p110α, son la alteración genética más común en el cáncer de mama y ocurren con una frecuencia del 45 % en LumA, 30 % en LumB, 39 % HER2 enriquecido y 9 % en el cáncer de mama basal. Más del 80 % de las mutaciones se agrupan dentro de los dominios helicoidales (E542K y E545K) o quinasa (H1047R) de p110α. Las mutaciones del dominio helicoidal aumentan la actividad catalítica al reducir la represión de p110α por p85 o al facilitar la interacción de p110α con IRS1, mientras que las mutaciones del dominio de quinasa aumentan principalmente la retención de p110α en la membrana plasmática. Los datos preclínicos de estudios basados en células y ratones modificados genéticamente (RMG) han demostrado claramente que estas mutaciones activan la señalización de PI3K-AKT- mTOR y son impulsores oncogénicos al promover la transformación celular, la iniciación de tumores, la progresión y la resistencia a la apoptosis. Sin embargo, los datos de los RMG knock-in, donde la proteína mutante PI3K se expresa a niveles fisiológicos en la glándula mamaria, no muestran hiperactivación de la vía. En estos modelos knock-in, los tumores mamarios se desarrollan después de una latencia prolongada, lo que sugiere que se necesitan alteraciones genéticas adicionales para recapitular un fenotipo transformado inducido por PI3K. Esto concuerda con los datos de los cánceres de mama primarios que muestran una desconexión entre la mutación *PIK3CA* y la activación de la vía PI3K. Por ejemplo, los tumores luminales, a pesar de tener la mayor incidencia de mutaciones en *PIK3CA,* no exhiben niveles altos de marcadores de activación de la vía como p-AKT, p-S6 y p-4EBP1. Alrededor del 3 % de los tumores ER + albergan mutaciones de *AKT* en el dominio PH (E17K), que dan como resultado una localización constitutiva en la membrana plasmática y la activación resultante de AKT (76). También se han comunicado mutaciones en *PIK3R1,* el gen que codifica la subunidad reguladora p85 de PI3K, aunque con una frecuencia más baja (~ 2 %). Estas mutaciones de *PIK3R1* se agrupan en la región de la proteína que entra en contacto con p110, reduciendo así el efecto inhibidor de p85 sobre la isoenzima[18].

3.9 Biología de la vía ciclina D-CDK 4/6- Rb en cáncer de mama

La división celular descontrolada es una de las características que definen al cáncer. El cáncer de mama RH positivo/HER2 negativo depende del eje ciclina D-CDK 4/6-RB1 para activar la transición de fase G1 a fase S e iniciar la división celular. El cáncer de mama luminal se caracteriza por presentar niveles elevados de ciclina D que están controlados por la señalización de receptores de factores de crecimiento y el propio receptor estrogénico. La ciclina D forma un complejo con CDK 4/6 que fosforila a RB1. RB1 es una proteína supresora de tumores que regula negativamente el ciclo celular mediante su unión al factor de transcripción

Figura 3

Vía de señalización PI3K-AKT-MTOR

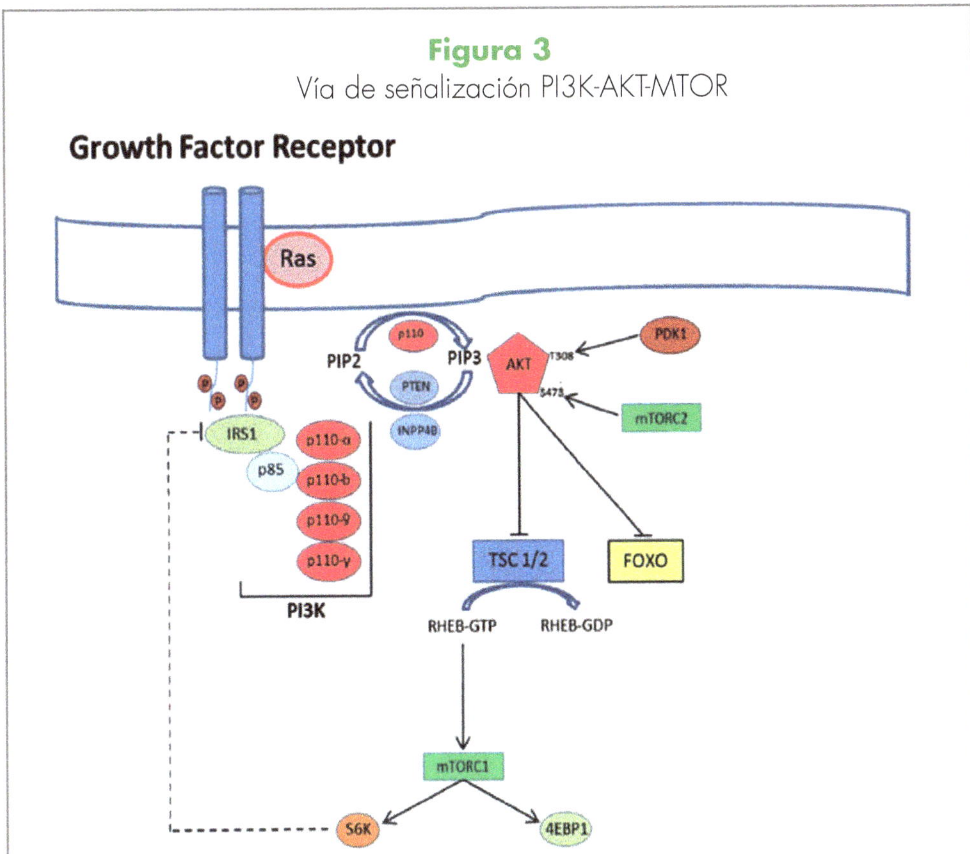

Los receptores de factores de crecimiento activados fosforilan proteínas adaptadoras, como IRS1 que recluta dímeros p85/p110 (PI3K) a la membrana plasmática. PI3K es un heterodímero compuesto por una subunidad reguladora p85 y una subunidad catalítica p110. La unión de p85 a IRS1 alivia su efecto inhibidor en la p110. El p110 activado cataliza la conversión de PIP2 en PIP3. PTEN e INPP4B desfosforilan PIP3, regulando así negativamente PI3K. PIP3 recluta a PDK1 y AKT a la membrana. Activación completa de AKT requiere su fosforilación por PDK1 y mTORC2. AKT activado inhibe el complejo TSC1/2, lo que resulta en la acumulación de RHEB-GTP que, a su vez, activa TORC1. TORC1 fosforila a la proteína ribosomal quinasa S6 (S6K1) y a la proteína de unión a eIF4E 1 (4EBP1) promoviendo la traducción de ARNm, la síntesis de proteínas y la autofagia. Las líneas discontinuas representan el bucle de retroalimentación inhibitoria que se desencadena tras la inhibición de la vía.

Fuente: figura realizada por los autores

E2F impidiendo la transición de G1 a S. Así, cuando RB1 está hiperfosforilado se reduce la inhibición sobre E2F. E2F se une entonces al DNA e inicia la transcripción de genes implicados en la progresión del ciclo celular como las ciclinas de tipo E, que activan CDK2 y otras proteínas importantes para el inicio de la fase S y la síntesis de ADN. El eje ciclina D-CDK 4/6-RB1 desempeña un papel fundamental en la génesis y progresión del cáncer de mama luminal, varias observaciones apoyan esto: 1) La ablación de ciclina D y CDK4 en modelos de ratón previene la formación de tumores de mama. 2) En el cáncer de mama luminal es frecuente encontrar sobreexpresión de ciclina D o la amplificación de *CCND1* (gen que codifica la ciclina D). 3) Los estrógenos, a través del receptor estrogénico, inducen la expresión de ciclina D y, por lo tanto, promueve la actividad de CDK 4/6. 4) Las terapias antiestrogénicas producen una disminución de la señalización del RE, lo cual reduce la formación de complejos de ciclina D-CDK 4/6, provocando una parada del ciclo celular en G0 y G1. Además del RE, otras vías de señalización como PI3K-AKT-mTOR o la vía de las MAPK pueden conducir a la activación del complejo ciclina D-CDK 4/6, lo cual desempeña un papel clave en la resistencia a las terapias antiestrogénicas en cáncer de mama[19].

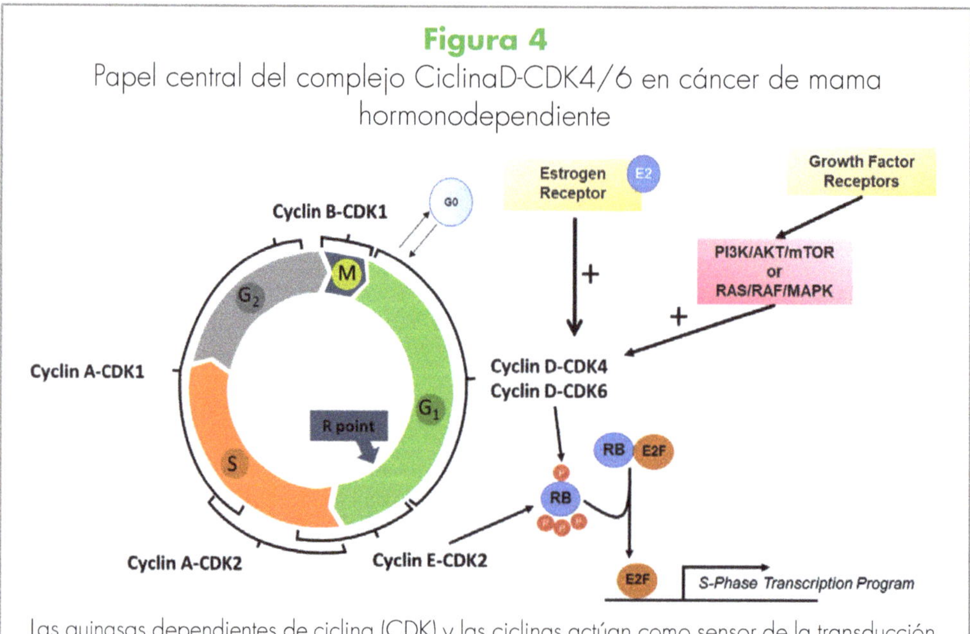

Figura 4

Papel central del complejo CiclinaD-CDK4/6 en cáncer de mama hormonodependiente

Las quinasas dependientes de ciclina (CDK) y las ciclinas actúan como sensor de la transducción de señales de receptores de factores de crecimiento y de las vías de señalización de estrógenos para promover la progresión del ciclo celular a través de la regulación positiva de las ciclinas de tipo D y la activación de CDK 4/6.

Fuente: figura adaptada de DOI: 10.1038/nrc.2016.138

HER2 es un receptor tirosina quinasa transmembrana que se encuentra amplificado o sobreexpresado en 15-20 % de los pacientes con cáncer de mama con importantes implicaciones pronósticas y predictivas. HER2 es codificado por el gen *HER2* (también conocido como *erb-b2 receptor tyrosine kinase 2* [ERBB2]) que se encuentra en el brazo largo del cromosoma 17 (17q12-21.32). HER2 pertenece a la familia del receptor del factor de crecimiento epidérmico (EGFR). Esta familia está compuesta por cuatro receptores HER: receptor 1 del factor de crecimiento epidérmico humano (HER1) (también denominado EGFR), HER2, receptor 3 del factor de crecimiento epidérmico humano (HER3) y receptor 4 del factor de crecimiento epidérmico humano (HER4). Los receptores HER comparten una estructura similar. Están compuestos por un dominio extracelular, un segmento transmembrana y una región intracelular. El dominio extracelular se divide en cuatro partes: dominios I y III, que desempeñan un papel en la unión de ligandos, y dominios II y IV, que contienen varios residuos de cisteína que son importantes para la formación de enlaces disulfuro. La región intracelular está compuesta por un segmento yuxtamembrana, un dominio de proteína quinasa funcional (con la excepción de HER3 que carece de actividad de tirosina quinasa y debe asociarse con otro miembro de la familia para activarse) y una cola C-terminal que contiene múltiples sitios de fosforilación necesarios para la propagación de la señalización.

Estos receptores se activan por homo o heterodimerización, generalmente inducida por ligando. Los ligandos para los receptores HER se pueden dividir en tres grupos: el primero incluye EGF, anfirregulina y TGF-α, que se unen específicamente a HER1; y el segundo incluye EGF de unión a heparina, betacelulina y epirregulina, que se unen tanto a HER1 como con HER4. El tercer grupo está compuesto por las neurregulinas (NRG) y forma dos subgrupos en función de su capacidad para unirse tanto a HER3 como a HER4 (NRG1/heregulina y NRG2) o solo con HER4 (NRG3 y NRG4). Ninguno de los ligandos peptídicos de la familia EGF se une a HER2. Sin embargo, a pesar de no tener un ligando evidente, HER2 es importante porque es el socio preferido para la heterodimerización de los otros miembros de la familia HER unidos al ligando.

La dimerización de los receptores está mediada por el brazo de dimerización situado en el dominio extracelular. Mientras que en su estado inactivado el brazo de dimerización de EGFR, HER3 y HER4 está oculto, la unión del ligando induce un cambio conformacional del receptor que conduce a la exposición del brazo de dimerización. A diferencia de los otros tres receptores HER, el brazo de dimerización del receptor HER2 está permanentemente expuesto, con lo que no precisa de la unión a ligando para su dimerización.

La interacción entre los brazos de dimerización de dos receptores HER promueve la formación de un dímero de receptor estable en el que las regiones quinasas de ambos receptores están lo suficientemente próximas para permitir la transfosforilación de residuos de tirosina. La fosforilación de residuos específicos de tirosina tras la activación del receptor HER y el posterior reclutamiento y activación de proteínas de señalización conduce a la activación de vías de señalización que promueven la proliferación, supervivencia, migración, adhesión, angiogénesis y diferenciación celular. La vía PI3K-AKT-mTOR y la vía Ras-Raf- MEK-ERK (también conocida como vía de las MAPK) son las dos más importantes. La señalización de los receptores HER se interrumpe mediante la internalización de los receptores activados de la superficie celular por endocitosis. Los receptores internalizados se reciclan de nuevo a la membrana plasmática (HER2, HER3, HER4) o se degradan en lisosomas (HER1).

La heterodimerización sigue un estricto principio jerárquico con HER2 representando el socio preferido de dimerización y señalización para todos los demás miembros de la familia HER [41]. HER2 parece funcionar principalmente como un correceptor, aumentando la afinidad de la unión de la unión a ligando de los receptores con los que dimeriza. HER2 tiene la actividad quinasa catalítica más potente y los heterodímeros que contienen HER2 producen señales intracelulares que son significativamente más potentes que las señales generadas por otros heterodímeros de HER. El heterodímero HER2-HER3 en particular exhibe la mayor actividad mitogénica. Además, los heterodímeros que contienen HER2 tienen una tasa lenta de internalización del receptor, lo que da como resultado una estimulación más prolongada de las vías de señalización[20,21].

Bibliografía

1. Perou CM, Sørlie T, Eisen MB, van de Rijn M, Jeffrey SS, Rees CA, et al. Molecular portraits of human breast tumours. Nature. Nature Publishing Group; 2000;406:747–52.

2.   Maisonneuve P, Disalvatore D, Rotmensz N, Curigliano G, Colleoni M, Dellapasqua S, et al. Proposed new clinicopathological surrogate definitions of luminal A and luminal B (HER2-negative) intrinsic breast cancer subtypes. Breast Cancer Res BCR. 2014;16:R65.

3.   Curtis C, Shah SP, Chin SF, Turashvili G, Rueda OM, Dunning MJ, et al. The genomic and transcriptomic architecture of 2,000 breast tumours reveals novel subgroups. Nature. Nature Publishing Group; 2012;486:346–52.

4.   Luo M, Clouthier SG, Deol Y, Liu S, Nagrath S, Azizi E, et al. Breast cancer stem cells: current advances and clinical implications. Methods Mol Biol Clifton NJ. 2015;1293:1–49.

5.   Ponti D, Costa A, Zaffaroni N, Pratesi G, Petrangolini G, Coradini D, et al. Isolation and in vitro propagation of tumorigenic breast cancer cells with stem/progenitor cell properties. Cancer Res. 2005;65:5506–11.

6.   McGranahan N, Swanton C. Clonal Heterogeneity and Tumor Evolution: Past, Present, and the Future. Cell. 2017;168:613–28.

7.   Jeselsohn R, Buchwalter G, De Angelis C, Brown M, Schiff R. ESR1 mutations as a mechanism for acquired endocrine resistance in breast cancer. Nat Rev Clin Oncol. 2015;12:573–83.

8.   Bertucci F, Ng CKY, Patsouris A, Droin N, Piscuoglio S, Carbuccia N, et al. Genomic characterization of metastatic breast cancers. Nature. 2019;569:560–4.

9.   Angus L, Smid M, Wilting SM, van Riet J, Van Hoeck A, Nguyen L, et al. The genomic landscape of metastatic breast cancer highlights changes in mutation and signature frequencies. Nat Genet. Nature Publishing Group; 2019;51:1450–8.

10. Razavi P, Chang MT, Xu G, Bandlamudi C, Ross DS, Vasan N, et al. The Genomic Landscape of Endocrine-Resistant Advanced Breast Cancers. Cancer Cell. 2018;34:427-438.e6.

11. Nieto MA, Huang RY-J, Jackson RA, Thiery JP. EMT: 2016. Cell. Elsevier; 2016;166:21–45.

12. Aceto N, Bardia A, Miyamoto DT, Donaldson MC, Wittner BS, Spencer JA, et al. Circulating tumor cell clusters are oligoclonal precursors of breast cancer metastasis. Cell. 2014;158:1110–22.

13. Nik-Zainal S, Morganella S. Mutational Signatures in Breast Cancer: The Problem at the DNA Level. Clin Cancer Res Off J Am Assoc Cancer Res. 2017;23:2617–29.

14. Davies H, Glodzik D, Morganella S, Yates LR, Staaf J, Zou X, et al. HRDetect is a predictor of BRCA1 and BRCA2 deficiency based on mutational signatures. Nat Med. 2017;23:517–25.

15. Savas P, Salgado R, Denkert C, Sotiriou C, Darcy PK, Smyth MJ, et al. Clinical relevance of host immunity in breast cancer: from TILs to the clinic. Nat Rev Clin Oncol. 2016;13:228–41.

16. Hewitt SC, Korach KS. Estrogen Receptors: New Directions in the New Millennium. Endocr Rev. Oxford Academic; 2018;39:664–75.

17. Carroll JS. Mechanisms of oestrogen receptor (ER) gene regulation in breast cancer. Eur J Endocrinol. 2016;175:R41-49.

18. Guerrero-Zotano A, Mayer IA, Arteaga CL. PI3K/AKT/mTOR: role in breast cancer progression, drug resistance, and treatment. Cancer Metastasis Rev. 2016;35:515–24.

19. O'Leary B, Finn RS, Turner NC. Treating cancer with selective CDK4/6 inhibitors. Nat Rev Clin Oncol. 2016;13:417–30.

20. Burgess AW, Cho H-S, Eigenbrot C, Ferguson KM, Garrett TPJ, Leahy DJ, et al. An open-and-shut case? Recent insights into the activation of EGF/ErbB receptors. Mol Cell. 2003;12:541–52.

21. Austin CD, De Mazière AM, Pisacane PI, van Dijk SM, Eigenbrot C, Sliwkowski MX, et al. Endocytosis and Sorting of ErbB2 and the Site of Action of Cancer Therapeutics Trastuzumab and Geldanamycin. Mol Biol Cell. 2004;15:5268–82.

CAPÍTULO 4

PREVENCIÓN FARMACOLÓGICA DEL CÁNCER DE MAMA

PREVENCIÓN FARMACOLÓGICA DEL CÁNCER DE MAMA

José Enrique Alés Martínez

4.1 Introducción

El cáncer de mama es la principal causa de muerte oncológica en mujeres a nivel mundial. Cada año se diagnostican alrededor de 2 millones de casos nuevos y mueren 624.679 mujeres por esta causa. En España se estiman 32.825 casos nuevos y 6421 muertes anualmente[1,2]. En varones, la incidencia se considera entre el 1-2 % de la incidencia en mujeres. Este grupo de pacientes ha sido excluido habitualmente de los ensayos clínicos y necesita de atención reforzada. La evolución del cáncer de mama en España en los últimos 10 años se ha caracterizado por un aumento de la incidencia de aproximadamente un 20 %, junto con una disminución de la mortalidad a un ritmo de un 1,4 % anual. En el año 2018, el cáncer de mama era el tumor más prevalente con 129.928 casos, que representan casi el 17 % de todos los tumores[2]. El conocimiento de la incidencia, factores causales y formas de prevención del cáncer de mama es esencial para lograr la disminución de la incidencia y mortalidad de esta enfermedad.

4.2 Factores de riesgo para el cáncer de mama

Los principales factores de riesgo para el cáncer de mama en la población general son el sexo femenino, la edad, la historia hormonal y reproductiva personal y la historia familiar. En una proporción del 5-10 % de las mujeres, se incrementa notablemente por la existencia de mutaciones predisponentes al desarrollo del tumor. Los genes más relacionados con predisposición hereditaria para el cáncer de mama son *BRCA1*, *BRCA2*, *PALB2*, *TP53*, *CDH1* y *PTEN*, entre los considerados de riesgo alto, y *CHEK2* y *ATM*, de riesgo moderado. *BRCA1* y *BRCA2* son los genes más frecuentemente involucrados y conllevan un considerable riesgo vital de cáncer de mama[3]. La importancia del componente hormonal en el desarrollo se vio subrayada con la publicación de la relación entre el uso de tratamiento hormonal sustitutivo y el aumento de la incidencia de cáncer de mama en los Estados Unidos de América[4].

4.3 Determinación del riesgo

La cuantificación del riesgo de un individuo o de poblaciones de forma objetiva y reproducible es esencial, tanto para el diseño de ensayos clínicos dirigidos a las poblaciones que más puedan beneficiarse de los tratamientos preventivos como para asesorar de forma adecuada a personas que buscan consejo para estimar y reducir su propio riesgo de cáncer de mama individual. Las personas portadoras de genes de alto riesgo, conocidos como *BRCA1* o *BRCA2*, tienen una probabilidad de riesgo suficientemente alta como para entrar en la categoría de alto riesgo sin necesidad de tener en cuenta otros elementos. Igualmente, el riesgo de las personas con antecedentes de hiperplasia atípica o carcinoma intraductal se estima entre 3 y 8 veces el de la media de las mujeres. Para el resto de la población, necesitamos herramientas adicionales. En la actualidad se dispone de numerosos modelos que combinan diversos factores, fundamentalmente la historia hormonal-reproductiva personal y la de cáncer de mama familiar, para producir un índice o factor que prediga la posibilidad de desarrollar cáncer de mama en el futuro. En general, los algoritmos de predicción del riesgo son buenos a nivel poblacional con capacidades predictivas por encima del 90 %, pero no tanto en cuanto a concordancia o capacidad de determinar el riesgo a nivel individual (a duras penas se obtienen áreas bajo la curva superiores a 0,6)[5]. Se consigue refinar el resultado si se adaptan al entorno en que se van a utilizar[4]. La densidad mamográfica es un factor de riesgo independiente que mejora la capacidad predictiva del índice de Gail[7] y la adición de polimorfismos podría mejorar también los resultados[8]. Para cualquier modelo es necesaria la validación independiente[9].

4.4 Prevención farmacológica

La prevención mediante fármacos, también llamada quimioprevención, se ha investigado a partir de medicamentos previamente utilizados como tratamientos para el cáncer de mama avanzado con intención paliativa o el cáncer de mama en estadios precoces con intención curativa. La evidencia sobre su potencial preventivo fue cristalizando a partir de datos en modelos animales[10] y, sobre todo, la demostración de la disminución de la incidencia de cáncer de mama contralateral[11] cuando se utilizaba de forma adyuvante en pacientes con cáncer de mama operable. Con esta base, en la década de los noventa se pusieron en marcha varios ensayos de prevención con tamoxifeno, aleatorizados y controlados con placebo. El primer resultado comunicado positivo fue en el estudio P-1 del grupo NSABP (National Surgical Adjuvant Breast and Bowel Project), demostrando una reducción del 50 % del riesgo de aparición en una población de riesgo elevado[12], seleccionada mediante el algoritmo de Gail[4]. Los ensayos realizados por el Royal Marsden y el grupo italiano se publicaron, inicialmente, como estudios negativos. Más tarde, el ensayo IBIS-1 encontró resultados similares al estudio P-1, aunque el efecto preventivo fue algo menor. Una revisión global de todos los estudios aleatorizados de tamoxifeno frente a placebo confirmó definitivamente la disminución del riesgo de aparición de cáncer de mama en mujeres con un riesgo superior al «normal»[13]. A pesar de ello, el uso de tamoxifeno como agente preventivo se ha visto limitado por el aumento asociado de la incidencia de varios efectos secundarios potencialmente graves, destacando el cáncer de endometrio y los fenómenos de trombosis venosa profunda y embolismo pulmonar. Estos problemas se dan casi exclusivamente en la población postmenopáusica y se atribuyen al componente estrogénico de la acción de tamoxifeno. Mediante un estudio individualizado se pueden identificar numerosas mujeres, no solo premenopáusicas, sino también postmenopáusicas que obtendrían un beneficio netamente favorable del uso de tamoxifeno como reductor del riesgo de cáncer de mama[14]. Para ello, es preciso un conocimiento y trabajo adicionales por parte del médico que no suele estar habituado al manejo de cuestiones de prevención, ni a considerar los aspectos adicionales que supone intervenir sobre población sana. Esta suma de factores ha motivado que el tamoxifeno sea utilizado muy por debajo de su potencial preventivo[15].

Raloxifeno es un modulador selectivo del receptor de estrógeno, o SERM, como el tamoxifeno, pero no tiene efectos proliferativos sobre el endometrio. Esto podría significar un cociente riesgo/beneficio mejor que el de tamoxifeno, al menos para las mujeres con útero conservado. El ensayo MORE, contemporáneo de los ensayos de quimioprevención con tamoxifeno, tenía como objetivo secundario la prevención de cáncer de mama y se observó que la incidencia de tumores de mama era mucho menor en las mujeres tratadas con raloxifeno en comparación con las tratadas con placebo. La toma de raloxifeno no se asoció con más casos de cáncer de endometrio, pero sí se detectaron más episodios de embolia pulmonar y trombosis venosa profunda en las tratadas con raloxifeno. El estudio CORE, continuación del anterior, confirmó los datos con un periodo de tratamiento más prolongado[14]. Como consecuencia natural, se llevó a cabo el estudio STAR (tamoxifeno frente a raloxifeno en 19.747 mujeres postmenopáusicas con los mismos criterios de inclusión que el estudio P-1). Los resultados iniciales se comunicaron en 2006[17] y dieron lugar a la aprobación en 2007 de la indicación de quimioprevención para raloxifeno en EEUU. Ambas ramas mostraron una incidencia similar de cáncer de mama invasivo y fracturas vertebrales y no vertebrales. En cambio, la incidencia de cáncer no invasivo (*in situ*) fue menor en las mujeres tratadas con tamoxifeno. En el apartado de efectos secundarios, en las tratadas con raloxifeno hubo menos casos de cáncer de endometrio, como era previsible (1,5 frente a 2,0 casos por mil mujeres por año) y también menos casos de embolias pulmonares y trombosis venosas (3,7 episodios combinados por mil mujeres y año si se trataban con tamoxifeno y 2,6, en el caso de raloxifeno). Los episodios isquémicos cerebrales y coronarios fueron similares en las dos ramas de tratamiento, pero hubo menos cataratas en las tratadas con raloxifeno (9,72 por mil mujeres-año) que con tamoxifeno (12,2 por mil mujeres-año). En cuanto a la calidad de vida de las participantes no hubo una diferencia global entre los dos tratamientos, aunque sí en aspectos particulares. Las mujeres con tamoxifeno comunicaron más problemas ginecológicos, vasomotores, vesicales y calambres musculares; en cambio, las mujeres con raloxifeno sufrieron más dispareunia, problemas musculoesqueléticos (dolor osteoarticular) y ganancia de peso[18]. En una actualización del estudio[19] con un seguimiento de 81 meses, en lugar de los 41 de la publicación original (21 meses después de terminar el tratamiento del estudio), se observó que el riesgo era ahora mayor en el grupo de raloxifeno (riesgo relativo 1,24: IC 95 %: 1,05-1,47). En conjunto, el raloxifeno fue un 24 % menos efectivo en prevenir tumores invasivos y un 22 % menos efectivo en reducir carcinoma *in situ*. En cambio, el raloxifeno continuó mostrando una clara superioridad en el apartado de toxicidad uterina con menos cáncer y displasia endometriales. En estas mujeres también continuó habiendo menos eventos tromboembólicos, cataratas y sofocos. Contabilizando beneficios y efectos adversos en esta población con un riesgo medio del 4,03 % de desarrollar cáncer de mama a los 5 años, el tamoxifeno previene 20 tumores invasivos y 20 *in situ* por cada 1000 mujeres, a cambio de provocar 2,25 cánceres endometriales y

3,3 episodios de tromboembolismo. Las cifras para el raloxifeno serían de 15, 16, 0 y 2,47, respectivamente. Es decir, el cociente beneficio/riesgo sería de 7,1 para el tamoxifeno y de 13,1 para el raloxifeno, en mujeres no histerectomizadas[20]. Estas cifras suponen un beneficio potencial mayor en magnitud que el conseguido con las medicaciones antihipertensivas e hipocolesteromiantes.

Los inhibidores de la aromatasa se han investigado como agentes preventivos debido a los favorables resultados con anastrozol, letrozol (inhibidores de la aromatasa de estructura no esteroidea) y exemestano (inhibidor esteroideo) en el tratamiento complementario del cáncer de mama operable. Globalmente, los inhibidores de la aromatasa ofrecen mayor eficacia que el tamoxifeno, evitando recaídas de los tumores de mama hormonosensibles y tienen también un mejor perfil de efectos secundarios graves. El aspecto más importante desde el punto de vista de la prevención reside en el hecho de que pueden evitar la aparición de segundos tumores contralaterales con mayor eficacia que el tamoxifeno[21,22]. El conjunto de los estudios comparativos con tamoxifeno sugiere que los inhibidores de aromatasa tienen una capacidad adicional de reducir la aparición de tumores contralaterales en un 40-60 %. El exemestano es un inhibidor de la aromatasa de tipo esteroideo con estructura similar al sustrato natural de la aromatasa, la androstendiona, que se une irreversiblemente al sitio catalítico de la enzima impidiendo su actividad hasta que se sintetiza de nuevo. En el ensayo clínico MAP.3/ExCel[23] aleatorizado, doble ciego, controlado con placebo, se incluyeron 4560 mujeres postmenopáusicas de alto riesgo para cáncer de mama, seleccionadas con base en una puntuación superior a 1,67 en la prueba de Gail o antecedentes de lesiones mamarias indicativas de alto riesgo (hiperplasia ductal atípica, carcinoma lobulillar *in situ*, carcinoma intraductal operado con mastectomía simple). El estudio se cerró con una mediana de seguimiento de 35 meses, al alcanzarse el número de eventos previstos en el plan estadístico. La incidencia anual de cáncer de mama se estimó en 0,55 % en la rama placebo y en un 0,19 % en la rama del exemestano, lo que supone una reducción del 65 % en incidencia (HR: 0,35; IC 95 %: 0,18-0,70). La reducción se observó en tumores con receptores hormonales positivos, pero no para tumores sin expresión de receptores hormonales. La incidencia de tumores infiltrantes e *in situ* en conjunto se redujo en un 53 % en la rama del exemestano respecto al placebo. Su efecto favorable se observó en todos los subgrupos previamente especificados, definidos en función de la puntuación de Gail alta o baja, edad e índice de masa corporal. El número de mujeres que debe tratarse (NNT) con exemestano para prevenir un episodio de cáncer de mama infiltrante es 26, si el tratamiento se mantiene durante 5 años. Sobre los efectos adversos, no hubo diferencias estadísticamente significativas en cuanto a fracturas óseas, eventos cardiovasculares, otros tumores o muertes atribuibles al tratamiento. En un estudio de calidad de vida asociado a MAP.3[24] se objetivó que el exemestano tuvo un pequeño exceso de efectos negativos sobre los síntomas vasomotores, de disfunción sexual y de dolor, sobre todo entre los 6 meses y 2 años de tratamiento. Sin embargo, esto solo ocurrió en un 8 % más de mujeres en el área vasomotora y en un 4 % más en cuando a la función sexual y de dolor. Igualmente, solo un 4 % más de mujeres suspendieron el tratamiento de exemestano en comparación con el placebo. Puede concluirse que el exemestano tiene un impacto aceptable sobre la calidad de vida de las mujeres haciéndolo un agente de prevención del cáncer de mama muy atractivo en las postmenopáusicas. Los datos en la cohorte española del estudio MAP.3, que presentó un nivel de riesgo basal superior a la población total del estudio, fueron similares a los del estudio global[25].

En el estudio ATAC se demostró la superioridad del anastrozol en términos de eficacia y de seguridad respecto al tamoxifeno, incluyendo menos tumores de endometrio y menos episodios vasculares[24]. Además, la incidencia de nuevo cáncer de mama contralateral fue un 42 % menor en las pacientes tratadas con anastrozol respecto a las tratadas con tamoxifeno. En el estudio IBIS-II[27] se asignaron aleatoriamente 1920 mujeres al anastrozol o a placebo. Después de 5 años, se encontró una reducción del 50 % en el número de tumores invasivos en el grupo tratado con anastrozol (cociente de riesgos 0,50: IC 95 %: 0,32-0,76; p = 0,001). La reducción es a expensas de tumores con receptores hormonales. Se estima una incidencia acumulada de la suma de cáncer invasivo e *in situ* a los 7 años del 5,6 % en la rama placebo y del 2,8 % en el grupo del anastrozol. Para el cáncer de mama invasivo, las cifras a los 7 años serían de un 3,3 % con placebo y de un 1,4% con anastrozol, arrojando un NNT de 34.

Letrozol es otro inhibidor no esteroideo de la aromatasa que se está investigando en las mujeres portadoras de mutaciones deletéreas en *BRCA1* y *BRCA2*. En el ensayo clínico LIBER, «Prevention of Breast Cancer by Letrozole in Post-menopausal Women Carrying a *BRCA1/2* Mutation»[28], se estudia en 386 mujeres postmenopáusicas con mutación *BRCA1/2* el efecto del letrozol en comparación con el placebo en la reducción del riesgo de cáncer de mama. Este estudio aportará información muy valiosa, ya que podría ofrecerse una alternativa a la mastectomía bilateral profiláctica para este grupo de mujeres.

En una aproximación innovadora, DeCensi *et al.*[29] han estudiado la eficacia preventiva de dosis bajas (5 mg en lugar de 20 mg) de tamoxifeno durante 3 años (en lugar de los habituales 5) en mujeres con antecedentes de carcinoma intraductal o hiperplasia atípica. Se distribuyeron 500 mujeres con dichas características de forma doble ciega y aleatoria a recibir 5 mg de tamoxifeno o de placebo durante 3 años después de la cirugía. En el grupo con tamoxifeno hubo 14 eventos neoplásicos (invasivos e *in situ*) por 1000 personas-año, en comparación con 23,9 eventos el grupo de placebo (cociente de riesgos 0,48; IC 95: 0,26-0,92; p = 0,02). El número necesario de personas tratadas para prevenir un evento fue 22 (IC 95 %, 20-27). En cuando a efectos adversos, no hubo diferencias entre los dos grupos, excepto un ligero aumento de sofocos en el grupo del tamoxifeno. Estos resultados hacen que la opción de tamoxifeno a dosis bajas sea muy atractiva, aunque el seguimiento es relativamente corto todavía.

De forma un tanto antiintuitiva, en el estudio aleatorizado de sustitución hormonal estrogénica sola frente a placebo, parte del Women's Health Initiative, ha mostrado una disminución de la mortalidad específica por cáncer de mama en el grupo tratado con estrógenos frente al grupo tratado con placebo[30]. Estos resultados son contradictorios con otros obtenidos a partir de estudios observacionales y metaanálisis de estos. Sin embargo, permiten una mayor tranquilidad en cuanto al riesgo de cáncer de mama en mujeres que opten por tratamientos breves con dosis bajas de estrógenos para la paliación de síntomas menopáusicos, especialmente en ausencia de útero.

La United States Preventive Services Task Force (USPSTF) ha actualizado las recomendaciones para el uso de medicamentos reductores de riesgo. Considera que el tamoxifeno, el raloxifeno y los inhibidores de aromatasa son potencialmente útiles teniendo en cuenta el perfil individualizado de riesgos y beneficios potenciales de cada mujer[30]. Para considerar que una mujer tiene un riesgo alto establece el umbral del 3 % de probabilidad de desarrollar cáncer de mama en 5 años, calculado por cualquier método. En el año 2013, la guía GC164 del National Institute for Health and Care Excellence británico incorporó la quimioprevención con tamoxifeno para la prevención del cáncer de mama en mujeres de riesgo alto y moderado en su guía GC164. En la actualización de 2017, se incorporan el raloxifeno y los inhibidores de aromatasa como agentes preventivos[31]. Igualmente, la actualización de 2019 de la guía de ASCO para la reducción del riesgo de cáncer de mama con tratamientos endocrinos recomienda anastrozol (1 mg/día), exemestano (25 mg/día), raloxifeno (60 mg/ día) o tamoxifeno (20 mg/día) para mujeres de riesgo alto con menopausia establecida y tamoxifeno (20 mg/día) en premenopáusicas. Se introduce también una recomendación de tamoxifeno a 5 mg/día en determinadas circunstancias.

4.5 Conclusiones

La posibilidad de prevenir el cáncer de mama mediante la manipulación hormonal estrogénica es un hecho demostrado de forma definitiva. Existen numerosos grupos de mujeres que pueden beneficiarse hoy día del uso del tamoxifeno, del raloxifeno, del exemestano o del anastrozol en postmenopáusicas, y del tamoxifeno en premenopáusicas y disminuir de forma muy significativa los costes personales, sociales y económicos que supone el cáncer de mama. La mejora de la difusión de las opciones preventivas entre los médicos de atención primaria y especialistas y entre la población general es un reto que debe acometerse de forma decidida. Este tipo de medidas debe acompañarse de la promoción de estilos de vida saludables que pueden contribuir de forma importante a disminuir la carga de esta enfermedad. Entre las muchas necesidades por cubrir, mejores usos de los tratamientos disponibles (quizás menos dosis, menos tiempo de tratamiento), fármacos con mejor cociente beneficio/riesgo/tolerabilidad y nuevas aproximaciones basadas en un mejor conocimiento de la carcinogénesis del cáncer de mama que permitan prevenir los tumores con menor dependencia hormonal.

Bibliografía

1. Bray, F. , Ferlay, J. , Soerjomataram, I. , Siegel, R. L., Torre, L. A. and Jemal, A. (2018), Global cancer statistics 2018: GLOBOCAN estimates of incidence and mortality worldwide for 36 cancers in 185 countries. CA: A Cancer Journal for Clinicians, 68: 394-424. doi:10.3322/caac.21492.

2. World Health Organization. Global Health Observatory. Geneva: World Health Organization; 2018. who.int/gho/database/en/. (Consultado: 26 de junio de 2019).

3. Kuchenbaecker KB,Hopper JL,Barnes DR et al. Risks of Breast, Ovarian, and Contralateral Breast Cancer for BRCA1 and BRCA2 Mutation Carriers. JAMA. 2017 Jun 20;317(23):2402-2414.

4. Rossouw JE, Anderson GL, Prentice RL, et al; Writing Group for the Women's Health Initiative Investigators. Risks and benefits of estrogen plus progestin in healthy postmenopausal women: principal results From the Women's Health Initiative randomized controlled trial. JAMA. 2002;288(3):321-333. doi:10.1001/jama.288.3.321

5. Gail MH. Twenty-five Years of Breast Cancer Risk Models and Their Applications. J Natl Cancer Inst (2015) 107(5): djv042 doi:10.1093/jnci/djv042.

6. Pastor-Barriuso R, Ascunce N, Ederra M, Erdozáin N, Murillo A, Alés-Martínez JE, et al. Recalibration of the Gail model for predicting invasive breast cancer risk in Spanish women: a population-based cohort study. Breast Cancer Res Treat. 2013;138(1):249–59.

7. Pollán M, Ascunce N, Ederra M, Murillo A, Erdozáin N, Alés-Martínez JE, et al. Mammographic density and risk of breast cancer according to tumor characteristics and mode of detection: a Spanish population-based case-control study. Breast Cancer Res. 2013;15(1):R9

8. Cuzick, J. et al. Impact of a panel of 88 single nucleotide polymorphisms on the risk of breast cancer in high-risk women: results from two randomized tamoxifen prevention trials. *J. Clin. Oncol. 35, 743–750 (2017)*.

9. McCarthy AM, Guan Z, Welch M, et al. Performance of breast cancer risk assessment models in a large mammography cohort. J Natl Cancer Inst. 2020;112(5):djz177.

10. Jordan VC. Effect of tamoxifen (ICI 46,474) on initiation and growth of DMBA-induced rat mammary carcinomata. Eur J Cancer 1976; 12:419-24.

11. Fisher B, Redmond C. New perspective on cancer of the contralateral breast: a marker for assessing tamoxifen as a preventive agent. J Natl Cancer Inst 1991; 83:1278-1280.

12. Fisher B, Costantino JP, Wickerham DL, et al. Tamoxifen for the prevention of breast cancer: current status of the National Surgical Adjuvant Breast and Bowel Project P-1 study. J Natl Cancer Inst 2005; 97(22):1652-1662.

13. Cuzick J, et al. Overview of the main outcomes in breast-cancer prevention trials. Lancet 2003 Jan 25; 361(9354):296-300

14. MH Gail, JP Costantino, J Bryant, R Croyle, L Freedman, K Helzlsouer, V Vogel. Weighing the Risks and Benefits of Tamoxifen Treatment for Preventing Breast Cancer. J Natl Cáncer Inst 1999;91:1829–44.

15. Waters EA, Cronin KA, Graubard BI, Han PK, Freedman AN. Prevalence of tamoxifen use for breast cancer chemoprevention among U.S. women. Cancer Epidemiol Biomarkers Prev. 2010 Feb;19(2):443-4.

16. Martino S, Cauley JA, Barrett-Connor E, Powles TJ, Mershon J, Disch D, et al. Continuing outcomes relevant to Evista: breast cancer incidence in postmenopausal osteoporotic women in a randomized trial of raloxifene. J Natl Cancer Inst. 2004 Dec 1;96(23):1751-61.

17. Vogel VG, Costantino JP, Wickerham DL, et al. Effects of tamoxifen vs raloxifeno on the risk of developing invasive breast cancer and other disease outcomes: the NSABP Study of Tamoxifen and Raloxifene (STAR) P-2 trial. JAMA 2006; 295(23):2727-2741.

18. Land SR, Wickerham DL, Costantino JP, Ritter MW, Vogel VG, Lee M, Pajon ER, et al. Patient-reported symptoms and quality of life during treatment with tamoxifen or raloxifene for breast cancer prevention: the NSABP Study of Tamoxifen and Raloxifene (STAR) P-2 trial. JAMA. 2006; 295:2742-51.

19. Vogel VG, Costantino JP, Wickerham DL, Cronin WM, Cecchini RS, Atkins JN, et al, National Surgical Adjuvant Breast and Bowel Project. Update of the National Surgical Adjuvant Breast and Bowel Project Study of Tamoxifen and Raloxifene (STAR) P-2 Trial: preventing breast cancer. Cancer Prev Res (Phila). 2010;3:696-704.

20. Freedman AN1, Yu B, Gail MH, Costantino JP, Graubard BI, Vogel VG, Anderson GL, McCaskill-Stevens W. Benefit/risk assessment for breast cancer chemoprevention with raloxifene or tamoxifen for women age 50 years or older. J Clin Oncol. 2011 Jun 10;29(17):2327-33.

21. Cuzick J. Aromatase Inhibitors for Breast Cancer Prevention. J Clin Oncol, 2005, 23:1636-1643.

22. Coombes RC, Hall E, Gibson LJ, et al: A randomized trial of exemestane after two to three years of tamoxifen therapy in postmenopausal women with primary breast cancer. N Engl J Med 350:1081-1092, 2004.

23. Goss PE, Ingle JN, Alés-Martínez JE, Cheung AM, Chlebowski RT, Wactawski-Wende J, et al. NCIC CTG MAP.3 Study investigators. Exemestane for

breast cancer prevention in postmenopausal women. N Engl J Med. 2011; 364:2381–91

24. Maunsell E, Goss PE, Chlebowski RT, Ingle JN, Alés-Martínez JE, Sarto GE, et al. Quality of life in MAP.3 (Mammary Prevention 3): a randomized, placebo-controlled trial evaluating exemestane for prevention of breast cancer. J Clin Oncol. 2014 May 10;32(14):1427-34.

25. Alés-Martínez JE, Ruiz A, Chacón JI, Lluch Hernández A, Ramos M, Córdoba O, Aguirre E, Barnadas A, Jara C, González S, et al. Preventive treatments for breast cancer: recent developments. Clin Transl Oncol (2015) 17:257-263.

26. Howell A, Cuzick J, Baum M, et al: Results of the ATAC (Arimidex, Tamoxifen, Alone or in Combination) trial after completion of 5 years' adjuvant treatment for breast cancer. Lancet 365:60-62, 2005.

27. Cuzick J, Sestak I, Forbes JF, Dowsett M, Knox J, Cawthorn S, Saunders C, Roche N, Mansel RE, von Minckwitz G, Bonanni B, Palva T, Howell A; IBIS-II investigators. Anastrozole for prevention of breast cancer in high-risk postmenopausal women (IBIS-II): an international, double-blind, randomised placebo-controlled trial. Lancet. 2014 Mar 22;383(9922):1041-8.

28. https://clinicaltrials.gov/ct2/show/NCT00673335?term=LIBER&rank=2 (Consultado: 28 de junio de 2019).

29. Andrea DeCensi, Matteo Puntoni, Aliana et al. Randomized Placebo Controlled Trial of Low-Dose Tamoxifen to Prevent Local and Contralateral Recurrence in Breast Intraepithelial Neoplasia. Journal of Clinical Oncology 2019 37:19, 1629-1637.

30. Chlebowski RT, Anderson GL, Aragaki AK, et al. Association of Menopausal Hormone Therapy With Breast Cancer Incidence and Mortality During Long-term Follow-up of the Women's Health Initiative Randomized Clinical Trials. JAMA. 2020;324(4):369-380. doi:10.1001/jama.2020.9482

31. https://www.uspreventiveservicestaskforce.org/Page/Document/draft-recommendation-statement/breast-cancer-medications-for-risk-reduction1 (Consultado: 6 agosto 2019).

32. Familial breast cancer: classification, care and managing breast cancer and related risks in people with a family history of breast. Publicada en junio de 2013, última actualización marzo de 2017, revisada por NICE en enero de 2018 sin cambios (Consultado: 6 agosto 2019) http://guidance.nice.org.uk/CG164.

CAPÍTULO 5

CÁNCER DE MAMA HEREDOFAMILIAR

CAPÍTULO 5

CÁNCER DE MAMA HEREDOFAMILIAR

Isabel Echavarria Díaz-Guardamino, Amanda Veiga-Fernández,
Iván Márquez-Rodas

5.1 Introducción

Si bien, el cáncer es una enfermedad de causa genética, los casos en los cuales hay una causa hereditaria claramente indentificable son muchos menos, incluso en aquellas familias en las que hay una importante agregación de casos de tumores. El cáncer de mama, al ser el tumor más frecuente en mujeres, es habitual que se presente en varios casos en la misma familia. Esto genera una preocupación lógica en las pacientes y en sus familiares. «¿Le pasará a mi familia?», «¿mis hijos heredarán la enfermedad que he padecido?», «¿me volverá a ocurrir?».

Para intentar ayudar a resolver estas preocupaciones existe el consejo genético oncológico. Este es un proceso por el cual, a una persona (haya sido diagnosticada o no de cáncer) se le informa sobre:

- Cuál es su riesgo de padecer cáncer.

- Si este riesgo puede tener que ver con una alteración genética hereditaria.

- Si los miembros de su familia pueden haber heredado ese riesgo.

- Cuáles son las medidas para hacer diagnóstico precoz y/o prevención de esos tumores.

Una quinta visión de este proceso está cobrando importancia: la posibilidad de, a través de esa información genética, establecer tratamientos específicos. Para esta parte, que excedería el contenido de este capítulo, referimos al lector a los capítulos y secciones de tratamiento sistémico específicos.

En este capítulo discutiremos cuáles son los genes más frecuentemente implicados cuando se detecta una causa genética hereditaria de cáncer de mama en una familia, los riesgos específicos y de otros tumores, así como las maniobras de diagnóstico precoz y preventivas que podemos ofrecer para aminorar este riesgo.

5.2 Frecuencia de riesgo heredofamiliar en el mundo y en España

Alrededor del 25 % de los cánceres de mama (CM) se consideran familiares y hasta el 10 % se relacionan con mutaciones germinales en genes de predisposición al cáncer[1-4]. Se calcula que en torno al 5 % de los CM se deben a mutaciones en línea germinal en *BRCA1/2* y en el caso del cáncer de mama triple negativo (CMTN), esta cifra alcanza el 10-20 %. Aunque *BRCA1/2* son los genes más frecuentemente relacionados con cáncer de mama hereditario, solo representan el 25 % de los casos. Entre los genes relacionados, los hay de alto riesgo (*BRCA1, BRCA2, PALB2, PTEN, TP53*) y de riesgo moderado (*ATM, CHEK2, BRIP1…*). Todos estos genes de predisposición al CM se heredan de forma autosómica dominante, y, por tanto, los descendientes de los portadores tienen un 50 % de riesgo de heredar las variantes patogénicas[2].

Cada una de las sociedades científicas tiene sus criterios para la realización de estudios genéticos, teniendo en cuenta la edad del diagnóstico, subtipo de cáncer de mama, familiares con antecedentes de cáncer de mama y/u ovario[1,5]. Sin embargo, estos criterios están en constante evolución y son cada vez más laxos, dada la mayor accesibilidad al estudio genético así como las implicaciones terapéuticas que supone, desde la aprobación de los inhibidores de PARP en CM metastásico con mutación en *BRCA1/2*.

La Tabla 1 resume las principales características de riesgo de los genes más relevantes en cáncer de mama hereditario.

5.3 Genes de predisposición genética al cáncer de mama

5.3.1 Riesgo alto

BRCA1

Se localiza en el cromosoma 17 y participa en los mecanismos de reparación de las roturas de doble cadena del ADN y la regulación del ciclo celular en respuesta a dicho daño. *BRCA1* se asocia con un riesgo acumulado de cáncer de mama a lo largo de la vida de alrededor del 57-70 % y un riesgo acumulado de cáncer de ovario de hasta el 20-50 %[1,2,6]. En el caso de *BRCA1*, el CM ocurre a edades precoces, con un pico máximo a los 35-40 años, siendo 5-10 años más tarde con *BRCA2*. La mayoría son ductales infiltrantes (74 %), aunque hay mayor frecuencia de carcinomas medulares que en la población general (13 % frente al 2 % respectivamente), y hasta en un 80-90 % CMTN. Los CM en portadoras de mutación en *BRCA1/2* rara vez sobreexpresan el HER2. Los carcinomas de ovario asociados a *BRCA1/2* suelen ser serosos de alto grado, aunque con menor frecuencia pueden producirse tumores de otra histología (a excepción de tumores mucinosos y borderline).

BRCA2

Se localiza en cromosoma 13 y está implicado en la reparación de las roturas de doble hebra del ADN. El riesgo acumulado de CM a lo largo de la vida es del 35-57 % y del 5-23%, en el caso del cáncer de ovario. El fenotipo de los CM asociados a *BRCA2* es similar a la distribución en la población general, con la mayoría de los tumores RH+/HER2- y solo el 16 % serán CMTN[1,2]. *BRCA2* se asocia asimismo con un incremento del riesgo de cáncer de mama en el varón, con un riesgo acumulado del 6-8 % a los 70 años, 100 veces superior al de la población general (riesgo acumulado en la población general del 0,1 % y del 1,2 % en portadores de *BRCA1*). *BRCA2* incrementa asimismo el riesgo de cáncer de próstata (RR 7,3) y se asocia con un incremento ligero en el riesgo de cáncer de vesícula biliar, páncreas (responsable del 8-19 % de los casos de cáncer de páncreas familiar), estómago y melanoma, aunque este último es controvertido.

A nivel pronóstico, el estudio POSH no evidenció diferencias pronósticas entre las mujeres con CM a edad precoz (< 40 años) con o sin mutaciones germinales en *BRCA1/2*[7]. En el subgrupo de pacientes con CMTN, por su parte, se objetivó un beneficio pronóstico inicial a los 2 años, sin diferencias a los 5-10 años.

El riesgo de segundos primarios en la mama se estima en el 20 % a 10 años para *BRCA1* y 10 % para *BRCA2*, llegando a ser del 83 % y 62 % a los 70 años respectivamente.

La prevalencia de las mutaciones en *BRCA1/2* es muy variable según la población a considerar, siendo especialmente elevada entre los pacientes con ancestros de población asquenazí (hasta el 39 % de mutaciones en *BRCA1/2* con CMTN).

PALB2

Ubicado en el cromosoma 16, es esencial para la función de *BRCA2*. Se trata de un gen de alto riesgo, aunque el riesgo de CM en portadoras de *PALB2* se afecta mucho por la carga familiar. Globalmente, se estima un riesgo acumulado de CM a los 70 años del 35 %, aunque se calcula que es del 33 % para aquellas portadoras sin historia familiar, y de hasta el 58 % en aquellas con 2 familiares de 1er grado con CM a los 50 años. Son CM con un fenotipo agresivo, alto grado tumoral, ki67 elevado y se asocian con un peor pronóstico[1,2]. En general, los CM asociados a *PALB2* presentan una distribución de perfil inmunohistoquímico (IHQ) similar a la de la población general, aunque ciertas series reportan hasta un 40 % de CMTN. Las variantes patogénicas en *PALB2* incrementan además el riesgo de CM en el varón (RR 8) y se asocian con un mayor riesgo de cáncer de páncreas (similar al de *BRCA2*) y un discreto aumento de cáncer de ovario (RR 2,3).

5.3.2 Riesgo intermedio

ATM

Localizado en el cromosoma 11, tiene un papel esencial en la reparación de roturas de doble cadena del ADN[1,2]. Se calcula que el 0,5-1 % de la población es portadora heterocigota de variantes patogénicas en *ATM* y que el 3-8 % de los CM podrían estar relacionados con *ATM*. En portadores heterocigotos, se asocia con un incremento intermedio del riesgo de CM, con un riesgo acumulado a lo largo de la vida del 30 %, siendo en general CM que ocurren en la menopausia, además de un mayor riesgo de cáncer de páncreas, estómago, vejiga, ovario y leucemia linfocítica crónica. Aunque *ATM* es esencial para la reparación del daño por radiaciones ionizantes, no existen datos para contraindicar la radioterapia en mujeres con cáncer de mama y portadoras heterocigotas de variantes patogénicas en ATM. Es importante informar a las portadoras de variantes en *ATM* del riesgo de síndrome de ataxia telangiectasia en su descendencia, autosómico recesivo, caracterizado por ataxia cerebelosa, telangiectasias oculocutáneas, inmunodeficiencia, hipersensibilidad a la radiación ionizante, inestabilidad genómico, y alto riesgo de tumores.

CHEK2

Localizado en el cromosoma 22, participa en el mantenimiento del genoma y control del ciclo celular y apoptosis. La variante c.1100delC duplica el riesgo de cáncer de mama, con una edad de presentación anterior a la población general.

Se estima el riesgo acumulado a lo largo de la vida en el 28-37 %, siendo mayor en las familias con alta carga familiar.

NBN

Ubicado en el cromosoma 8, implicado también en la reparación del daño al ADN, se asocia con riesgo acumulado de cáncer de mama en torno al 30 % (RR 3,1).

RAD51

RAD51C y *RAD51D*, localizados en el cromosoma 15, están implicados en la reparación del DNA mediante recombinación homóloga. Tanto *RAD51C* como *RAD51D* se asocian con un incremento en el riesgo de cáncer de ovario. Aunque no hay evidencia concluyente sobre si el *RAD51C* y *RAD51D* incrementan el riesgo de cáncer de mama, algunos estudios sugieren que *RAD51D* conferiría un incremento moderado en el riesgo de CM[4,8].

BRIP1

Controvertido su papel en el incremento del riesgo de cáncer de mama. Sí se asocia, por el contrario, con un aumento en el riesgo de cáncer de ovario, con un riesgo acumulado a lo largo de la vida del 5,8 %.

5.3.3 Síndromes asociados a cáncer de mama

TP53 (síndrome de Li Fraumeni, LFS)

Considerado el «guardián del genoma», se localiza en el brazo corto del cromosoma 17 (región 17q13.1) y desempaña un rol fundamental en el control del ciclo celular y la apoptosis[1,2,9]. El LFS, con una prevalencia de 1/15.000-20.000 individuos, solo representa el 1 % de los CM hereditario, aunque podría ser responsable de hasta el 5-8 % de los cánceres de mama a edades precoces (< 30 años y sin mutación en *BRCA1/2*). El LFS se asocia con una alta penetrancia y un riesgo de tumores a lo largo de la vida cercano al 100 % en mujeres. Estos tumores se producen a edades muy precoces, siendo los más frecuentes los sarcomas de partes blandas y osteosarcomas, tumores cerebrales, cáncer de mama premenopáusico y de glándula suprarrenal. El riesgo acumulado de CM es del 54-84 % a lo largo de la vida, a edades muy jóvenes, comenzando a los 20 años y con una edad media de presentación de 33 años. La mayoría expresan receptores hormonales y amplificación de HER2 (hasta el 67-83 %). Es importante saber que está contraindicada la radioterapia en pacientes con mutación en *TP53*.

PTEN (síndrome de Cowden o síndrome de hamartomas múltiples)

Es un síndrome poco frecuente, pero con una penetrancia cercana al 90 %[1,2]. *PTEN* se sitúa en el cromosoma 10 y su pérdida de función se asocia con un incremento en la proliferación y supervivencia celular. El síndrome de Cowden se asocia con un aumento del riesgo de cáncer de mama, endometrio, tiroides, colon y renales. Aunque es responsable de < 1 % de los CM, el riesgo acumulado es de hasta el 50-80 % según las publicaciones, con una edad temprana al diagnóstico (36-46 años) y un perfil IHQ similar al del CM poblacional. Es la causa más importante de muerte en mujeres con síndrome de Cowden. Asocia macrocefalia (80-100 % portadores), trastornos del espectro autista, patología tiroidea, tanto benigna como maligna (riesgo del 3-10 % de cáncer de tiroides). Asocia, asimismo, patología uterina benigna y hasta un 28 % de riesgo de cáncer de endometrio, pólipos gastrointestinales en > 90 % de los portadores y un riesgo acumulado de CCR de hasta el 16 %.

CDH1 (síndrome de cáncer gástrico difuso hereditario)

Localizado en el cromosoma 16, codifica la proteína e-cadherina, glicoproteína transmembrana responsable de la adhesión intercelular[1,2]. Es responsable del síndrome de cáncer gástrico difuso hereditario, con un riesgo acumulado a los 80 años del 70 % en hombres y 56 % en mujeres, siendo tumores especialmente agresivos, diagnosticados en general en estadios avanzados y con un mal pronóstico. Asocia, asimismo, un alto riesgo de cáncer de mama, de tipo lobulillar, con un riesgo acumulado a los 80 años del 42 %, aunque son raras las familias con cáncer de mama familiar sin antecedentes familiares de cáncer gástrico.

STK11 (síndrome de Peutz-Jeghers, SPJ)

Localizado en el cromosoma 19, presenta una penetrancia de casi el 100 %, aunque hasta un 25-45 % se diagnostican *de novo*, sin historia familiar[1,2]. Se caracteriza por pólipos gastrointestinales, pigmentación mucocutánea y un alto riesgo de cáncer gastrointestinal, así como de mama y carcinoma de ovario no-epitelial. Se calcula un riesgo acumulado de cáncer de mama a los 70 años del 45 %.

Tabla 1

		Prevalencia poblacional[1,2,4]	Riesgo cáncer mama acumulado a lo largo de la vida	Riesgo otros tumores
Genes de alto riesgo	*BRCA1*	1/400	41-87 % cáncer de mama (80 % CMTN)	20-40 % cáncer de ovario
	BRCA2	1/800	49 % cáncer de mama	5-23 % cáncer de ovario 6-8 % CM varón 15-20 % cáncer de próstata 2-7 % cáncer de páncreas
	PALB2	0,11 %	33-58 % CM, según historia familiar	Cáncer de páncreas Cáncer de ovario
	TP53	1/15.000-20.000	54% cáncer de mama (premenopáusico y generalmente HER2+)	15 % sarcomas partes blandas 6 % tumores SNC 5 % osteosarcomas
	PTEN	1/200.000	50-80% CM, premenopáusico. Perfil IHQ similar a población general	28 % cáncer de endometrio 3-10 % cáncer de tiroides 16 % cáncer colorrectal
	CDH1	Muy raro	42 % cáncer de mama, tipo lobulillar	56-70 % de cáncer gástrico difuso
	STK11	1/120.000	45-50 %	CCR 39 % Estómago 29 % Intestino delgado 13 % Cáncer de páncreas 11-36 % Ovario 18-21 % Cérvix 10 % Endometrio 9 % Pulmón 15-17 %
Genes de riesgo intermedio	*CHEK2*	1,28-1,68 %	28-37 % CM	
	ATM	0,34-1 %	30 % CM	Cáncer de páncreas Cáncer de ovario
	BRIP1	0,15-0,29 %	28-37 % CM	
	RAD51C	0,12-0,15 %	No evidencia concluyente sobre incremento de CM	9 % cáncer de ovario
	RAD51D	0,02-0,07 %	Potencial incremento moderado de CM, no evidencia concluyente	

Fuente: tabla realizada por los autores

Las mujeres portadoras de mutaciones asociadas con alto y moderado riesgo de desarrollar cáncer de mama y/u ovario deben realizar seguimiento y asesoramiento en unidades multidisciplinares de cáncer heredofamiliar.

Dentro de las estrategias de prevención y reducción del riesgo de cáncer de mama y ovario en pacientes portadoras de mutaciones BRCA se incluyen:

1. **Modificaciones del estilo de vida,** con especial énfasis a recomendar la lactancia materna, ejercicio físico regular, mantener un índice de masa corporal en normopeso y limitar el consumo de alcohol y tabaco[10].

2. **Cribado:** existen recomendaciones estandarizadas de manejo clínico y cribado en cáncer de mama avaladas por la evidencia científica y diferentes guías de práctica clínica (Tablas 1 y 2)[5,10,11,12]. Debemos tener en cuenta que el cribado del cáncer de ovario se basa en recomendaciones internacionales pero que, a día de hoy, no disponemos de una herramienta que cumpla los requisitos de sensibilidad y especificidad apropiados.

3. **Agentes reductores del riesgo:** existe evidencia limitada sobre la indicación de uso de la terapia hormonal (tamoxifeno, raloxifeno e inhibidores de la aromatasa) en la prevención primaria del cáncer de mama[13]. Algunas guías de práctica clínica, como la NICE[12] o la SEOM[5], la incluyen en sus recomendaciones con un nivel de evidencia IIIC. Por otro lado, es bien conocido el efecto protector de los anticonceptivos hormonales en la prevención del cáncer de ovario (reducción del riesgo hasta en un 50 % en portadoras *BRCA*), obteniendo mayor beneficio cuanto más prolongado sea el tratamiento. Su uso no está contraindicado en portadoras de la mutación, aunque debe tenerse en cuenta el ligero incremento en el riesgo de cáncer de mama[5].

4. **Cirugías reductoras del riesgo:**

   - Mastectomía profiláctica: la mastectomía bilateral profiláctica es el método más eficaz para reducir el riesgo de cáncer en esta población, si bien es cierto que el riesgo no se vuelve nulo tras la misma y la mujer debe ser consciente de ello[10]. Estudios prospectivos sugieren que la disminución del riesgo en mujeres portadoras de mutaciones de alto-moderado riesgo disminuye hasta en un 90 %[14]. Existen diferentes tipos de técnicas: mastectomía total, mastectomía preservadora de piel con reconstrucción inmediata y mastectomía preservadora del complejo areola-pezón con reconstrucción inmediata; siendo esta última una alternativa con muy buen resultado estético y menor impacto psicológico. A pesar de las dudas que suscitó en sus inicios dicha técnica, a día de hoy la preservación del complejo areola-pezón es considerada una opción segura y eficaz en reducir el riesgo de cáncer (II,C), siendo también una opción razonable en pacientes *BRCA* o portadoras de mutaciones de alto-moderado riesgo, diagnosticadas de cáncer de mama y candidatas a mastectomía[5,15,16]. Debemos también tener en cuenta que la mastectomía contralateral profiláctica en pacientes con antecedente de cáncer de mama, portadoras de *BRCA*, disminuye significativamente el riesgo de cáncer de mama contralateral (II,B)[5].

- Salpingooforectomía bilateral profiláctica (SOB): la SOB ha demostrado una reducción del riesgo de cáncer de ovario, trompa de Falopio y peritoneal primario en torno al 80 % en pacientes portadoras de *BRCA*[5,10]. En mujeres portadoras de *BRCA1*, una vez cumplido el deseo genésico, se recomienda la SOB entre los 35-40 años (IA). En portadoras de *BRCA2*, la recomendación se demora a los 40-45 años, en base a su incidencia más tardía del incremento del riesgo de cáncer. Si bien es cierto que debemos siempre individualizar las recomendaciones en función de los antecedentes familiares y personales de cada mujer. Es importante informar a las mujeres de que tras la cirugía profiláctica, se estima un 1-4,3 % de riesgo residual de cáncer peritoneal primario[5,17]. Asimismo, hay que tener en cuenta el beneficio colateral de disminución del riesgo de cáncer de mama tras la SOB en mujeres premenopáusicas. Tras la cirugía profiláctica, las mujeres experimentan una menopausia precoz con los consecuentes efectos secundarios negativos en el metabolismo óseo, factores de riesgo cardiovascular, sintomatología climatérica y calidad de vida. En aquellas mujeres sin antecedente personal de cáncer de mama, debemos considerar la administración de terapia hormonal sustitutiva para paliar estos efectos (IIB)[5,18].

Las estrategias de prevención y reducción del riesgo en mujeres portadoras de mutaciones en otros genes de riesgo moderado-alto de cáncer de mama y ovario son superponibles a las anteriormente mencionadas para portadoras de *BRCA* en lo relacionado a las modificaciones del estilo de vida y técnicas quirúrgicas de cirugías reductoras del riesgo (en los casos en que esté indicada su realización). Las pautas de seguimiento y recomendaciones individualizadas para cada tipo de mutación están resumidas en la Tabla 2.

Existe controversia sobre la edad óptima a la que iniciar el cribado de cáncer de mama con mamografía *versus* resonancia magnética mamaria en mujeres de riesgo genético, teniendo en cuenta el potencial efecto negativo de la radiación a edades tempranas[19,20]. Las principales guías americanas recomiendan la utilización de mamografía en menores de 35 años, incluso comenzando el cribado a los 25 años si no hay disponibilidad de resonancia magnética mamaria[11,16]. Por otro lado, guías españolas y europeas recomiendan valorar su utilización a partir de los 30 años[5,10,12]. Sin embargo, el grupo EUSOMA es aún más conservador en sus recomendaciones, dando prioridad a la utilización de la resonancia magnética mamaria en el cribado y difiriendo el uso de la mamografía a partir de los 35 años dado que no existe evidencia que avale que los beneficios superan a los riesgos a edades más precoces[21].

Tabla 2

GEN	Cribado y prevención cáncer de mama	Cribado/prevención cáncer de ovario y otros tumores
BRCA1/ BRCA2	- RNM mamaria con contraste anual entre 30-70 años (II,A)[a,b]. - Mamografía anual entre 30-75 años (II,A)[c,d]. - Platear alternar ambas técnicas durante el año cada 6 meses. - Mastectomía bilateral, individualizando la técnica en cada caso (ver opciones en texto).	Considerar ecografía transvaginal y Ca.125 semestral desde los 30 años hasta realización de SOB profiláctica o continuadamente en aquellas que no deseen cirugía profiláctica (III,C). Una vez cumplido el deseo genésico, se recomienda la SOB entre los 35-40 años en *BRCA1* (IA). En portadoras de *BRCA2*, la recomendación se demora a los 40-45 años.
PALB2	- RNM mamaria con contraste anual a partir de los 25 años (III,A)[e]. - Mamografía anual a partir de los 35 años (III,A)[e]. - Valorar mastectomía profiláctica.	Moderada evidencia de incremento del riesgo de cáncer de ovario. *Insuficiente evidencia para recomendar SOB profiláctica o cribado (III,C).

ATM	- Considerar RNM mamaria con contraste anual desde los 40 años, ajustándolo al riesgo personal/familiar (III,A)[e]. - Mamografía anual a partir de los 40 años (III,A)[e].	Potencial incremento del riesgo de cáncer de ovario. * Insuficiente evidencia para recomendar SOB profiláctica o cribado (III,C).
CHEK2	- Considerar RNM mamaria con contraste anual desde los 40 años (III,A)[e]. - Mamografía anual a partir de los 40 años (III,A)[e].	No evidencia de incremento del riesgo.
RAD51C	Insuficiente o desconocida evidencia de incremento del riesgo. * Recomendado cribado mamográfico ajustado a antecedentes familiares.	No evidencia de beneficio clínico. * Considerar ofrecer ecografía transvaginal y Ca.125 anual desde los 40 años hasta realización de SOB profiláctica o continuadamente en aquellas que no deseen cirugía profiláctica (III,C). Valorar SOB profiláctica a partir de los 45 años.
RAD51D	Insuficiente o desconocida evidencia de incremento del riesgo. *Recomendado cribado mamográfico ajustado a antecedentes familiares.	No evidencia de beneficio clínico. *Considerar ofrecer ecografía transvaginal y Ca.125 anual desde los 40 años hasta realización de SOB profiláctica o continuadamente en aquellas que no deseen cirugía profiláctica (III,C). Valorar SOB profiláctica a partir de los 45 años.
BRIP1	No incremento significativo del riesgo. *Recomendado cribado mamográfico ajustado a antecedentes familiares.	No evidencia de beneficio clínico. * Considerar ofrecer ecografía transvaginal y Ca.125 anual desde los 40 años hasta realización de SOB profiláctica o continuadamente en aquellas que no deseen cirugía profiláctica (III,C). Valorar SOB profiláctica a partir de los 45 años.

Síndrome Li Fraumeni (p53)	- Exploración mamaria cada 6-12 meses empezando a los 20-25 años. - RNM mamaria anual entre los 20-75 años.	- Evitar radiación ionizante. - Valorar ofrecer DGP. - Valorar mastectomía profiláctica.
PTEN/ Síndrome Cowden	- Exploración mamaria cada 6-12 meses empezando a los 20-25 años. - RNM mamaria anual y/o mamografía entre 30-75 años. - Ecografía ginecológica anual +/- biopsia endometrial desde 30-35 años.	- Valorar mastectomía profiláctica. - Valorar histerectomía profiláctica. - Valorar ofrecer DGP.
Síndrome Peutz-Jeghers (STK11)	- Exploración mamaria cada 6-12 meses empezando a los 20-25 años. - RNM mamaria anual desde los 20-29 años. - RNM mamaria anual y/o mamografía entre 30-75 años. - Revisión ginecológica anual.	- Valorar mastectomía profiláctica.
CDH1	- Exploración mamaria cada 6-12 meses empezando a los 20-25 años. - RNM mamaria anual desde los 20-29 años. - RNM mamaria anual y/o mamografía entre 30-75 años.	- Valorar mastectomía profiláctica. - Derivación a unidades de digestivo y cirugía con amplia experiencia en cáncer gástrico, dado el alto riesgo de cáncer gástrico difuso, que incluye entre sus recomendaciones la gastrectomía profiláctica.

*Adaptación de las recomendaciones de cribado de la guía de práctica clínica en cáncer de mama y ovario hereditarios de la SEOM (2019)[5] y de las recomendaciones de prevención y cribado de la guía de práctica clínica para la prevención y cribado de cáncer de la ESMO10

RNM: Resonancia magnética, *SOB*: Salpingooforectomía bilateral, *DGP*: diagnóstico genético preimplantacional.

[a]O antes si historia familiar de cáncer de mama por debajo de los 30 años.

[b]Cuando la RNM mamaria no está disponible, se recomienda cribado con mamografía y ecografía mamaria (II,B).

[c]Plantear retrasarlo a los 40 años en *BRCA1* si se realiza cribado anual con RNM mamaria.

[d]Incluso hasta más tarde, en función de la comorbilidad.

[e]Individualizar en función de los antecedentes familiares.

Fuente: tabla realizada por los autores

Bibliografía

1. National Comprehensive Cancer Network. NCCN Clinical Guidelines in Oncology. Genetic/Familial High-Risk Assessment: Breast, Ovarian and Pancreatic. 2021.

2. Sociedad Española de Oncología Médica. 3a edición Libro SEOM de Cáncer Hereditario. 3a. 2019.

3. Márquez-Rodas I, Pollán M, Escudero MJ, Ruiz A, Martín M, Santaballa A, et al. Frequency of breast cancer with hereditary risk features in Spain: Analysis from GEICAM «El Álamo III» retrospective study. PloS One. 2017;12(10):e0184181.

4. Couch FJ, Shimelis H, Hu C, Hart SN, Polley EC, Na J, et al. Associations Between Cancer Predisposition Testing Panel Genes and Breast Cancer. JAMA Oncol. 1 de septiembre de 2017;3(9):1190.

5. González-Santiago S, Ramón y Cajal T, Aguirre E, Alés-Martínez JE, Andrés R, Balmaña J, et al. SEOM clinical guidelines in hereditary breast and ovarian cancer (2019). Clin Transl Oncol. 1 de febrero de 2020;22(2):193-200.

6. Kuchenbaecker KB, Hopper JL, Barnes DR, Phillips K-A, Mooij TM, Roos-Blom M-J, et al. Risks of Breast, Ovarian, and Contralateral Breast Cancer for BRCA1 and BRCA2 Mutation Carriers. JAMA. 20 de 2017;317(23):2402-16.

7. Copson ER, Maishman TC, Tapper WJ, Cutress RI, Greville-Heygate S, Altman DG, et al. Germline BRCA mutation and outcome in young-onset breast cancer (POSH): a prospective cohort study. Lancet Oncol. 2018;19(2):169-80.

8. Chen X, Li Y, Ouyang T, Li J, Wang T, Fan Z, et al. Associations between RAD51D germline mutations and breast cancer risk and survival in BRCA1/2-negative breast cancers. Ann Oncol. octubre de 2018;29(10):2046-51.

9. Kratz CP, Achatz MI, Brugières L, Frebourg T, Garber JE, Greer M-LC, et al. Cancer Screening Recommendations for Individuals with Li-Fraumeni Syndrome. Clin Cancer Res Off J Am Assoc Cancer Res. 01 de 2017;23(11):e38-45.

10. Paluch-Shimon S, Cardoso F, Sessa C, Balmana J, Cardoso MJ, Gilbert F, et al. Prevention and screening in BRCA mutation carriers and other breast/ ovarian hereditary cancer syndromes: ESMO clinical practice guidelines for cancer prevention and screening. Ann Oncol. 2016;27:v103-10.

11. Pilarski R, Berry MP, Jude S, Buys SS, Dickson P, Domchek SM, et al. Continue NCCN Guidelines Panel Disclosures ¶ Breast surgical oncology NCCN Guidelines Version 1.2021 Genetic/Familial High-Risk Assessment: Breast, Ovarian, and Pancreatic. 2020.

12. NICE Guidelines. Familial breast cancer : classification , care and managing breast cancer and related risks in people with a family history of breast cancer. Natl Inst Health Care Excell UK. (June 2013).

13. Documento de consenso en cáncer de mama. SEGO (Sociedad Española de Ginecología y Obtetricia). 2011.

14. Li X, You R, Wang X, Liu C, Xu Z, Zhou J, et al. Effectiveness of prophylactic surgeries in BRCA1 or BRCA2 mutation carriers: A meta-analysis and systematic review. Clin Cancer Res. 2016;22(15):3971-81.

15. Jakub JW, Peled AW, Gray RJ, Greenup RA, Kiluk J V., Sacchini V, et al. Oncologic safety of prophylactic nipple-sparing mastectomy in a population with BRCA mutations: A multi-institutional study. JAMA Surg. 2018;153(2):123-9.

16. Managemente of hereditary breast cancer ASCO, ASTRO, SSO 2020. J Clin Oncol. 2020.

17. Colombo N, Sessa C, Bois A Du, Ledermann J, McCluggage WG, McNeish I, et al. ESMO-ESGO consensus conference recommendations on ovarian cancer: Pathology and molecular biology, early and advanced stages, borderline tumours and recurrent disease. Int J Gynecol Cancer. 1 de mayo de 2019;29(4):728-60.

18. Sinno AK, Pinkerton J, Febbraro T, Jones N, Khanna N, Temkin S, et al. Hormone therapy (HT) in women with gynecologic cancers and in women at high risk for developing a gynecologic cancer: A Society of Gynecologic Oncology (SGO) clinical practice statement: This practice statement has been endorsed by The North American Menopause Society. Gynecol Oncol. 1 de mayo de 2020;157(2):303-6.

19. Pijpe A, Andrieu N, Easton DF, Kesminiene A, Cardis E, Noguès C, et al. Exposure to diagnostic radiation and risk of breast cancer among carriers of BRCA1/2 mutations: Retrospective cohort study (GENE-RAD-RISK). BMJ Online. 2012;345(7878):1-26.

20. Drooger JC, Hooning MJ, Seynaeve CM, Baaijens MHA, Obdeijn IM, Sleijfer S, et al. Diagnostic and therapeutic ionizing radiation and the risk of a first and second primary breast cancer, with special attention for BRCA1 and BRCA2 mutation carriers: A critical review of the literature. Cancer Treat Rev. 2015;41(2):187-96.

21. Sardanelli F, Boetes C, Borisch B, Decker T, Federico M, Gilbert FJ, et al. Magnetic resonance imaging of the breast: Recommendations from the EUSOMA working group. Eur J Cancer. mayo de 2010;46(8):1296-316.

CAPÍTULO 6

CIRUGÍA ONCOLÓGICA DE LA MAMA

CIRUGÍA ONCOLÓGICA DE LA MAMA

Patricia Rincón Olbés, Karla Ferreres García, Santiago Lizarraga Bonelli

6.1 Introducción

La finalidad de este capítulo, más que la descripción pormenorizada de las diferentes técnicas quirúrgicas para el tratamiento locorregional del cáncer de mama, se centra en el papel que el cirujano oncológico tiene dentro del abordaje multi e interdisciplinar en las Unidades de Mama.

Al igual que en el resto de las estructuras de diagnóstico y tratamiento que participan en la asistencia del cáncer de mama, el cirujano oncológico debe adaptar los procedimientos quirúrgicos para que sean seguros, eficaces y se imbriquen de manera idónea con el resto de las herramientas terapéuticas dedicadas al tratamiento integral del cáncer de mama en sus diferentes estadios. La práctica diaria ha evolucionado desde procedimientos radicales a técnicas ultraconservadoras que, con el apoyo de la Oncología Radioterápica y la eficacia de los esquemas de tratamientos de la Oncología Médica, aseguran el buen pronóstico oncológico. A modo de ejemplo, mostramos el cambio de paradigmas que se ha producido en nuestro hospital, tanto en los procedimientos quirúrgicos de la mama como en el abordaje axilar (Figura 1).

Además, actualmente la Cirugía Oncoplástica de la mama permite desarrollar distintos procedimientos compartidos entre los cirujanos plásticos y oncológicos que proporciona, en un número de casos cada vez mayor, conjugar la seguridad oncológica y la cosmesis de las pacientes.

También en nuestro medio ofertamos tratamientos de alta resolución asistencial con procedimientos de Cirugía Conservadora y Radioterapia Intraoperatoria (RIO), en casos seleccionados y con resultados comparables a las series europeas (ESTRO)[1] y americanas (ASTRO)[2].

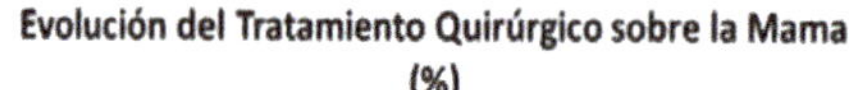

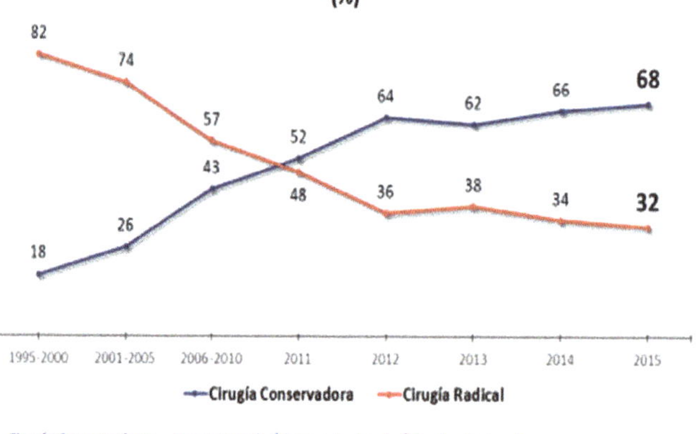

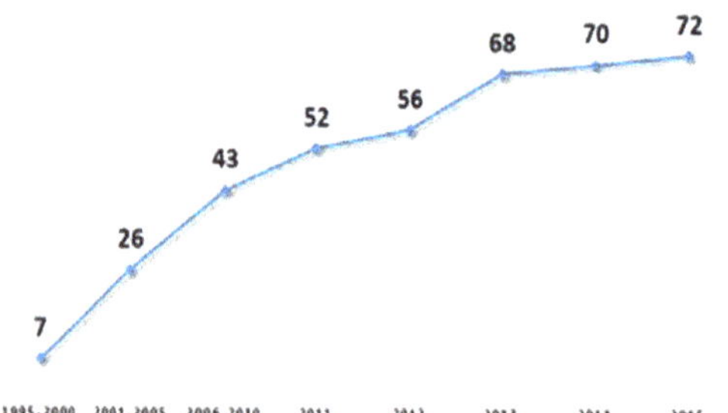

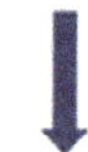

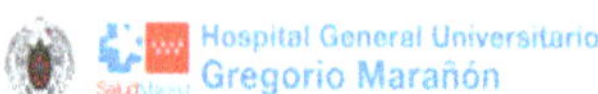

Fuente: Datos de la Unidad de Mama del Hospital General Universitario Gregorio Marañón. Madrid (España)

A la pregunta genérica de cuál es el papel del cirujano oncológico en una Unidad de Mama, la respuesta no es sencilla, pues depende de la propia estructura de la unidad y de otros factores que pueden ser diferentes dependiendo del país, del tipo organizativo de la atención (pública o privada), etc. Por ello, nos parece más demostrativo mostrar el modo de actuar de un cirujano oncológico dedicado a la mama, en este caso un ginecólogo, en una Unidad de Mama concreta: la Unidad de Mama del Hospital General Universitario Gregorio Marañón de Madrid, uno de los centros de referencia de la sanidad española.

Esta estructura asistencia concreta es, desde el punto de vista organizativo, semejante a cualquier otra Unidad de Mama, pero el papel de Ginecólogo Oncólogo dedicado a la patología mamaria es la puerta de entrada de las pacientes a la unidad, ya que aporta más del 85 % de los casos nuevos al año. Por este motivo, las funciones del cirujano son mucho más amplias que el mero hecho de realizar el procedimiento quirúrgico en sí y las «labores» que asume son, de forma resumida, las siguientes:

- **Elaborar la historia clínica de la paciente.** Orientada para incluir toda la información epidemiológica que será útil para el resto de las estructuras asistenciales que conforman la unidad. Recopilar y analizar la información diagnóstica que aporta la paciente.

- **Completar el diagnóstico de cada caso.** Solicitud de aquellas pruebas que definan el estado locorregional y sistémico de la enfermedad. Esto conlleva una estrecha relación con los Servicios de Radiodiagnóstico y Anatomía Patológica.

- **Establecer la propuesta de tratamiento primario.** Dicho aspecto se consensúa con el resto de los miembros de la unidad, caso por caso, en una sesión semanal conjunta.

- **Definir el procedimiento quirúrgico oncoplástico.** Con el Servicio de Cirugía Plástica y Reparadora, se diseña la estrategia quirúrgica en cada caso.

- **Presentar los casos quirúrgicos en el Comité de Tumores.** En este entorno se deciden las terapias complementarias una vez evaluada la información histológica de los especímenes quirúrgicos.

- **Remitir las pacientes al Servicio de Rehabilitación.** Existe una consulta monográfica de prevención del linfedema a la que acuden un alto porcentaje de las pacientes intervenidas.

- **Establecer el calendario de revisiones.** Seguimiento de las posibles complicaciones del procedimiento quirúrgico, evaluación de la cosmesis y tasa de supervivencia de las pacientes.

Aparte de estas funciones de índole general, existen otras relacionadas con el funcionamiento específico de la unidad basadas en procedimientos de diagnóstico y terapéuticos propios del medio en el que se desarrolla su actividad. En nuestro caso, sobre los cirujanos (ginecólogos) de esta Unidad de Mama pivota el desarrollo de otras facetas en las que se engloban procesos de alta resolución asistencial y de desarrollo tecnológico para el guiado y localización de las lesiones en mama y axila.

6.2.1 Procesos de alta resolución asistencial

En nuestro hospital hemos creado un circuito para la realización de procedimientos de radioterapia intraoperatoria con electrones de alta frecuencia para casos seleccionados de cáncer de mama con un protocolo basado en las recomendaciones de organismos internacionales.

Este procedimiento requiere la interrelación de los servicios de Ginecología y Oncología Radioterápica para determinar la indicación y la realización de la técnica en el quirófano al que accede el acelerador portátil para realizar el tratamiento radioterápico. Esta planificación conjunta entre el cirujano, radioterapeuta y físico es indispensable para la definición de la dosis y la profundidad de la irradiación en cada paciente (Figura 2).

El avance del conocimiento de la biología molecular de los tumores ha permitido la individualización del tratamiento. Hace mucho que el tratamiento quirúrgico no es el único para el cáncer de mama. Hoy sabemos que requiere, además, de un abordaje local con cirugía, con o sin radioterapia posterior, uno sistémico con hormonoterapia y/o quimioterapia.

En resumen, es evidente que el papel del cirujano entro de la Unidad de Mama va mucho más allá del mero acto quirúrgico y, en nuestro medio, sobre él pilota una serie de actividades no solo asistenciales, también organizativas y de interrelación con el resto de los componentes de la unidad.

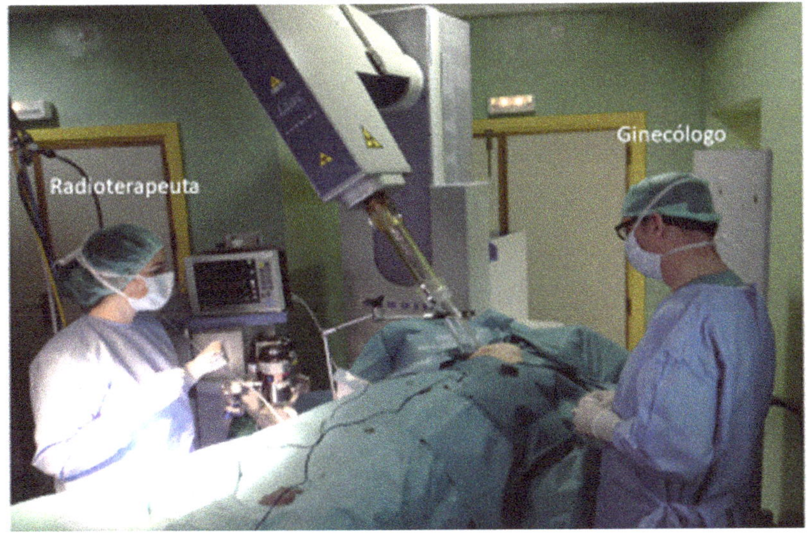

Fuente: Datos de la Unidad de Mama del Hospital General Universitario Gregorio Marañón. Madrid (España)

6.3 Tratamiento quirúrgico sobre la mama

La cirugía mamaria ha evolucionado en los últimos siglos desde la radicalidad de Halsted hasta la cirugía conservadora actual, garantizando similares resultados y un buen resultado estético al mismo tiempo[3].

El aumento en la supervivencia y el cambio social alrededor del paciente oncológico hacen que, cada vez, se le otorgue más importancia a la calidad de vida después de haber tenido un cáncer y esto influye directamente en el tratamiento quirúrgico.

6.3.1 Tratamiento conservador

Permite extirpar únicamente el tumor (tumorectomía), pero siempre y cuando el tratamiento vaya a ser adecuadamente completado. Dos hechos contribuyen a que la mayoría de las pacientes lleguen a quirófano con tumores de pequeño tamaño que permiten un tratamiento conservador: el avance de las técnicas radiológicas y los programas de cribado y, por otro, la evolución en los tratamientos sistémicos, que utilizados de forma neoadyuvante permiten la reducción del tamaño tumoral llegando en muchos casos a una respuesta patológica completa.

Esto permite realizar tumorectomías que precisan poco volumen de glándula extirpada, lo que es fundamental a la hora de remodelar la mama restante.

6.3.2 Cirugía oncoplástica mamaria

En el momento en el que consideramos la localización del tumor en la mama y la manera de remodelar la glándula para evitar la deformidad y planteamos una cicatriz lo menos visible posible, ya estamos hablando de Cirugía Oncoplástica Mamaria[5].

Las técnicas Oncoplásticas abarcan desde el acceso por incisiones de baja visibilidad en la axila, borde externo o surco submamario, tunelizando la glándula para acceder al tumor, muchas veces utilizando un acceso único para mama y axila, hasta patrones más complejos que permiten extirpar volúmenes grandes y que suelen requerir recolocación del complejo areola-pezón y simetrización de la mama contralateral. Existen diversos patrones en función del tipo de mama y la localización del tumor, pero quizá los más frecuentemente utilizados son:

- Mamoplastia vertical o patrón de reducción o de Wise, que deja una cicatriz en ancla o T invertida en el polo inferior y que además es la más utilizada para simetrización de la mama sana.

- Mamoplastia horizontal o patrón en «alas de murciélago» para tumores localizados en el polo superior de la mama, y la mamoplastia circular o «round block» para tumores próximos a la areola que deja una cicatriz periareolar de baja visibilidad.

Son procedimientos interdisciplinares que requieren una planificación y diseño previos para definir de forma individualizada la técnica a emplear. Es uno de los aspectos diferenciadores a la hora de calificar la excelencia de una Unidad de Mama. Sirva como ejemplo el procedimiento oncoplástico que se muestra en la Figura 3.

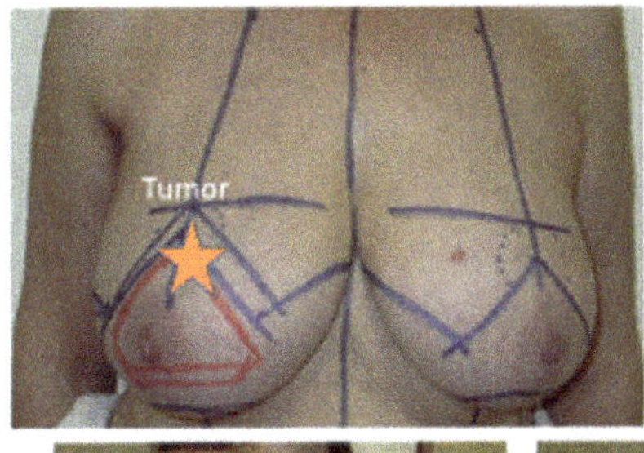

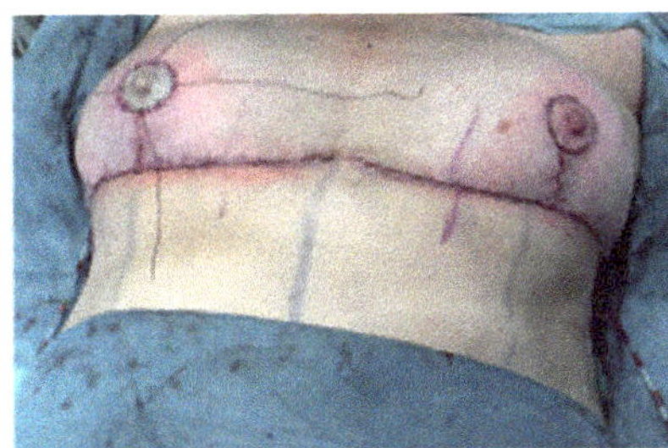

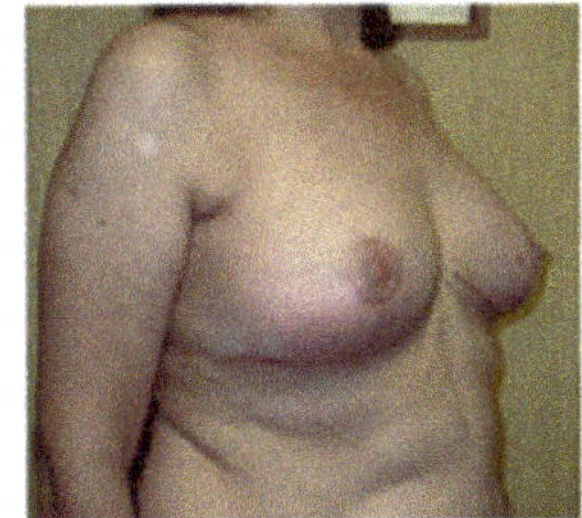

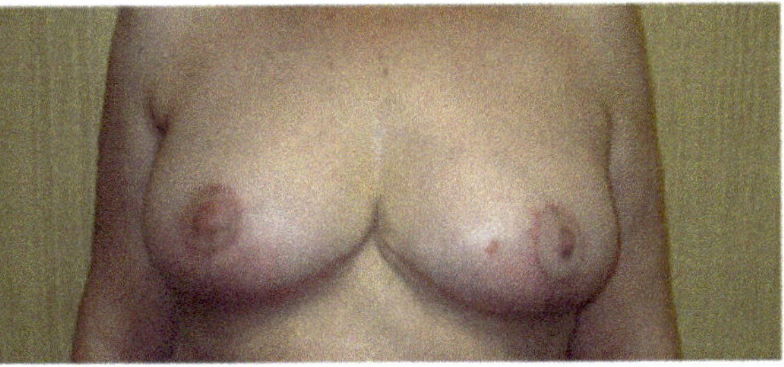

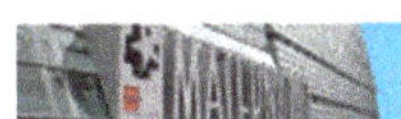

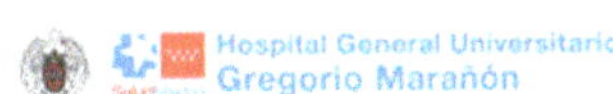

Figura 3
Procedimiento de Oncoplastia Mamaria

Carcinoma infiltrante de mama derecha de localización central. Centinela negativo.

Técnica Oncoplástica. Cirugía de polo anterior + reimplantación de pezón derecho + simetrización bilateral

Fuente: Datos de la Unidad de Mama del Hospital General Universitario Gregorio Marañón. Madrid (España)

6.3.3 Tratamiento radical

Resulta paradójico que a pesar del aumento de casos susceptibles de ser tratados mediante cirugía conservadora se realizan aún muchas mastectomías. Dejando a un lado los casos en los que el tamaño del tumor o la relación entre el tamaño del tumor y el tamaño de la mama desaconsejan una cirugía conservadora, o cuando es la propia paciente la que prefiere la extirpación completa de la mama, hay dos circunstancias que influyen en este hecho: una es el aumento en el diagnóstico de carcinoma intraductal, que muchas veces se presenta como agrupaciones extensas de microcalcificaciones. Otra circunstancia es el aumento de casos en los que realizamos cirugía profiláctica en pacientes portadoras de mutaciones genéticas con riesgo elevado de cáncer de mama.

Aun así, nada tiene que ver la mastectomía inicialmente descrita por William Halsted, en el siglo XIX, que incluía además de la glándula mamaria, los músculos pectoral mayor y menor, el paquete ganglionar axilar y, en ocasiones, los ganglios supraclaviculares[3].

La mastectomía, tal y como la conocemos hoy en día, consiste en la extirpación de la glándula mamaria en su totalidad junto con la piel que la recubre. Clásicamente, hablábamos de mastectomía simple y mastectomía radical, para incluir los casos en los que se realiza también la exéresis del paquete ganglionar axilar de forma simultánea. Actualmente, preferimos describir por separado el procedimiento sobre mama y axila y hablamos de mastectomía simple y mastectomía ahorradora de piel o ahorradora de complejo areola-pezón, que han demostrado ser procedimientos oncológicamente seguros en casos seleccionados.

6.3.4 Mastectomía simple

Consiste en la extirpación de la glándula mamaria a través de una incisión en huso junto con la piel que la recubre, incluyendo el complejo areola-pezón (CAP). Este tipo de mastectomía es el que suele realizarse en casos que no se acompañan de reconstrucción mamaria. La incisión más comúnmente utilizada es la horizontal (Stewart), pero puede ser también oblicua (Orr).

6.3.5 Mastectomía ahorradora de piel/mastectomía ahorradora de complejo areola-pezón

Se extirpa la mayor parte de la glándula mamaria conservando la piel que la recubre y, en ocasiones, el pezón y la areola[4]. Suele acompañarse de la reconstrucción inmediata mediante prótesis a cargo del cirujano plástico. La principal indicación para este tipo de mastectomía es la cirugía reductora de riesgo en mujeres portadoras de mutación BRCA 1 y/o 2. En el caso de pacientes con cáncer de mama, los criterios para poder realizar este tipo de mastectomía son:

- Tamaño del tumor inferior a 5 cm (T1-T2).

- Distancia del tumor al CAP > 2 cm.

- Presencia de microcalcificaciones a > 2 cm del CAP.

- Biopsia intraoperatoria del tejido retroareolar negativa para malignidad.

La principal complicación de este tipo de mastectomía es la necrosis del CAP que es más frecuente en pacientes obesas, fumadoras o que han recibido radioterapia.

6.4 Reconstrucción mamaria tras cirugía radical

El objetivo de la reconstrucción es conseguir un resultado estético satisfactorio y duradero para la paciente en cuanto a forma, volumen y simetría. Debe ser realizada por un cirujano plástico o con amplia experiencia en este tipo de cirugía y consensuado con la paciente. El tratamiento será individualizado y depende del tipo de tumor y de la necesidad de tratamientos complementarios (radioterapia y quimioterapia), índice de masa corporal, tipo y forma de la mama y de las expectativas de la paciente; es importante hacerle entender que el resultado no es comparable con la cirugía estética realizada sobre una mama sana.

Según el momento en que se realiza la reconstrucción, esta puede ser inmediata, si se realiza en el mismo momento de la mastectomía, o diferida, si se realiza con posterioridad a los tratamientos oncológicos. Debe priorizarse una reconstrucción inmediata si las condiciones lo permiten.

Según la técnica de reconstrucción hablamos de reconstrucción con implantes o prótesis y reconstrucción con tejido autólogo[6].

6.4.1 Reconstrucción con prótesis

Los implantes directos son de silicona y se utilizan idealmente en aquellas pacientes en las que se conserva la piel, con mamas pequeñas o medianas y sin mucha ptosis, en las que se va a realizar una reconstrucción inmediata.

Cuando hay que expandir la piel para lograr un volumen adecuado, se utilizan prótesis expansoras que constan de una cámara que se puede rellenar con suero fisiológico progresivamente tras la cirugía de forma percutánea. Estas prótesis necesitan ser recambiadas, por lo que requieren una segunda cirugía.

Existe un modelo de prótesis mixta (dos cámaras, una de silicona y otra rellenable de suero fisiológico) que puede ser utilizada de forma definitiva retirando la válvula por la que se inyecta el suero y que es de fácil acceso en el tejido subcutáneo de la línea axilar media.

6.4.2 Reconstrucción con tejido autólogo

Los avances de las técnicas quirúrgicas y de la microcirugía permiten utilizar colgajos músculo-cutáneos, como el colgajo dorsal ancho o el TRAM (Transverse Rectus Abdominis Muscle) o de tejido graso subcutáneo y piel vascularizados a través de vasos perforantes como el colgajo DIEP (Deep Inferior Epigastric Perforator). Este último es el más utilizado, ya que permite mantener la estructura muscular abdominal indemne.

La reconstrucción con tejido autólogo suele realizarse en un solo tiempo y aguanta muy bien la irradiación posterior, pero son cirugías largas y de elevada complejidad, por lo que la paciente debe estar adecuadamente informada.

Otra forma de reconstrucción con tejido autólogo es el injerto de grasa o lipotransferencia que ha demostrado ser una técnica oncológicamente segura y que se puede utilizar de forma única o para mejorar el resultado estético de los implantes e incluso para corregir defectos tras cirugía conservadora.

6.5 Complicaciones derivadas del tratamiento quirúrgico sobre la mama

6.5.1 Complicaciones intraoperatorias

- **Lesiones vasculares:** lesión de vasos perforantes a nivel del músculo pectoral mayor o de ramas de la arteria mamaria externa.

- **Neumotórax:** por la perforación de la pleura parietal, poco frecuente.

6.5.2 Complicaciones postoperatorias precoces

- **Hematomas:** por hemorragia descontrolada de un vaso y el fracaso del drenaje que se ha colocado. En ocasiones, es necesario reintervenir a la paciente para evacuar el hematoma y realizar una correcta hemostasia.

- **Seromas:** es una de las complicaciones más frecuentes por acúmulo de líquido en el lecho quirúrgico secundario a la utilización del bisturí eléctrico, de una hemostasia incorrecta y de la movilización de la grasa axilar. Suelen solucionarse con su punción y aspiración seguidas de vendaje compresivo.

- **Dehiscencia de la herida:** cuando los colgajos de piel quedan a tensión existe el riesgo de necrosis y apertura de la cicatriz que deberá cerrarse por segunda intención.

- **Infección de la herida:** poco frecuente.

- **Flebitis y tromboflebitis:** poco frecuente.

6.5.3 Complicaciones postoperatorias tardías

- Cicatrices queloides por una mala cicatrización que depende de factores intrínsecos y extrínsecos a la paciente: raza negra, tabaquismo, etcétera.

- Alteraciones en la columna vertebral: escoliosis o contracturas cervicales, sobre todo en pacientes con mamas muy voluminosas.

6.6 Tratamiento quirúrgico sobre la axila

El tratamiento quirúrgico del cáncer de mama abarca dos territorios, uno es la mama, comentado anteriormente, y el otro es la axila, ya que la principal vía de diseminación de estos tumores son los ganglios linfáticos axilares. Es importante conocer si existe afectación axilar desde dos puntos de vista: la estadificación y el control local de la enfermedad. Por un lado, el avance en las técnicas de imagen y la consolidación de los programas de cribado hacen que la mayoría de los tumores en los países desarrollados se diagnostiquen en estadio precoz, en el que existe menor probabilidad de afectación axilar. Por otro lado, hay que recordar que la linfadenectomía axilar no ha demostrado aumentar la supervivencia. Por tanto, al igual que en la cirugía de la mama *menos es más y se intenta hacer un tratamiento conservador que reduzca la estancia postoperatoria y disminuya el riesgo de complicaciones y secuelas a largo plazo. Así, la biopsia selectiva de ganglio centinela (BSGC) ha sustituido al vaciamiento ganglionar axilar como técnica de estadificación.*

6.6.1 Biopsia selectiva de ganglio centinela (BSGC)

Se conoce como ganglio centinela el primer ganglio que recibe el drenaje del territorio en el que se encuentra un determinado tumor. Si este ganglio no está afectado, predice con gran fiabilidad (95 % de las ocasiones) que el resto de los ganglios axilares tampoco van a estar afectados[10].

Para localizar el ganglio centinela se precisa de un trazador que, administrado en la mama ipsilateral, migre por la misma vía que siguen las células tumorales hasta la axila y se deposite en el ganglio centinela. Existen distintos tipos de trazadores, los primeros en utilizarse fueron los colorantes vitales como el azul de metileno o el azul de isosulfán, cuyo principal inconveniente es la existencia de reacciones anafilácticas hasta en el 1 % de los casos. Actualmente, se utilizan sobre todo radiotrazadores, como los Tc99-nanocoloides, en los centros en los que se dispone de servicio de Medicina Nuclear y existen nuevas alternativas, como los trazadores fluorescentes (verde indocianina) o magnéticos que garantizan tasas de detección similares. Posteriormente, se localizará en quirófano dicho ganglio teñido por el colorante, si se ha utilizado este método, o con la ayuda de una gamma sonda, si se ha usado un radioisótopo como trazador. El número máximo de ganglios catalogados como centinelas y remitidos a Anatomía Patológica no debería ser superior a tres.

Está técnica mínimamente invasiva (Figura 4) se ha convertido en el patrón oro de estadificación ganglionar axilar y está indicada en todos los cánceres de mama, a excepción del carcinoma inflamatorio, en los que la axila es clínica y radiológicamente negativa[11].

También se utiliza la biopsia selectiva de ganglio centinela en casos seleccionados de carcinoma ductal *in situ*[8,9]. Por definición, en el carcinoma ductal *in situ* no existe afectación axilar, pero en aquellos casos con mayor riesgo de infravaloración de la biopsia previa (masa palpable, alto grado o gran extensión) o en los que se va a realizar una mastectomía, ya que imposibilitamos la realización de una BSGC posterior en el caso de que existiera infiltración en el estudio histológico definitivo.

6.6.2 Linfadenectomía axilar

El vaciamiento axilar consiste en la extracción del paquete ganglionar junto al tejido adiposo circundante localizado a nivel axilar (Figura 5). Clásicamente, se han descrito los niveles de Berg para delimitar el territorio a abordar. La

Incisión axilar para búsqueda del ganglio centinela en paciente con cáncer de mama derecha

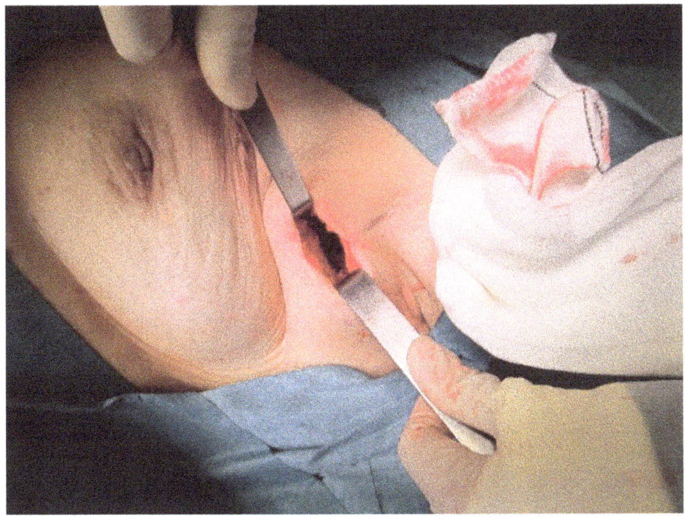

Fuente: Iconografía de la Unidad de Mama. Hospital General Universitario Gregorio Marañón. Madrid

Mastectomía radical. Se ha extirpado la glándula mamaria junto con el paquete ganglionar axilar (niveles I y II de Berg)

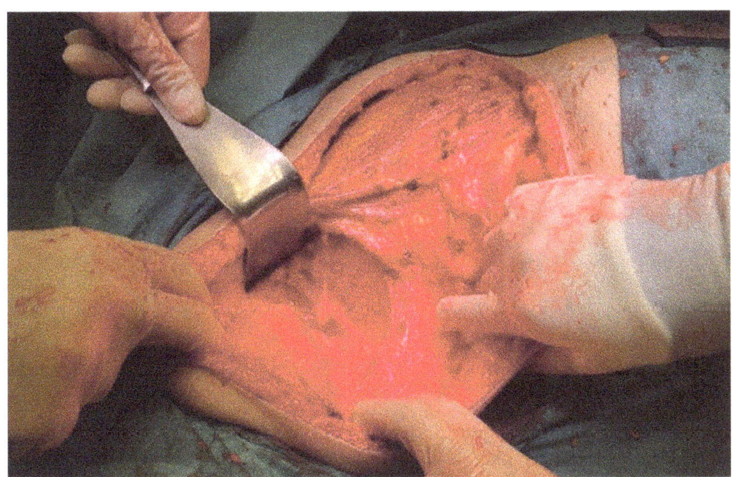

Fuente: Iconografía de la Unidad de Mama. Hospital General Universitario Gregorio Marañón. Madrid

linfadenectomía axilar suele incluir los niveles I y II de Berg (lateral y posterior al tendón del músculo pectoral menor) y el número mínimo de ganglios obtenido debe ser al menos de 10 para una correcta estadificación[12]. En los casos en los que existan adenopatías patológicas en nivel III (medial al tendón del pectoral menor), estas deberán incluirse para su estudio histológico posterior.

En la última década, se persigue el objetivo de realizar una cirugía lo más conservadora posible, por tanto, lo más deseable será evitar la realización de la linfadenectomía axilar. Ya hemos visto que, en los casos en los que el ganglio centinela es negativo, podemos evitar más cirugía sobre la axila pero incluso en algunos casos en los que existe afectación podemos conseguir un adecuado control local gracias a la radioterapia evitando así la suma de efectos secundarios al asociar ambos procedimientos. La indicación de realizar la linfadenectomía axilar vendrá dada por los siguientes motivos[11]:

- El más frecuente es la confirmación histológica de ganglios axilares positivos para malignidad en la fase de diagnóstico.

- Positividad del ganglio centinela para macrometástasis, siempre y cuando se cumplan los siguientes criterios:

  - Carga tumoral total (CTT) por encima de 15.000-25.000 copias si se valora con OSNA.

  - Paciente sometida a mastectomía.

  - Más de dos ganglios centinela metastásicos.

  - Invasión de la grasa periganglionar.

  - Paciente que no vaya a recibir radioterapia adyuvante.

- Carcinoma de mama inflamatorio.

- Imposibilidad de realizar una cirugía más conservadora sobre la axila por dificultad de la técnica: cirugías previas, axilas radiadas, no disponibilidad de medios para la realización de la BSGC, etcétera.

6.6.3 Muestreo ganglionar

En los casos en los que no exista indicación para realizar una linfadenectomía axilar, pero tampoco sea posible realizar una BSGC, se realizará un muestreo ganglionar de la axila. Esta técnica consiste en obtener tejido linfograso axilar sin llegar a la extensión conseguida en una linfadenectomía. El número de ganglios aceptable suele ser de 6.

Independientemente de la técnica conservadora que se realice, siempre deberá explorarse la axila y extirpar todas aquellas adenopatías sospechosas que podrán coincidir o no con el ganglio centinela o con el área ganglionar a extirpar.

6.6.4 Complicaciones derivadas del tratamiento quirúrgico sobre la axila

Independientemente de la técnica quirúrgica utilizada, si bien es cierto que son más frecuentes cuando realizamos tratamientos más agresivos, las complicaciones más habituales son las siguientes:

Complicaciones intraoperatorias y preoperatorias precoces:

- **Lesiones vasculares:** lesión de pequeños vasos sanguíneos que producen sangrado. Menos frecuente son las lesiones de grandes vasos, sobre todo de la vena axilar.

- **Lesiones nerviosas:** del nervio torácico largo, del nervio toracodorsal o, raramente, del plexo braquial. La lesión del nervio torácico largo que inerva al músculo serrato produciría a largo plazo la conocida «escápula alada».

- **Seromas:** es la complicación precoz más frecuente, al igual que en cirugía sobre la mama.

- **Complicaciones con la cicatriz:** del mismo modo que sucede en la cirugía mamaria.

Complicaciones tardías:

- **Linfedema:** es la complicación más frecuente tras un vaciamiento ganglionar axilar, sobre todo, en caso de vaciamientos completos y, generalmente, asociados a radioterapia adyuvante.

- **Limitación en la movilidad del hombro:** puede conducir al conocido como «hombro congelado» originando retracciones de ligamentos y tendones que pueden conducir a una fijación de la articulación.

- **Alteración en la sensibilidad del miembro superior:** parestesias a nivel de la axila y de la parte medial del brazo que suelen ser transitorias.

Para prevenir estas complicaciones tardías o, al menos, disminuir su gravedad se aconseja remitir a la paciente pasados 30 días de la intervención a un servicio de Rehabilitación para valorar a la paciente y realizar un seguimiento. Las Unidades de Mama suelen contar con médicos especialistas en Rehabilitación y fisioterapeutas que trabajan con las pacientes para la prevención de linfedema y de alteraciones en la movilidad del miembro superior.

Bibliografía

1. https://academy.astro.org/content/breast-refresher-2020

2. https://user-swndwmf.cld.bz/ESTRO-Annual-Report-2019.

3. Cruz-Benítez L y Morales-Hernández E. *Historia y estado actual sobre los tipos de procedimientos quirúrgicos realizados en cáncer de mama. Gaceta Mexicana de Oncología. 2014; 13(2): 124-133.*

4. Galimberti V, Vicini E, Corso G, Morigi C, Fontana S, Sacchini V, Veronesi P. *Nipple-sparing and skin-sparing mastectomy: Review of aims, oncological safety and contraindications.* Breast. 2017 Aug; 34 Suppl 1(Suppl 1):S82-S84. doi: 10.1016/j.breast.2017.06.034. Epub 2017 Jun 30. PMID: 28673535; PMCID: PMC5837802.

5. Acea Nebril, B. (2013). Cirugía oncológica de la mama: técnicas oncoplásticas y reconstructivas. Barcelona, España. Editorial Elsevier.

6. Kronowitz S, Mandujano K, Liu J et al. Lipofilling of the breast does not increase the risk of recurrence of breast cancer: a matched controlled study. Plast Reconstr Surg 2016; 137(2):385-92.

7. Fisher B. et al. NEJM 2002;347(8): 567-575.

8. Giuliano AE, Ballman K, McCall L et al. *Locoregional recurrence after sentinel lymph node dissection with or withouy axillary dissection in patients with sentinel node metastases: long term follow-up from the American College of Surgeons Oncology Group (Alliance) ACOSOG Z0011 randomized trial.* Ann Surg. 2016; 264(3):413-20.

9.   Rutgers EJ, Donker M, Poncet C et al. *Radiotherapy or surgery after a positive sentinel node in breast cancer patients: 10 year follow-up results of the EORTC AMAROS trial (EORTC 10981/22023).* San Antonio Breast Cancer Symposium (SABCS) 2018.

10. Manual de Práctica Clínica en Senología 2019. Sociedad Española de Senología y Patología Mamaria (SESPM) 4° Ed.

11. Oncoguía SEGO: Cáncer infiltrante de mama. Guías de práctica clínica en cáncer ginecológico y mamario. Publicaciones SEGO, Junio 2017.

12. Vía clínica de cáncer de mama 2020. Sociedad Española de Senología y Patología Mamaria (SESPM) 1° Ed.

CAPÍTULO 7

TRATAMIENTO RADIOTERÁPICO DEL CÁNCER DE MAMA

TRATAMIENTO RADIOTERÁPICO DEL CÁNCER DE MAMA

Felipe Ángel Calvo Manuel

7.1 Introducción

El tratamiento radioterápico del cáncer de mama está en continua evolución. El desarrollo de la tecnología de la radioterapia de precisión, los sistemas de planificación y el cálculo de dosimétrico guiado por la imagen anatómica tiempo-real y 4D (teniendo en cuenta el movimiento fisiológico de la anatomía) han transformado la práctica clínica ofreciendo un abanico de soluciones técnicas adaptadas al riesgo oncológico individual. La evidencia científica ha consolidado el valor del fraccionamiento más concentrado de la dosis de irradiación (hipofraccionamiento), una precisión mayor en el depósito de la dosis de irradiación en la región de riesgo (intensidad modulada, arcoterapia volumétrica) y la sincronización del tratamiento con el movimiento respiratorio y cardiaco (técnicas 4D) para minimizar la irradiación innecesaria de estas estructuras en movimiento continuo. La colaboración con los especialistas quirúrgicos ha impulsado modelos de radioterapia intervencionista (radioterapia intraoperatoria con electrones y braquiterapia perioperatoria) que extienden la eficiencia del uso de recursos hospitalarios en favor de la autonomía de las pacientes y su menor dependencia sociosanitaria. La radioterapia con dosis ablativas (mediante administración de alta precisión y gradiente dosimétrico) ha cambiado la historia natural del cáncer de mama oligometastásico contribuyendo a un patrón evolutivo más favorable.

Se ha estructurado este capítulo en apartados que actualizan la evidencia del componente radioterápico en recomendaciones habituales de la práctica oncológica multidisciplinar.

7.2 Radioterapia parcial acelerada

En las últimas 2 décadas se ha consolidado la alternativa radioterápica que trata exclusivamente la región de riesgo postumorectomía en pacientes seleccionadas con perfil clínico y molecular favorable. Este tipo de irradiación está incorporado a las guías de práctica clínica internacionales de forma genérica. Puede ser realizado con diversas técnicas de irradiación que incluyen formas modificadas de radioterapia externa, braquiterapia y radioterapia intraoperatoria con electrones. Todas estas variantes asumen una aceleración en la administración de la dosis total de irradiación que puede variar de 15 a 1 única fracción (habitualmente menos de 10 fracciones). Los criterios de selección apropiada de la ASTRO (American Society of Radiation Oncology) para irradiación parcial de la mama acelerada son[1]: > 50 años, márgenes negativos o al menos 2 mm, Tis o T1, DCIS (si se cumplen todos los requisitos siguientes: detectado en despistaje, bajo grado o intermedio, tamaño menor de 2,6 cm, resecado con márgenes negativos mayores de 3 mm).

La radioterapia intraoperatoria con electrones es la forma más eficiente de irradiación parcial por completarse todo el tratamiento locorregional en el tiempo quirúrgico (dosis única 21 Gy sobre lecho de tumorectomía reconstruido) y cuenta con el soporte de guías de recomendación de la ESTRO (European Society of Radiation Oncology)[2].

7.3 Radioterapia conservadora sobre mama completa

Los datos epidemiológicos de la práctica clínica europea en el siglo XXI confirman que la cirugía conservadora debe ser complementada con radioterapia completa de la mama, incluso en pacientes sin afectación axilar, que no hayan sido seleccionadas para radioterapia parcial acelerada[3]. En pacientes suecas tratadas (periodo 2000-2004) con cirugía conservadora y radioterapia (2338 pacientes) o mastectomía exclusiva (429 pacientes), la supervivencia global (79,5 *vs.* 64,3% a 13 años, P < 0,001), cáncer-especifica (90,5 *vs.* 84,0 %; P < 0,001) y control axilar (98,3 *vs.* 96,2 %; P < 0,001) se observó una superioridad evolutiva en la combinación terapéutica.

La radioterapia completa de la mama después de la cirugía conservadora administrada en regímenes de irradiación con hipofraccionamiento moderado es equivalente en términos de resultados clínicos relevantes[4]: recidiva local, recidiva locorregional, supervivencia, tolerancia aguda y cosmesis a largo plazo (datos descritos en una revisión sistemática de 13 ensayos randomizados con 8189 pacientes participantes).

La recomendación más extendida en términos de fraccionamiento es la administración de una dosis total de 42,5 Gy en 16 fracciones en un periodo de 22 días[5]. Cabe destacar la cautela de incorporar maniobras protectoras del corazón en la irradiación de cáncer de mama izquierdo mediante técnicas de sincronización respiratoria o similares.

7.4 Radioterapia ganglionar locorregional

La irradiación de las regiones ganglionares en pacientes con cáncer de mama primario en estadios tempranos de localización central o medial (independientemente del estado axilar patológico) o de pacientes con cáncer en cuadrantes externos y metástasis axilares, con una media de seguimiento de 10 años, ha tenido un efecto marginal sobre la supervivencia global (82 *vs.* 80 %, p = 0,06) y más acusado en la mejoría de la supervivencia libre de enfermedad (72 *vs.* 69 %, p = 0,04) y libre de metástasis a distancia (78 *vs.* 75 %, p = 0,02), asociándose a una menor mortalidad por cáncer de mama (12 *vs.* 14 %, p = 0,02)[6]. Un estudio poblacional europeo (basado en práctica clínica guiada por comités de tumores multidisciplinares), con más de 8000 pacientes evaluados y seguimiento a 10 años, identifica que las recidivas locales (7,5 %) y las metástasis a distancia (25 %) son más frecuentes en enfermedad con expresión de HER2 y menos frecuente en enfermedad Luminal A (3,7 % y 9,5 %, respectivamente). Las recidivas regionales en enfermedad triple negativa son 5,2 % y 1,7 % en luminal A[7]. En el contexto de práctica clínica actualizada, la adversidad molecular conocida para guiar el tratamiento sistémico en cáncer de mama debe guiar por inferencia el criterio radioterápico. El riesgo alto oncológico merece la consideración del tratamiento radioterápico de máxima seguridad, ya que las técnicas actuales tienen una tolerancia aceptable.

7.5 Radioterapia postreconstrucción

El debate alrededor de la radioterapia postmastectomía y reconstrucción no está resuelto de forma satisfactoria en la práctica clínica del día a día. Los datos disponibles muestran heterogeneidad de resultados oncológicos y reconstructores, que son reflejo de la propia heterogeneidad de la práctica quirúrgica y radioterápica. Incluso en grupos expertos es difícil discriminar los elementos que contribuyen al desarrollo de recidivas locorregionales con o sin rechazo de material protésico, fibrosis graves o necrosis tisular irreversible. Las cohortes de pacientes pertenecen a cirujanos y técnicas distintas, las técnicas radioterápicas pueden ser aún más diferenciales, los análisis suelen ser retrospectivos y los pacientes tienen una variabilidad biológica (edad, síndrome metabólico, comorbilidades, etc.) no despreciable. Desde el punto de vista radioterápico, las recomendaciones son generalistas: indicar radioterapia en el alto riesgo oncológico (a pesar del riesgo en secuelas indeseadas), homogeneizar la distribución de radiación en la piel (evitando zonas de sobredosificación), esperar a la conclusión del tratamiento sistémico (menor concomitancia y radiopotenciación), utilizar fraccionamientos convencionales («lentos o prolongados»). El panel de expertos alemanes DEGRO recomienda radioterapia después de mastectomía preservadora de piel con reconstrucción inmediata (también de areola) si el riesgo de recidiva locorregional a 10 años es superior al 10 % por factores clínicos o biológicos. No existen criterios para recomendar irradiación de subvolúmenes salvo en estudios clínicos[8]. La relación de radioterapia y tipo de reconstrucción (tejido autólogo o implantes) describe contracción severa capsular en un 17 % de los casos implantados (21 % de fallos de reconstrucción) y fibrosis moderada en 13 % de reconstrucción autóloga. En otros ámbitos de evaluación de resultados la «satisfacción con sus mamas» era significativamente superior en pacientes reconstruidas con tejido autólogo (50,9 % *vs.* 63,7 %, p = 0,001)[9].

7.6 Radioterapia ablativa en oligometástasis

El cambio de paradigma más influyente en la práctica clínica en oncología radioterápica de la última década es la incorporación de la enfermedad oligometastásica a los abordajes de intención radical multidisciplinares. Esto afecta a muchas variantes de cáncer y es especialmente válido en cáncer con opciones de tratamiento sistémico eficaz. El cáncer de mama es uno de los que primero dio la pista del potencial de la radioterapia ablativa con técnicas de alta precisión dosimétrica y dosis altas por fracción (radiocirugía cerebral y radioterapia estereotáxica extracraneal). En una reciente revisión de 64 publicaciones sobre ensayos clínicos registrados (55 % fase II, 27 % fase III, mayoritariamente con el objetivo primario de supervivencia libre de progresión), el cáncer de mama era el segundo en frecuencia (9 %)[10]. En cáncer de mama oilgometastásico (54 pacientes, 89 % en tratamiento sistémico concomitante), las técnicas de radioterapia estereotáxica fraccionada (3 fracciones, con dosis de 30-45 Gy acumulativos) logran una supervivencia libre de progresión y control local a los 2 años del 53 % y 95 %, respectivamente (5 % de toxicidad grado 2)[11]. Existen pacientes supervivientes a largo plazo sin evidencia de enfermedad descritos en las series pioneras de la radiocirugía cerebral y de las experiencias piloto de radioterapia extracraneal con dosis ablativas de hipofraccionamiento extremo. Estas observaciones, inicialmente consideradas anecdóticas, hoy deben ser interpretadas como un subgrupo de pacientes, difícilmente predecible todavía, pero real, con enfermedad oligometastásica curable.

7.7 Radioterapia paliativa

Aproximadamente, la mitad de las pacientes con cáncer de mama metastásico necesitan radioterapia paliativa (48 %) en el curso de su enfermedad. Las áreas metastásicas de tratamiento más frecuentes son hueso (64 %) y cerebro (17 %). Es más frecuente irradiar paliativamente en el primer tercio del periodo de progresión sistémica (49 %), a pacientes con menos de 60 años y en simultaneidad con tratamiento sistémico (55 %). La supervivencia media después de radioterapia paliativa fue de 10 meses[12]. Existen indicaciones muy específicas de radioterapia paliativa en cáncer de mama con diversos niveles de eficacia: metástasis coroideas, progresión cutánea, diseminación leptomeníngea, carcinoma inflamatorio, etc. Se han explorado diversos fraccionamientos de dosis para lograr efecto antiálgico. El consenso actual es hipofraccionar (incluso de forma extrema, dosis única o menos de 5 fracciones) si no existen órganos dosis-limitante cercanos a la región de tratamiento. Es factible reirradiar con intención antiálgica y puede ser necesario hasta en un 25 % de pacientes (más frecuente la necesidad de reirradiación en pacientes tratados con hipofraccionamiento). La radioterapia forma parte del tratamiento paliativo multidisciplinar integral de la paciente sintomática. Es un componente estratégico que debe ser accesible. La necesidad de radioterapia paliativa es una semiurgencia clínica para el oncólogo radioterápico: debe priorizarse sobre otros elementos asistenciales que no tienen la connotación del enfermo sintomático. La ciencia de la paliación ha mejorado, se ha transformado, mediante la generalización de escalas validadas y el registro de los informes generados por los propios pacientes[13].

En revisiones sistemáticas sobre secuelas tardías en pacientes con cirugía radical con o sin radioterapia locorregional (10 estudios comparativos), se ha identificado una incidencia mayor en retracción capsular, menor movilidad del hombro homolateral y linfedema[14]. Otras alteraciones como dolor (en la región de irradiación), fibrosis pulmonar o cardiopatía severa se han descrito específicamente. Los eventos agudos coronarios se han estudiado en una cohorte con 1015 pacientes tratadas con radioterapia postoperatoria (técnicas contemporáneas y país desarrollado en el periodo 2000-2013) ajustadas por comorbilidad, edad y hábito tabáquico con la población no oncológica (8120 pacientes). La incidencia acumulativa a 5 y 10 años de coronariopatía aguda fue de 5,5 y 11,3 %, respectivamente. Las supervivientes de cáncer de mama tenían un riesgo significativamente aumentado si no practicaban ejercicio físico o padecían discapacidades[15].

La incidencia de cáncer de pulmón y eventos de muerte de origen cardiaca son, sin duda, los efectos tardíos más severos potencialmente asociados a la radioterapia locorregional. En un metaanálisis de 40.781 pacientes registrados en 75 ensayos publicados en el periodo 2010-2015, el riesgo de desarrollar cáncer de pulmón fue del 4 % para los fumadores que no cesaron su hábito y 0,3 % en no fumadores activos, mientras que el riesgo de muerte cardiaca fue de 1 % (fumadores activos) y 0,3 % (no fumadores). Ambos eventos eran dosis y volumen de irradiación dependientes[16]. La radioterapia locorregional en cáncer de mama debe planificarse con el reto dosimétrico de evitar irradiación dispersa en tejidos innecesariamente irradiados. Tanto en volúmenes complejos como en aparentemente simples, la irradiación innecesaria de pulmón y corazón tiene un contexto de potencial enfermedad tardía grave (dosis/volumen dependiente) que puede minimizarse en la planificación dosimétrica y técnica de irradiación. En estas pacientes se proyecta eventos de salud a 20 y 25 años, porque mayoritariamente pueden ser largos supervivientes. No se trata tanto de evitar exceso de muerte potencialmente radioinducida, sino exceso de discapacidad.

7.9 Investigación e innovación asistencial

Existen múltiples áreas de mejora en el tratamiento radioterápico del cáncer de mama: la prevención y cuidado de las secuelas observadas en largos supervivientes (en especial el complejo clínico en torno a la muerte en exceso cardio-oncológica), la incorporación de la información sobre predicción de riesgo clínico mediante paneles genómicos (radioterapia bioadaptada) y la combinación de radioterapia con cirugía reconstructora con mínimo compromiso del resultado en cosmesis. Los desarrollos de presente y futuro más atractivos en radioterapia de cáncer de mama incluyen la promoción de radioinmunogenicidad en enfermedad metastásica candidata a inmunoterapia y la dosimetría optimizada de la protonterapia especialmente preservadora de la irradiación innecesaria de tejidos normales decisivos para la calidad de vida (pulmón, corazón y piel en la cirugía reconstructiva).

7.9.1 Radioterapia preoperatoria

En radioterapia clínica, la irradiación preoperatoria asegura un volumen de tratamiento en condiciones anatómicas reproducibles y confinados a la lesión. En cáncer de mama en estadios tempranos es una estrategia que puede mejorar la tolerancia, aumentar el descenso de estatificación y tamaño, aumentar la tasa de respuestas patológicas completas en relación al tratamiento sistémico neoadyuvante y abrir la posibilidad de explorar la omisión de la tumorectomía en respondedores[17].

7.9.2 Paneles genómicos

Recientemente, se ha comunicado el primer panel de 27 genes (ARTIC, Adyuvant RadioTherapy Intensification Classifier) capaz de identificar pacientes con cáncer de mama que se benefician de forma importante por la radioterapia y pacientes con un riesgo elevado de recidiva en las que es insuficiente la irradiación completa de la mama. Permitirá diseñar un tratamiento individualizado basado en la predicción biológica del riesgo locorregional mediante técnicas de intensificación radioterápica (como la sobreimpresión del lecho de tumorectomía o irradiación ganglionar regional cuestionable con estadificación convencional)[18].

7.9.3 Protonterapia

La protonterapia en cáncer de mama permite programas de irradiación parcial de la mama acelerada (3 fracciones)[19] y radioterapia de alta conformación preservadora de órganos dosis-limitantes en mastectomías con reconstrucción e indicación de radioterapia locorregional (piel, areola, corazón, pulmón, etc.). Ambas oportunidades están basadas en su versatilidad dosimétrica[20].

7.9.4 Radioinmunoterapia

La radioterapia en dosis altas por fracción (ablativas) es inmunogénica. Este efecto es descrito y comprobado en pacientes oncológicos oligometastásicos. La heterogeneidad celular del cáncer de mama ofrece una oportunidad adicional para el diseño individualizado de estrategias de irradiación guiadas por la expresión de inmuno-biomarcadores o la presencia de linfocitos infiltrantes de tumor con el objetivo de aumentar la respuesta en subpoblaciones celulares que escapen a tratamientos convencionales[21].

7.9.5 Rehabilitación de secuelas

La prevención del linfedema o su tratamiento activo, el ejercicio físico continuado y la dieta mediterránea son recomendables en pacientes con cáncer de mama tratadas con radioterapia. Se tratan de medidas de higiene sociosanitaria que cobran especial valor en los subgrupos de pacientes que superarán su cáncer y se convertirán en largos supervivientes. En oncología evolutiva (la nueva medicina de los largos supervivientes de cáncer), las medidas de monitorización del riesgo cardio-oncológico y el apoyo para el abandono del hábito tabáquico deben superar la recomendación académica y convertirse en parte de las tareas a compartir entre oncólogos y médicos de familia.

7.10 Conclusiones

La radioterapia en cáncer de mama está en continua evolución. Es útil en el control de la enfermedad en prácticamente todas las categorías de presentación clínica. Las modificaciones de las técnicas de irradiación al riesgo biológico (radioterapia adaptada al riesgo) convierten el cáncer de mama en un modelo de práctica clínica radioterápica personalizada propia de la nueva era de medicina de precisión (Figura 1)[22].

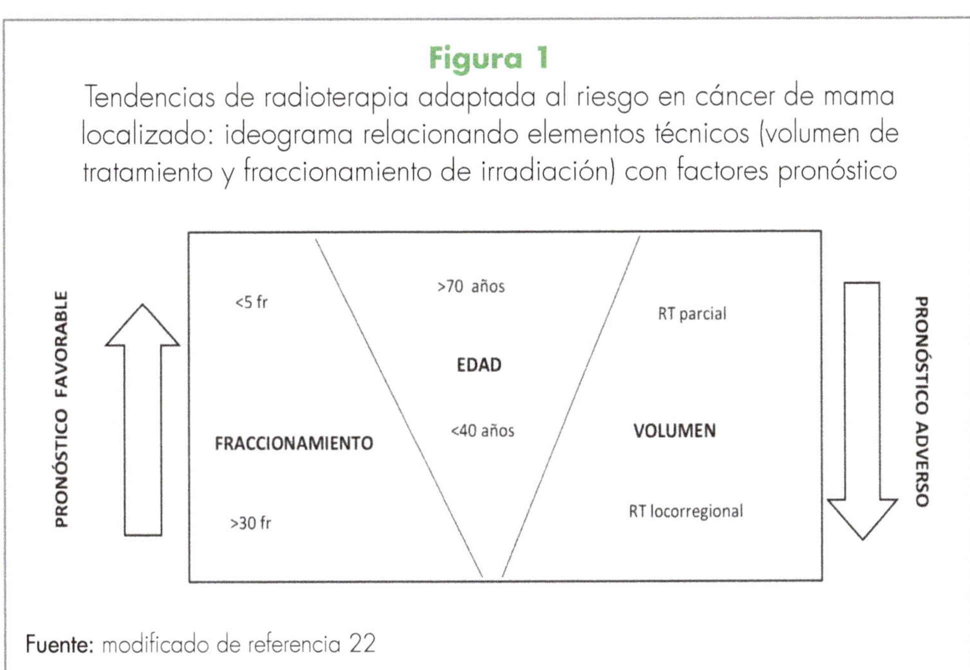

Fuente: modificado de referencia 22

Bibliografía

1. Correa C, Harris EE, Leonardi MC, Smith BD, Taghian AG, Thompson AM, White J, Harris JR. Accelerated Partial Breast Irradiation: Executive summary for the update of an ASTRO Evidence-Based Consensus Statement. Pract Radiat Oncol. 2017 Mar-Apr;7(2):73-79

2. Fastner G, Gaisberger C, Kaiser J, Scherer P, Ciabattoni A, Petoukhova A, Sperk E, Poortmans P, Calvo FA, Sedlmayer F, Leonardi MC. ESTRO IORT Task Force/ACROP recommendations for intraoperative radiation therapy with electrons (IOERT) in breast cancer. Radiother Oncol. 2020 Aug;149:150-157.

3. de Boniface J, Frisell J, Bergkvist L, Andersson Y. Breast-conserving surgery followed by whole-breast irradiation offers survival benefits over mastectomy without irradiation. Br J Surg. 2018 Nov;105(12):1607-1614.

4. Valle LF, Agarwal S, Bickel KE, Herchek HA, Nalepinski DC, Kapadia NS. Hypofractionated whole breast radiotherapy in breast conservation for early-stage breast cancer: a systematic review and meta-analysis of randomized trials. Breast Cancer Res Treat. 2017 Apr;162(3):409-417.

5. Whelan TJ, Pignol JP, Levine MN, Julian JA, MacKenzie R, Parpia S, Shelley W, Grimard L, Bowen J, Lukka H, Perera F, Fyles A, Schneider K, Gulavita S, Freeman C. Long-term results of hypofractionated radiation therapy for breast cancer. N Engl J Med. 2010 Feb 11;362(6):513-20.

6. Poortmans PM, Collette S, Kirkove C, Van Limbergen E, Budach V, Struikmans H, Collette L, Fourquet A, Maingon P, Valli M, De Winter K, Marnitz S, Barillot I, Scandolaro L, Vonk E, Rodenhuis C, Marsiglia H, Weidner N, van Tienhoven G, Glanzmann C, Kuten A, Arriagada R, Bartelink H, Van den Bogaert W; EORTC Radiation Oncology and Breast Cancer Groups. Internal Mammary and Medial Supraclavicular Irradiation in Breast Cancer. N Engl J Med. 2015 Jul 23;373(4):317-27.

7. van Maaren MC, de Munck L, Strobbe LJA, Sonke GS, Westenend PJ, Smidt ML, Poortmans PMP, Siesling S. Ten-year recurrence rates for breast cancer subtypes in the Netherlands: A large population-based study. Int J Cancer. 2019 Jan 15;144(2):263-272.

8. Hehr T, Baumann R, Budach W, Duma MN, Dunst J, Feyer P, Fietkau R, Haase W, Harms W, Krug D, Piroth MD, Sedlmayer F, Souchon R, Wenz F, Sauer R; Breast Cancer Expert Panel of the German Society of Radiation Oncology (DEGRO). Radiotherapy after skin-sparing mastectomy with immediate breast reconstruction in intermediate-risk breast cancer : Indication and technical considerations. Strahlenther Onkol. 2019 Nov;195(11):949-963.

9. Reinders FCJ, Young-Afat DA, Batenburg MCT, Bruekers SE, van Amerongen EA, Macaré van Maurik JFM, Braakenburg A, Zonnevylle E, Hoefkens M, Teunis T, Verkooijen HM, van den Bongard HJGD, Maarse W. Higher reconstruction failure and less patient-reported satisfaction after post mastectomy radiotherapy with immediate implant-based breast reconstruction compared to immediate autologous breast reconstruction. Breast Cancer. 2020 May;27(3):435-444.

10. Al-Shafa F, Arifin AJ, Rodrigues GB, Palma DA, Louie AV. A Review of Ongoing Trials of Stereotactic Ablative Radiotherapy for Oligometastatic Cancers: Where Will the Evidence Lead? Front Oncol. 2019 Jun 21;9:543.

11. Trovo M, Furlan C, Polesel J, Fiorica F, Arcangeli S, Giaj-Levra N, Alongi F, Del Conte A, Militello L, Muraro E, Martorelli D, Spazzapan S, Berretta M. Radical radiation therapy for oligometastatic breast cancer: Results of a prospective phase II trial. Radiother Oncol. 2018 Jan;126(1):177-180.

12. Steinauer K, Gross MW, Huang DJ, Eppenberger-Castori S, Güth U. Radiotherapy in patients with distant metastatic breast cancer. Radiat Oncol. 2014 May 30;9:126.

13. Chow S, Wan BA, Pidduck W, Zhang L, DeAngelis C, Chan S, Yee C, Drost L, Leung E, Sousa P, Lewis D, Lam H, Chow R, Lock M, Chow E. Symptoms Predictive of Overall Quality of Life Using the Edmonton Symptom Assessment Scale in Breast Cancer Patients Receiving Radiotherapy. Clin Breast Cancer. 2019 Dec;19(6):405-410.

14. Kanda MH, da Costa Vieira RA, Lima JPSN, Paiva CE, de Araujo RLC. Late locoregional complications associated with adjuvant radiotherapy in the treatment of breast cancer: Systematic review and meta-analysis. J Surg Oncol. 2020 Apr;121(5):766-776.

15. Chang JS, Shin J, Park EC, Kim YB. Risk of cardiac disease after adjuvant radiation therapy among breast cancer survivors. Breast. 2019 Feb;43:48-54.

16. Taylor C, Correa C, Duane FK, Aznar MC, Anderson SJ, Bergh J, Dodwell D, Ewertz M, Gray R, Jagsi R, Pierce L, Pritchard KI, Swain S, Wang Z, Wang Y, Whelan T, Peto R, McGale P; Early Breast Cancer Trialists' Collaborative Group. Estimating the Risks of Breast Cancer Radiotherapy: Evidence From Modern Radiation Doses to the Lungs and Heart and From Previous Randomized Trials. J Clin Oncol. 2017 May 20;35(15):1641-1649.

17. Corradini S, Krug D, Meattini I, Matuschek C, Bölke E, Francolini G, Baumann R, Figlia V, Pazos M, Tonetto F, Trovò M, Mazzola R, Alongi F. Preoperative radiotherapy: A paradigm shift in the treatment of breast cancer? A review of literature. Crit Rev Oncol Hematol. 2019 Sep;141:102-111.

18. Sjöström M, Chang SL, Fishbane N, Davicioni E, Zhao SG, Hartman L, Holmberg E, Feng FY, Speers CW, Pierce LJ, Malmström P, Fernö M, Karlsson P. Clinicogenomic Radiotherapy Classifier Predicting the Need for Intensified Locoregional Treatment After Breast-Conserving Surgery for Early-Stage Breast Cancer. J Clin Oncol. 2019 Dec 10;37(35):3340-3349.

19. 19. Mutter RW, Jethwa KR, Gonuguntla K, Remmes B, Whitaker TJ, Hieken TJ, Ruddy KJ, McGee LA, Corbin KS, Park SS. 3 fraction pencil-beam scanning proton accelerated partial breast irradiation: early provider and patient reported outcomes of a novel regimen. Radiat Oncol, 2019. Nov 21; 14:211-220.

20. Smith NL, Jethwa KR, Viehman JK, Harmsen WS, Gonuguntla K, Elswick SM, Grauberger JN, Amundson AC, Whitaker TJ, Remmes NB, Harless CA, Boughey JC, Nguyen MT, Park SS, Corbin KS, Mutter RW. Post-mastectomy intensity modulated proton therapy after immediate breast reconstruction: Initial report of reconstruction outcomes and predictors of complications. Radiother Oncol. 2019 Nov;140:76-83.

21. Tsoutsou PG, Zaman K, Martin Lluesma S, Cagnon L, Kandalaft L, Vozenin MC. Emerging Opportunities of Radiotherapy Combined With Immunotherapy in the Era of Breast Cancer Heterogeneity. Front Oncol. 2018 Dec 12;8:609.

22. Calvo FA, Sole CV, Rivera S, Meiriño R, Lizarraga S, Infante MA, Boldo E, Ferrer C, Marsiglia H, Deutsch E. The use of radiotherapy for early breast cancer in woman at different ages. Clin Transl Oncol. 2014 Aug;16(8):680-5.

PRONÓSTICO DEL CÁNCER DE MAMA PRECOZ. PLATAFORMAS GENÓMICAS

PRONÓSTICO DEL CÁNCER DE MAMA PRECOZ. PLATAFORMAS GENÓMICAS

Coralia Bueno Muiño, José Ángel García Sáenz

8.1 Introducción

El cáncer de mama (CM) es un problema importante de Salud Pública tanto por su incidencia como por su morbi-mortalidad. Es el cáncer más frecuentemente diagnosticado entre las mujeres en nuestro país, representando casi un 30 % de los casos nuevos y la primera causa de muerte por cáncer en la población femenina[1].

A pesar de los avances en el diagnóstico precoz y en el tratamiento, aproximadamente, un tercio de las pacientes con CM en estadios iniciales presentará una recurrencia de su enfermedad en los años siguientes.

Desde un punto de vista clínico y biológico, es una enfermedad heterogénea; no todos los tumores se comportan de la misma forma, ni responden por igual a los agentes antitumorales. Los factores pronósticos y predictivos son esenciales para estimar el riesgo de recidiva y seleccionar el tratamiento más adecuado. Los factores pronósticos se correlacionan con la historia natural de la enfermedad en ausencia de una intervención; pueden indicar la necesidad de un tratamiento, pero no discriminan sus beneficios relativos. Por su parte, los factores predictivos sí estiman la probabilidad de respuesta a un determinado tratamiento.

Con estos factores clásicos, determinábamos el pronóstico de cada paciente y establecíamos la necesidad de administrar quimioterapia (QT) adyuvante en los estadios iniciales. El beneficio de esta terapia parecía ser independiente de las variables clínico-patológicas clásicas como la edad, el estado ganglionar, el grado de diferenciación o la expresión del receptor de estrógeno (RE), aunque se desconocía la magnitud proporcional de su beneficio[2]. A partir de estas variables inexactas, se establecieron modelos matemáticos de estimación del riesgo para la toma de decisiones, que en muchos casos llevaban sobre o infraactuaciones terapéuticas.

8.2 Las plataformas genómicas en cáncer de mama inicial

En la era de la medicina personalizada, los perfiles de expresión génica identifican de manera más exacta que estos factores clásicos el riesgo de recaída y, en algunos casos, el beneficio real que ofrece la terapia adyuvante. De esta forma, identificamos pacientes de aparente buen pronóstico clínico, pero con un alto riesgo de recaída, y, por otro lado, pacientes que por su buen pronóstico genómico no precisan tratamientos que repercuten negativamente en su calidad de vida.

Se han desarrollado varios perfiles de expresión génica en este contexto, como el Recurrence Score (RS) de OncotypeDX®, el test Mammaprint®, el índice Risk of Recurrence (ROR) de Prosigna®, el índice EpClin® de EndoPredict® y el índice Breast Cancer Index® (BCI). Todos estos test han sido validados, algunos prospectivamente, e incorporados a las principales guías clínicas como una herramienta pronóstica que identifica pacientes con riesgo de recaída bajo que pueden evitar una QT adyuvante.

Aunque el objetivo final de estos perfiles de expresión genómica es el mismo, difieren en la tecnología empleada, en los genes evaluados, en la población y en el tipo de estudio en el que se validaron. En este sentido, OncotypeDX®y Mammaprint® cuentan con una validación prospectiva y, por lo tanto, con el máximo nivel de evidencia (Tabla 1A y 1B):

- Los estudios TAILORx y WSG-PlanB han permitido en OncotypeDX® un nivel de evidencia 1 como herramienta pronóstica y predictiva en CM RE+ HER- sin afectación ganglionar.

- El estudio MINDACT ha proporcionado un nivel de evidencia 1 a Mammaprint® como herramienta pronóstica en pacientes con o sin afectación ganglionar. Sin embargo, la evidencia predictiva es menor.

En otras palabras, estos datos confirman que estas plataformas intercambiables y la información que proporcionan sea diferente.

Tabla 1A

Valor pronóstico, predictivo y nivel de evidencia científica de las firmas genómicas según las Guía National Comprehensive Cancer Network (NCCN)[28] de 2020

Plataforma	Valor predictivo	Valor pronóstico	Nivel de evidencia
Oncotype DX sin afectación axilar	SÍ	SÍ	1
Oncotype DX con afectación axilar	No determinado	SÍ	2A
Mammaprint con/sin afectación axilar	No determinado	SÍ	1
PAM50 con/sin afectación axilar	No determinado	SÍ	2A
Endopredict con/sin afectación axilar	No determinado	SÍ	2A

Fuente: tabla realizada por el autor

Tabla 1B

Valor pronóstico y nivel de evidencia científica de las firmas genómicas según las guías ESMO[29] de 2019

Plataforma	Valor pronóstico	Nivel de evidencia
Oncotype DX	SÍ	1A
Mammaprint	SÍ	1A
PAM50	SÍ	1B
Endopredict	SÍ	1B

Fuente: tabla realizada por el autor

8.2.1 OncotypeDX®

OncotypeDX® es un test que valora mediante RT-PCR la expresión de 21 genes en el ARN tumoral. Su resultado se expresa en una variable continua conocida como RS (Recurrence Score) que va de 0 a 100[3].

8.3 Validación pronóstica

Inicialmente, se validó de manera retrospectiva a partir de las muestras provenientes de estudios prospectivos, demostrando su valor pronóstico y predictivo en tumores RE+ con y sin afectación axilar.

Cuando se realizó OncotypeDX® en las muestras del estudio NSABP-B14, que evaluó el papel de tamoxifeno adyuvante en tumores sin afectación ganglionar, se identificaron tres grupos con pronóstico distinto según el punto de corte RS < 18, 18-30, > 30[4].

Otra validación se llevó a cabo en las muestras del estudio ATAC, que comparó la eficacia de la terapia adyuvante con tamoxifeno o anastrozol en pacientes con y sin afectación ganglionar. Nuevamente, OncotypeDX® fue un factor pronóstico independiente de otras variables[5].

El estudio Intergroup E2197 comparó 2 esquemas de QT adyuvante, antraciclinas +/- taxanos, en pacientes con CM con o sin afectación axilar. RS se correlacionó con el riesgo de recaída, independientemente del estatus ganglionar y de otras variables clínicas[6].

8.4 Validación predictiva

OncotypeDX® se realizó en las muestras de las pacientes que recibieron tamoxifeno en el estudio NSABP B-14[7]. RS se asoció con el riesgo de recaída en todas las pacientes; mientras que el beneficio de tamoxifeno fue substancial cuando RS fue bajo o intermedio, aparentemente no hubo beneficio en RS alto. Este último dato debe interpretarse con cautela debido al tamaño muestral bajo.

El valor predictivo de OncotypeDX® para estimar el beneficio de la QT se evaluó en el análisis retrospectivo de 2 estudios prospectivos. El estudio NSABP-20 evaluó el papel de añadir una QT adyuvante tipo CMF/MF a tamoxifeno en pacientes con tumores RE+ sin afectación axilar. Mientras que el beneficio fue alto en el grupo RS ≥ 31, no lo hubo en RS < 18. La capacidad predictiva de esta herramienta fue superior a las de las variables clínico patológicas[8]. El estudio SWOG-8814 demostró que la QT basada en antraciclinas aumentaba la supervivencia global cuando se añadía a tamoxifeno en mujeres postmenopáusicas con CM RE+ con afectación ganglionar. La QT adyuvante no aportó beneficio en los grupos de riesgo bajo e intermedio, pero se detectó una mejora significativa de la supervivencia en el subgrupo con RS alto[9].

Con base en los estudios previos, RS18 se estableció como un punto de corte que identificaba pacientes sin afectación ganglionar en el que se podía evitar la QT de manera segura. Sin embargo, la necesidad de QT adyuvante quedaba poco clara en el grupo intermedio (RS 18-31).

TAILORx es un estudio fase III prospectivo con más de 11.000 pacientes con tumores RE+ operados sin afectación ganglionar (Figura 1A). Las pacientes con RS ≤ 10 se trataron con terapia endocrina sola; las pacientes con RS ≥ 26 recibieron QT y hormonoterapia adyuvante; las pacientes con RS 11-25 se asignaron aleatoriamente a recibir terapia hormonal +/- QT. Las tres cuartas partes de la población tenía un riesgo clínico era bajo.

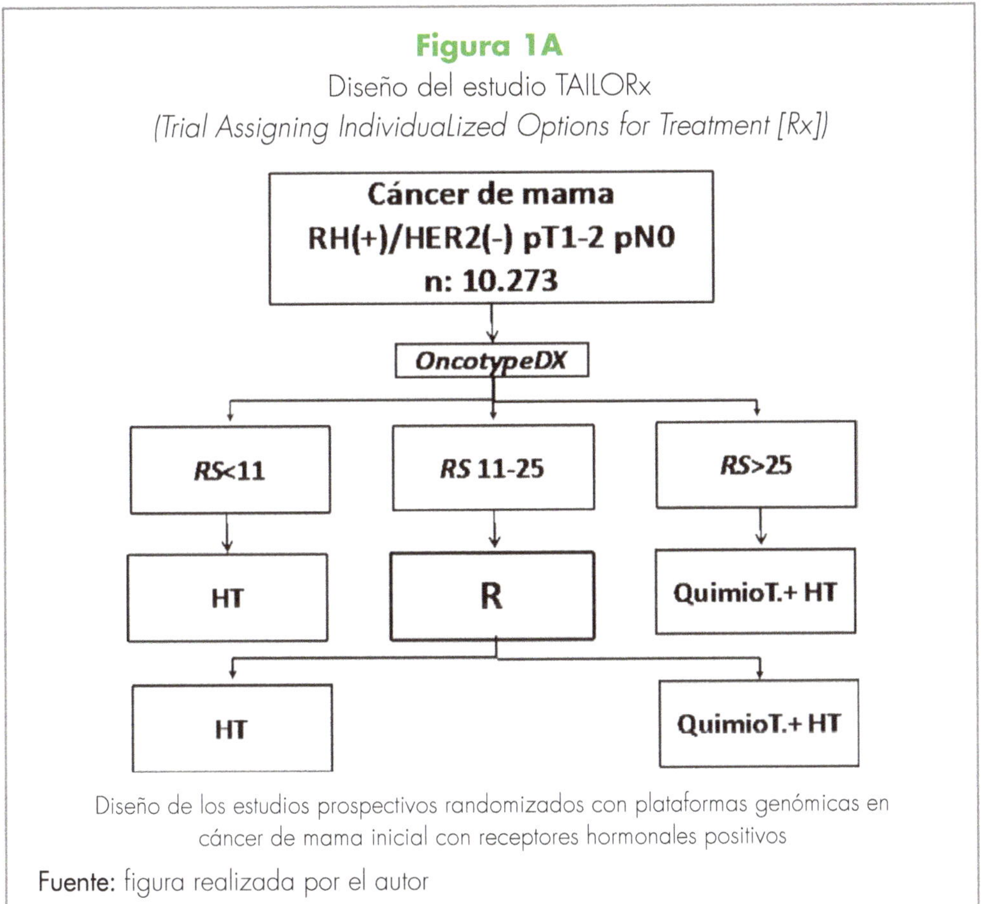

Figura 1A

Diseño del estudio TAILORx

(Trial Assigning IndividuaLized Options for Treatment [Rx])

Diseño de los estudios prospectivos randomizados con plataformas genómicas en cáncer de mama inicial con receptores hormonales positivos

Fuente: figura realizada por el autor

TAILORx demostró que añadir QT a la terapia endocrina adyuvante en el grupo intermedio no aportaba beneficio en supervivencia libre de enfermedad invasiva (objetivo primario). El beneficio fue marginal en las mujeres ≤ 50 años, probablemente por la amenorrea inducida por el citotóxico[10]; queda por dilucidar si esta ventaja pudiera conseguirse igualmente con la supresión farmacológica de la función ovárica. El pronóstico de la población con RS < 11 fue excelente; incluso, la supervivencia global a 5 años entre los grupos intermedios (con o sin QT) y los de bajo riesgo (RS < 11) fue similar (98 %).

Los autores concluyeron que OncotypeDX® identifica un 85 % de pacientes con CM inicial en el que se puede evitar la QT adyuvante. Queda por determinar el eventual papel de la QT en las mujeres postmenopáusicas con tumores con RS 26-30, ya que este grupo no fue aleatorizado en el estudio.

8.6 Validación prospectiva en pacientes con afectación ganglionar: WSG-PlanB y RxPONDER

La afectación axilar ha sido la variable más importante a la hora de decidir añadir QT al tratamiento adyuvante en CM. El ensayo WSG-PlanB se diseñó, por un lado, para conocer el pronóstico de los tumores de alto riesgo clínico (N-/+), pero con RS 0-11 que recibieron solo terapia hormonal, y, por otro, para evaluar diferencias entre regímenes de QT (con y sin antraciclinas) en los grupos intermedios (RS 12-25) (Figura 1B).

En lo que se refiere al primer objetivo, la supervivencia libre de enfermedad invasiva a 5 años con terapia hormonal sola fue > 94 %, independientemente de la afectación axilar (1-3 ganglios). Estos resultados avalan la utilidad de OncotypeDX® en tumores con afectación ganglionar, porque el pronóstico de las pacientes tratadas solo con terapia hormonal y con RS ≤ 11 fue mejor que el de las pacientes con mayor RS que recibieron QT. Sin embargo, no se pudo determinar el valor de la QT en los subgrupos de riesgo intermedio y alto al no haber una rama control solo con terapia endocrina.

El estudio fase III prospectivo RxPONDER determinará el papel real de la QT adyuvante en pacientes con afectación ganglionar (1-3 ganglios) y con un RS < 25.

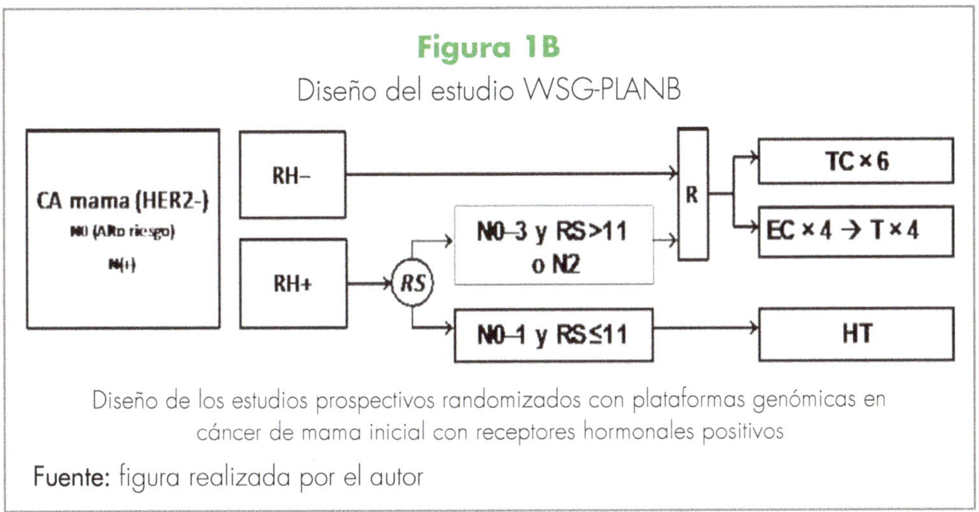

Fuente: figura realizada por el autor

8.7 Mammaprint®

Mammaprint® es una firma con la expresión de varios genes que se determinaron en las muestras de tumores de mama que no habían sido tratados: el genoma de estos tumores identificó los 70 genes más relacionados con la recaída tumoral a los cinco años. El test calcula el riesgo genómico de una manera dicotómica (bajo *vs.* alto): el resultado bajo implica un riesgo de recurrencia a 10 años del 10 % y el alto, del 29 % cuando no se administran tratamientos adicionales[11].

8.7.1 Validación pronóstica retrospectiva

La primera validación clínica de Mammaprint® se realizó en una serie de pacientes menores de 53 años que presentaban cáncer de mama RE+ con o sin afectación axilar. La supervivencia a 10 años fue del 55 % y del 95 % para los grupos de alto y bajo riesgo, respectivamente. Esta firma resultó ser factor pronóstico independiente de recaída a distancia y complementó los parámetros clínico-patológicos[12].

Un segundo estudio de validación en ganglios negativos (TRANSBIG) confirmó estos resultados pronósticos en una población de pacientes con tumores sin afectación axilar y sin tratamiento adyuvante sistémico (riesgo de recurrencia: 90 % *vs.* 71 %). Mammaprint® aportó más información pronóstica que otros factores clásicos[13].

8.7.2 Validación pronóstica prospectiva

RASTER es un registro prospectivo que confirmó la utilidad pronóstica de esta plataforma en una población sin afectación ganglionar. En este estudio, se recomendó QT cuando Mammaprint® fue de alto riesgo. El test cambió la recomendación de recibir QT en un 20 % de las pacientes. El 97 % de las pacientes del grupo de bajo riesgo genómico que no recibieron QT no habían presentado recidiva tumoral en los siguientes cinco años[14].

Sin duda alguna, la validación pronóstica con el máximo nivel de evidencia de esta plataforma genómica viene del estudio MINDACT. Este estudio fase III prospectivo sirvió para determinar la utilidad del test en tumores iniciales que presentaban o no afectación axilar (0-3 ganglios) (Figura 1C). Las pacientes se dividieron en 4 grupos según el riesgo clínico (C) y genómico (G). Los grupos

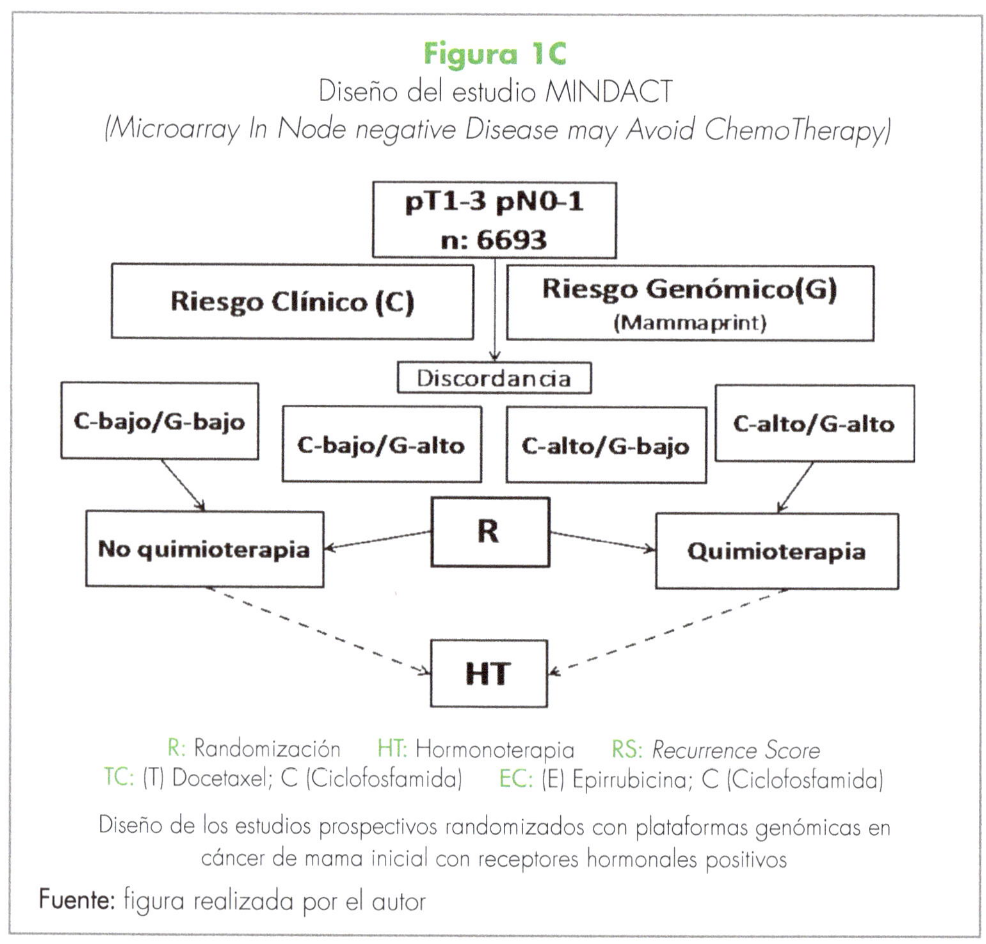

Diseño de los estudios prospectivos randomizados con plataformas genómicas en cáncer de mama inicial con receptores hormonales positivos

Fuente: figura realizada por el autor

discordantes (C-bajo/G-alto y C-alto/G-bajo) se asignaron aleatoriamente a recibir o no QT. Para que este estudio se considerara positivo y se declarara la no inferioridad, se requería que en el grupo de pacientes C-alto/G-bajo que no recibía QT, el límite inferior del intervalo de confianza para supervivencia libre de metástasis (SLM) a 5 años fuera > 92 % (objetivo primario).

La SLM fue 94,7 % (95 % IC 92,5-96,2), por lo que se estableció la no inferioridad y se confirmó el valor pronóstico de esta herramienta en este subgrupo (C-alto/G-bajo). Siendo un estudio positivo, la verdadera cuestión radica en determinar si es seguro evitar la QT en estos pacientes. Contestar a esta pregunta requiere comparar entre sí los grupos tratados o no tratados con QT (objetivo secundario): el beneficio de la QT en SML en la población C-alto/G-bajo fue bajo, pero real (2,6 %)[15]. Aunque el estudio no tenía potencia suficiente para sacar conclusiones definitivas al respecto, debemos sopesar el eventual riesgo-beneficio de este tratamiento citotóxico en esta población.

Por otra parte, se analizó el efecto de la QT según la edad. Se concluyó que se puede obviar la QT de manera segura en el grupo C-alto/G-bajo de las mujeres postmenopáusicas (ganancia en SLM 0,2 % ± 2,3 %). Sin embargo, el beneficio de la QT sí podría ser clínicamente relevante en mujeres premenopáusicas en este mismo subgrupo (ganancia en SLM 5 % ± 2,8 %); si bien, este efecto podía atribuirse a la supresión ovárica inducida por la QT, lo que hace cuestionarse, como el caso de TAILORx, si obtendríamos los mismos resultados únicamente con análogos de LHRH.

8.8 Prosigna®

PAM50 es una plataforma genómica que analiza, mediante RT-PCR cuantitativa usando la tecnología Nanostring®, la actividad de 55 genes junto con variables clínico-patológicas (tamaño y afectación ganglionar). Este test proporciona un índice pronóstico que traduce la probabilidad de recaída a 10 años en tumores RE+. Este índice se denomina Risk of Recurrence (ROR) y clasifica a las pacientes sin afectación ganglionar en tres grupos de riesgo. ROR < 40 (bajo riesgo) cuya probabilidad de recaída < 10 %, ROR 40-60 (riesgo intermedio) cuya probabilidad de recaída es 10-20 % y ROR > 60 (alto riesgo) con probabilidad de recaída >20 %. Las pacientes con afectación ganglionar N1 y ROR ≤ 15 se clasifican dentro del grupo de bajo riesgo.

Los genes utilizados en esta plataforma coinciden con los que el grupo de C. Perou estableció los subtipos intrínsecos de cáncer de mama (luminal A, luminal B, HER2-enriquecido y tipo Basal), es decir, que facilita un perfil molecular más exacto del tumor[16].

8.8.1 Validación pronóstica retrospectiva

Inicialmente, ROR se validó en pacientes con CM con o sin afectación axilar tratadas con tamoxifeno. Su capacidad pronóstica fue superior a los factores clínico-patológicos clásicos. Asimismo, un 10 % de los casos se clasificaron como subtipos no luminales a pesar de la positividad del RE[17].

ROR se validó de manera retrospectiva en las muestras de dos estudios con diseños similares en mujeres posmenopáusicas con CM RE+ con y sin afectación ganglionar que recibieron hormonoterapia adyuvante (TransATAC y ABCSG-08). El análisis combinado de ambos estudios consolidó esta firma como herramienta pronóstica para estimar el riesgo de recidiva a distancia en esta población. Mientras que la tasa de recaída a distancia a 10 años fue inferior del 5 % en el grupo de bajo riesgo sin afectación axilar, fue superior al 20 % en el grupo de alto riesgo[18].

PAM50 también ha demostrado su utilidad en la estimación del riesgo de recaída tardía (5-10 años)[19]. En este sentido, este riesgo fue menor del 5 % en pacientes con afectación axilar y ROR bajo. Por otra parte, en un estudio comparativo a partir de las muestras del estudio TransATAC, ROR fue tan exacta como EndoPredict® y mejor que OncotypeDX® a la hora de predecir este riesgo de recaída tardía[20]. Esta información puede resultar especialmente útil cuando se plantea la posibilidad de prolongar la terapia hormonal más allá de 5 años.

Otra comparación entre plataformas e IHQ en las mismas muestras en el grupo de pacientes sin afectación ganglionar demostró que PAM50® fue más exacto que OncotypeDX®. Ambas plataformas coincidieron a la hora de identificar a los grupos de bajo riesgo, si bien, PAM50® clasificó mejor los grupos de riesgo intermedio y alto. Además, esta encontró diferencias pronósticas entre los subtipos tumorales luminal A y B[21].

8.8.2 Validación prospectiva

El ensayo OPTIMA está evaluando la capacidad del Prosigna® para predecir el beneficio de la QT en pacientes pre y postmenopáusicas con alto riesgo clínico[22]. De esta forma, los tumores con alto riesgo genómico (ROR >60) recibirán QT, mientras que los que tienen un ROR ≤ 60 recibirán solo terapia hormonal. Junto con el estudio RxPONDER, validará prospectivamente la utilidad de estos test genómicos en la decisión individual de administrar QT adyuvante en las pacientes con cáncer de mama y afectación ganglionar.

8.8.3 Validación predictiva

PAM50 trató de estimar el beneficio de paclitaxel adyuvante a partir de las muestras tumorales del estudio GEICAM/9906 que comparó FEC +/- paclitaxel semanal en pacientes con CM y afectación axilar. El beneficio del taxano solo se observó en el grupo con bajo ROR. Aunque esta conclusión pudo resultar inesperada, los autores sugirieron que la dosis continua de paclitaxel pudo tener un mayor efecto antitumoral sobre las células de lento crecimiento[23].

8.9 EndoPredict®

EndoPredict® es una plataforma genómica de 12 genes que calcula un índice y establece 2 grupos pronósticos: bajo riesgo (0-<5) y alto riesgo (5-15). Este índice se combina con dos variables clínicas (el tamaño del tumor y la afectación ganglionar), obteniéndose un nuevo índice denominado EPclin. Ambos índices son factores pronósticos independientes que añaden información a largo plazo en comparación a las variables clínico-patológicas en mujeres pre y postmenopáusicas RE+/HER2- con y sin afectación ganglionar.

8.9.1 Validación pronóstica retrospectiva

Esta plataforma ha sido validada de manera retrospectiva en tres estudios (ABCSG-6, ABCSG-8 y TransATAC) para estimar el riesgo de recaída a distancia en mujeres postmenopáusicas con tumores luminales tratadas con hormonoterapia adyuvante. Este test identificó un grupo de pacientes con tumores con o sin afectación ganglionar que presentaban un riesgo muy bajo de recaída tardía en pacientes[24].

Por otra parte, PAM50, fue tan fiable como EndoPredict® para identificar el grupo de bajo riesgo de recaída a distancia en una población con afectación ganglionar del estudio GEICAM/9906[25].

8.10 Índice de cáncer de mama (Breast Cancer Index®)

Esta plataforma incluye dos biomarcadores independientes, que son la razón HOXB13-IL17BR (H:I) y el índice del grado molecular (IGM) de 5 genes de proliferación. La razón H:I añade valor pronóstico cuando se compara con variables clásicas en pacientes tratadas con tamoxifeno adyuvante. El índice IGM aporta información pronóstica adicional a la razón H:I.

En un análisis del estudio ATAC, BCI fue pronóstico tanto de recaída precoz como tardía, en tumores sin afectación axilar[26]. Cuando el BCI fue bajo, el pronóstico de los tumores T1-2 fue similar al de tumores muy pequeños ($\leq$ 10 mm).

Disponemos de poca evidencia que apoye su uso en ganglios positivos. Un análisis del estudio aTTom demostró que las pacientes con tumores con afectación ganglionar y que tenían un BCI alto se beneficiaron de prolongar tamoxifeno durante un periodo de 10 años. Por el contrario, cuando el BCI era bajo, no se observó no beneficio alguno al prolongar la terapia hormonal[27].

8.11 Conclusiones

Hay varias plataformas genómicas que se han implementado en la práctica asistencial para guiar la decisión individual del tratamiento adyuvante en las pacientes con cáncer de mama inicial hormonosensible.

OncotypeDX® identifica al grupo de pacientes con tumores de riesgo intermedio y bajo (RS $\leq$ 25) en las que se puede obviar la quimioterapia adyuvante con la excepción de las pacientes menores de 50 años y RS15-25.

La validación prospectiva de la plataforma Mammaprint® permitió identificar pacientes con tumores de alto riesgo clínico, pero bajo riesgo genómico que pueden obviar una quimioterapia adyuvante innecesaria. Al igual que con OncotypeDX®, las mujeres más jóvenes sí podrían beneficiarse de un tratamiento adicional.

Aunque no tenemos estudios prospectivos Fase III con las firmas genómicas Prosigna® y Endopredict®, ambas plataformas han demostrado ser herramientas pronósticas fiables y, sobre todo, de gran precisión a la hora de identificar el riesgo de recurrencias tardías. Adicionalmente, Prosigna® proporciona el subtipo intrínseco de cáncer de mama con gran valor pronóstico.

Queda por establecer de manera definitiva el papel de estas firmas de expresión genómica en el escenario de enfermedad neoadyuvante y en la capacidad predictiva a las terapias antitumorales en los otros subgrupos moleculares del cáncer de mama.

Bibliografía

1. SEOM: Las Cifras Del Cáncer En España. 2018. 208AD

2. Early Breast Cancer Trialists' Collaborative Group et al. Comparisons between different polychemotherapy regimens for early breast cancer: meta-analyses of long-term outcome among 100,000 women in 123 randomised trials. Lancet 2012;379: 432–444

3. Sparano J, Paik S. Development of the 21-gene assay and its application in clinical practice and clinical trials. J Clin Oncol 2008:721-8

4. Paik S, Shak S, Tang G, et al. A multigene assay to predict recurrence of tamoxifen treated, node-negative breast cancer. N Engl J Med. 2004;351:2817

5. Dowsett M, Cuzick J, Wale C et al. Prediction of risk of distant recurrence using the 21-gene recurrence score in node-negative and node-positive postmenopausal patients with breast cancer treated with anastrozole or tamoxifen: a TransATAC study. J Clin Oncol. 2010;28:1829–1834

6. Solin LJ, Gray R, Goldstein LJ et al. Prognostic value of biologic subtype and the 21-gene recurrence score relative to local recurrence after breast conservation treatment with radiation for early stage breast carcinoma: results from the Eastern Cooperative Oncology Group E2197 study. Breast Cancer Res Treat. 2012;134:683-92

7. Paik S, Shak S, Tang G, et al. Expression of the 21 genes in the Recurrence Score assay and tamoxifen clinical benefit in the NSABP study B-14 of node negative, estrogen receptor positive breast cancer. J Clin Oncol. 2005; 23S: a510

8. Paik S, Tang G, Shak S, et al. Gene Expression and Benefit of Chemotherapy in Women With Node-Negative, Estrogen Receptor-Positive Breast Cancer. J Clin Oncol. 2006;24:3726–3734

9. Albain K, Barlow W, Shak S, et al: Prognostic and predictive value of the 21-gene recurrence score assay in postmenopausal, node-positive, ER-positive breast cancer (S8814,INTO100). Breast Cancer Res Treat. 2007;a10

10. Sparano JA, Gray RJ, Makower DF et al: Adjuvant Chemotherapy Guided by a 21-Gene Expression Assay in Breast Cancer. N Engl J Med. 2018;379: 111-121

11. Cusumano P, Generali D, Ciruelos E et al. European inter-institutional impact study of Mammaprint®.The breast. Breast. 2014;23:423-8

12. Van de Vijver MJ, He YD, Van't Veer LJ, et al. A gene-expression signature as a predictor of survival in breast cancer. New Engl J Med 2002;347:1999-2009

13. Buyse M, Loi S, Van't Veer L, et al. Validation and clinical utility of a 70-gene prognostic signature for women with node-negative breast cancer. J Natl Cancer Inst 2006; 98:1183-1192

14. Drukker CA1, Bueno-de-Mesquita JM, Retèl VP et al. A prospective evaluation of a breast cancer prognosis signature in the observational RASTER study. Int J Cancer. 2013;133: 929-36

15. Cardoso F, van 't Veer L, Poncet C, et al. MINDACT: Long-term results of the large prospective trial testing the 70-gene signature MammaPrint as guidance for adjuvant chemotherapy in breast cancer patients. Journal of Clinical Oncology 2020; 38S: 06-506

16. Parker JS, Mullins M, Cheang MC, et al. Supervised risk predictor of breast cancer based on intrinsic subtypes. J Clin Oncol 2009;27:1160

17. Nielsen TO, Parker JS, Leung S et al. A comparison of PAM50 intrinsic subtyping with immunohistochemistry and clinical prognostic factors in tamoxifen-treated estrogen receptor-positive breast cancer. Clin Cancer Res. 2010;16:5222-32

18. Gnant M, Filipits M, Greil R et al; Austrian Breast and Colorectal Cancer Study Group. Predicting distant recurrence in receptor-positive breast cancer patients with limited clinicopathological risk: using the PAM50 Risk of Recurrence score in 1478 postmenopausal patients of the ABCSG-8 trial treated with adjuvant endocrine therapy alone. Ann Oncol. 2014; 25: 339-45

19. Dowsett M, Sestak I, Lopez-Knowles E, et al. Comparison of PAM50 risk of recurrence score with oncotype DX and IHC4 for predicting risk of distant recurrence after endocrine therapy. J Clin Oncol. 2013;31:2783–90

20. Sestak I, Buus R, Cuzick J et al. Comparison of the Performance of 6 Prognostic Signatures for Estrogen Receptor-Positive Breast Cancer: A Secondary Analysis of a Randomized Clinical Trial. JAMA Oncol 2018;4:545–553

21. Dowsett M, Sestak I, Lopez-Knowles E, et al. Comparison of PAM50 risk of recurrence score with oncotype DX and IHC4 for predicting risk of distant recurrence after endocrine therapy. J Clin Oncol. 2013;31:2783-90

22. Stein C et al. OPTIMA prelim: a randomised feasibility study of personalised care in the treatment of women with early breast cancer. Health Technol Assess.2016;20:1-201

23. Martin M, Prat A, Rodríguez-Lescure A et al. PAM50 proliferation score as a predictor of weekly paclitaxel benefit in breast cancer. Breast Cancer Res Treat. 2013;138:457–466

24. Dubsky P, Brase JC, Jakesz R et al. The EndoPredict score provides prognostic information on late distant metastases in ER+/HER2- breast cancer patients.Br J Cancer. 2013;109:2959-64

25. Martin M, Brase JC, Ruiz A et al. Prognostic ability of EndoPredict compared to research-based versions of the PAM50 risk of recurrence (ROR) scores in node-positive, estrogen receptor-positive, and HER2-negative breast cancer. A GEICAM/9906 sub-study. Breast Cancer Res Treat. 2016;156:81-9

26. Sgroi D, Sestak I, Cuzick C 2 et al. Prediction of late distant recurrence in patients with oestrogen-receptor-positive breast cancer: a prospective comparison of the breast-cancer index (BCI) assay, 21-gene recurrence score, and IHC4 in the TransATAC study population. Lancet Oncol. 2013;14:1067-1076

27. Bartlett JMS, Sgroi DC, Treuner K et al. Breast Cancer Index and prediction of benefit from extended endocrine therapy in breast cancer patients treated in the Adjuvant Tamoxifen-To Offer More? (aTTom) trial. Ann Oncol. 2019;30:1776-1783

28. https://www.nccn.org/professionals/physician_gls/pdf/breast.pdf

29. Cardoso, S. Paluch-Shimon S. Ohno et al. 5th ESO-ESMO International Consensus Guidelines for Advanced Breast Cancer (ABC 5). Annals of Oncology 2019;30:1194–1220

CAPÍTULO 9

TRATAMIENTO MÉDICO NEOADYUVANTE Y ADYUVANTE DEL CÁNCER DE MAMA PRECOZ: TUMORES LUMINALES

TRATAMIENTO MÉDICO NEOADYUVANTE Y ADYUVANTE DEL CÁNCER DE MAMA PRECOZ: TUMORES LUMINALES

Joanna I. López-Velazco, Francisco Jesús Fernández Ruiz,
María M. Caffarel, Ander Urruticoechea Ribate

9.1 Introducción

Este capítulo pretende ser una guía escueta y clara para oncólogos médicos no expertos en patología mamaria que se aproximen por primera vez al tratamiento oncológico de tumores de mama luminales en estadios precoces. Abordaremos los principios básicos y los principales tratamientos tanto en adyuvancia como en neoadyuvancia para este subtipo de cáncer de mama.

9.2 Quimioterapia neoadyuvante

9.2.1 ¿Cuándo utilizar quimioterapia neoadyuvante (QTNA)?

A grandes rasgos, la QTNA en tumores luminales debe ser sopesada, ya que es el subtipo tumoral que menos se beneficia de dicho tratamiento en términos de respuestas patológicas completas (pCR) y, además, conseguirlo no se asocia a un mejor pronóstico. Por eso, en tumores pequeños, sin afectación axilar y de buen pronóstico en general, deberemos considerar otras opciones terapéuticas[1,2].

A grandes rasgos, las indicaciones para QTNA serían[1]:

- Tumores inoperables o localmente avanzados (incluyendo T4) donde la cirugía indicada sería una mastectomía y en donde se quisiera tratar de conseguir una cirugía conservadora.

- Tumores con afectación ganglionar N2 o N3.

- En cualquier situación en que la indicación de quimioterapia esté clara desde el inicio en el esquema global de tratamiento de la enfermedad precoz y la paciente se pueda beneficiar de un inicio precoz del tratamiento sistémico.

9.2.2 ¿Es equivalente la QTNA a la quimioterapia adyuvante postquirúrgica?

En cuanto a eventos a largo plazo, es decir, en supervivencia global (SG) y en supervivencia libre de enfermedad (SLE), no hay diferencias entre dar quimioterapia antes o después de la cirugía, independientemente del subtipo tumoral[3]. Ahora bien, con la QTNA podemos aumentar la tasa de cirugías conservadoras, así como convertir en operables tumores que en principio no lo eran.

9.2.3 ¿Qué esquemas de QTNA son los más recomendados?

Para tumores luminales, los esquemas utilizados en neoadyuvancia corresponden a los que se utilizan en adyuvancia. Esto es así porque los estudios de registro que dieron lugar a su aprobación se hicieron en adyuvancia, siendo escasos los estudios en neoadyuvancia. Así lo recogen la mayoría de las guías de práctica clínica[1,4].

Los esquemas más recomendados en las principales guías en base a su menor toxicidad son los siguientes[1]:

1. AC (doxorrubicina + ciclofosfamida) bisemanal* por 4 ciclos, seguido de paclitaxel** semanal por 12 ciclos o paclitaxel bisemanal por 4 ciclos.

2. TC (docetaxel + ciclofosfamida) trisemanal por 4 ciclos.

3. EC (epirrubicina + ciclofosfamida) trisemanal por 8 ciclos.

4. TAC (docetaxel + doxorrubicina + ciclofosfamida) trisemanal por 6 ciclos.

* El AC se puede administrar en esquema trisemanal o bisemanal. Las antraciclinas como la doxorrubicina se podrían omitir en tumores de buen pronóstico y, sobre todo, si son pacientes cardiópatas, población anciana o con factores de riesgo cardiovasculares como diabetes o hipertensión arterial.

** El paclitaxel se podría dar antes o después de las antraciclinas. Si el paciente presenta neurotoxicidad previa, la administración de taxanos como el paclitaxel se desaconseja[4]. Para más información de dichos esquemas, referirse a la Tabla 1.

Tabla 1

Recomendaciones para la quimioterapia neoadyuvante y adyuvante
en cáncer de mama luminal

RÉGIMEN	MEDICA-MENTO	DOSIS Y VÍA	DÍAS	FRECUEN-CIA	N.º CICLOS	DATOS SG Y SLE	TOXICIDAD PRINCIPAL
AC(dd)-Paclitaxel (dd)	Doxorru-bicina	60 mg/m² IV	1	dd: cada 14 días (cada 21 días si esquema convencio-nal)	4	SLE (5 años): 82,2 % SG: 89,1 % (Con ACddTdd)	Neutropenia, plaquetopenia, alopecia, náuseas y vómitos, mucositis, disgeusia, onicodistrofia, estreñimiento.
	Ciclofos-famida	600 mg/m² IV	1				
	Paclitaxel	Bisemanal (dd): 175 mg/m² IV Semanal: 80 mg/m² IV	1	Tras completar AC: Cada 14 días (dd) o 7 días	2ss (dd): 4 1s: 12		Reacciones de hipersensibilidad, neutropenia, alopecia, neuropatía periférica, epistaxis, onicodistrofia, disgeusia, rash cutáneo.
TC	Docetaxel	75 mg/m² IV	1	Cada 21 días	4	SG 87 *vs.* 82 SLE 81 *vs.* 75 (*vs.* AC) (datos a 7 años)	Neutropenia, alopecia, náuseas y vómitos, mucositis, disgeusia, onicodistrofia, artromialgias, rash cutáneo, estreñimiento, reacciones de hipersensibilidad.
	Ciclofos-famida	600 mg/m² IV	1				
CMF	Ciclofos-famida	100 mg/m² VO	1-14	Cada 28 días	6	N/A	Neutropenia, náuseas y vómitos, mucositis, disgeusia, onicodistrofia.
	Meto-trexate	40 mg/m² IV	1,8				
	5-Fluora-cilo	600 mg/m² IV	1,8				

RÉGIMEN	MEDICA-MENTO	DOSIS Y VÍA	DÍAS	FRECUEN-CIA	N.° CICLOS	DATOS SG Y SLE	TOXICIDAD PRINCIPAL
EC	Epirrubi-cina	100 mg/m² IV	1	Cada 21 días	8	SLE a 4 años: HR 0,96 NS SG: HR 0,97 ns (vs. CMF)	Neutropenia, alopecia, náuseas y vómitos, mucositis, disgeusia, onicodistrofia.
	Ciclofos-famida	830 mg/m² IV	1				
TAC	Docetaxel	75 mg/m² IV	1	Cada 21 días	6	SLE (5 años): 80,1 % SG 89,6 % (ns vs. ACd-dTdd)	Neutropenia, alopecia, náuseas y vómitos, mucositis, disgeusia, onicodistrofia, artromialgias, rash cutáneo, estreñimiento, reacciones de hipersensibilidad.
	Doxorru-bicina	50 mg/m² IV	1				
	Ciclofos-famida	500 mg/m² IV	1				

SLE, supervivencia libre de enfermedad; dd, bisemanal; N/A, Not Available; SG, supervivencia global; vs., *versus*; ns, no significativo; VO, vía oral; IV, vía intravenosa.

Información obtenida de: NCCN (2020)[1], Swain SM., *et al.* (2013)[20], Jones S., et al. (2009)[21], Piccart MJ., et al (2001)[22]

Fuente: tabla realizada por los autores

9.2.4 ¿Qué esquema de AC elegir? ¿Dosis densa o dosis convencional?

Aunque los datos comparativos de dosis provienen de estudios en adyuvancia, se ha observado que el esquema de AC a dosis densa se asocia a una mejor SLE y similar tolerancia comparada con el esquema convencional, independientemente del subtipo tumoral (ya que el esquema de dosis densas se administra con factor estimulante de colonias de granulocitos). Además, en estos estudios se observó que la dosis densa vs. la dosis convencional induce[5]:

- Reducción en la recurrencia de la enfermedad a 10 años de 28,0 % *vs.* 31,4 %.

- Reducción en términos de mortalidad por cáncer de mama a 10 años del 18,9 % *vs.* 21,3 % y de mortalidad por cualquier causa del 22,1 % *vs.* 24,8 %.

- Tasas más bajas de muertes sin recurrencias a 10 años de un 4,1 % *vs.* 4,6 %.

9.3.1 ¿Cuándo utilizar el tratamiento hormonal primario (THP)?

Las principales guías[1,7,12,15] indican que la THP se puede usar en los siguientes casos:

- Cuando no se permite otro abordaje terapéutico al diagnóstico (paciente frágil, añosa, sin posibilidad de hacer cirugía de entrada).

- Para aumentar la tasa de resecabilidad de un tumor inoperable al diagnóstico y cuando no hay una clara indicación de quimioterapia. [Ver comentario más abajo al respecto de esta indicación].

- Para determinar la sensibilidad al tratamiento hormonal cuando se planea dar terapia hormonal adyuvante (aún en área de investigación).

En la Tabla 2 se enumeran los distintos regímenes y los posibles efectos adversos de cada una de las terapias recomendadas para el tratamiento hormonal primario.

Tabla 2

Recomendaciones para el tratamiento hormonal neoadyuvante en cáncer de mama luminal

ESTATUS MENOPÁUSICO	PAUTAS TERAPÉUTICAS	VÍA Y DOSIS	TOXICIDAD/EFECTOS ADVERSOS
Postmenopáusica	1a Opción: IA 2a Opción: tamoxifeno	Vía Oral: Letrozol (2,5 mg-día)	IA: aumentan el riesgo osteoporosis, fracturas, sofocaciones, artralgia, mialgia, artritis, hipercolesterolemia, cefaleas, mareos, depresión, trastorno del apetito, náuseas, dispepsia, estreñimiento, dolor abdominal, diarrea, vómitos.
Premenopáusica	1a Opción: IA junto con la supresión de la función ovárica. 2a Opción: tamoxifeno junto con la supresión de la función ovárica.	Exemestano (25 mg/día) Anastrozol (1 mg/día) Tamoxifeno (20 mg/día)	Tamoxifeno: aumenta el riesgo de complicaciones por tromboembolismo y el riesgo de hiperplasia endometrial y de hemorragia vaginal. Tener en cuenta la interacción de Tamoxifeno con inhibidores fuertes y moderados de la enzima CYP2D6.

IA, inhibidores de la aromatasa. Información obtenida de guías clínicas: Barchiesi G., et al. (2020)[8], ESMO (2019)[12], NCCN (2020)[1], SEOM (2019)[7] y de SESPM (2020)[15]

Fuente: tabla realizada por los autores

En términos generales[8]:

- En pacientes postmenopáusicas, los inhibidores de la aromatasa (IA) han mostrado superioridad sobre tamoxifeno, ya que alcanzan mayores tasas de respuesta clínicas y radiológicas, mayor frecuencia de pCR además de mayores tasas de cirugías conservadoras de mama.

- En pacientes premenopáusicas y aunque existe poca evidencia, esta señala que un IA junto con la supresión de la función ovárica (con análogos o antagonistas de la hormona liberadora de gonadotrofinas) es una buena opción, ya que los estudios muestran que los AI son superiores a tamoxifeno en término de presentación de mayores tasas de respuestas clínicas. Además, en la mayoría de los casos la THP en mujeres premenopáusicas no es recomendada fuera de ensayos clínicos.

Es importante mencionar que, aunque tradicionalmente la neoadyuvancia se ha usado para aumentar la tasa de resecabilidad de un tumor, esto es controvertido en la práctica clínica para el caso de la hormonoterapia. Se ha visto que, la perdida de celularidad tumoral tras el tratamiento neoadyuvante es difusa en los tumores luminales, lo que lleva a una disminución muy leve o nula del tamaño tumoral total[6], afectando en pocas ocasiones al tipo de cirugía de mama que se le realiza a la paciente. Además, hasta donde sabemos, no hay ensayos clínicos que comparen tasas de cirugías conservadoras de mama antes y después del THP en pacientes con tumores luminales.

9.3.2 ¿Cuál es la duración óptima de la THP?

En cuanto a la duración del tratamiento, la Sociedad Española de Oncología Médica, en su guía clínica publicada del 2019[7], recomienda una duración del tratamiento hormonal primario de al menos 16 semanas, tanto para mujeres menopáusicas como postmenopáusicas. Sin embargo, aún no se ha establecido un rango de duración preciso y, tanto en la práctica clínica como en múltiples ensayos, la THP se utiliza durante unos 4-8 meses de promedio, e incluso hasta la obtención de la respuesta máxima en algunos casos.

9.3.3 ¿Cuándo dar THP combinada?

Debido al aumento del uso de la terapia neoadyuvante como plataforma de monitorización de respuesta al tratamiento, así como a los avances en la identificación de alteraciones moleculares en cáncer de mama hormonorresistente, actualmente encontramos numerosas combinaciones de terapia en ensayos clínicos (algunos ya terminados) tratamientos hormonales primarios combinados, es decir, algún IA junto a inhibidores de las vías de señalización celular cómo la vía de mTOR (everolimus), ciclinas dependientes de Kinasa (palbociclib), PIK3CA (alpelisib) o de ATK (capivasertinib), entre otros. Sin embargo, debido a que algunos de estos ensayos han mostrado resultados similares al uso de THP en monoterapia y a que estas combinaciones se han asociado también a mayor toxicidad, su utilización en la práctica clínica es menos extensa y en su mayoría se limita a ensayos clínicos en pacientes seleccionadas[8].

9.3.4 ¿Cómo determino la respuesta tumoral tras THP o QTNA y cuál es su utilidad a la hora de planificar el tratamiento adyuvante de la paciente?

Una vez establecido el tipo y la duración de la THP o QTNA, es de vital importancia identificar a aquellas pacientes «respondedoras» o «no respondedoras», ya que ayudará a determinar su posterior tratamiento adyuvante o, en caso de progresión de la enfermedad, el cambio de tratamiento neoadyuvante o el adelanto de la cirugía de mama. Además, permitirá identificar aquellas pacientes con mayor riesgo de recaída y progresión, en las cuales una actitud terapéutica más enérgica deba ser evaluada. Así, algunos de los métodos más utilizados para evaluar respuesta y riesgo de recaída, tanto en la práctica clínica como en los ensayos, se enumeran en la Tabla 3.

Es importante mencionar que los métodos para evaluar respuesta y riesgo de recaída en neoadyuvancia se han validado principalmente en quimioterapia y no son específicos para el cáncer de mama luminal. Por ejemplo, el sistema de Miller y Payne y el Residual Cancer Burden son los criterios más utilizados para medir respuesta al tratamiento neoadyuvante en ensayos y práctica clínica. Sin embargo, su uso en la THP es muy habitual aunque controvertido. En comparación con el cáncer de mama positivo para HER2 o triple negativo se ha visto que los tumores luminales tras THP o QTNA presentan tasas muy bajas de pCR[15,16,17].

Por ello, se han desarrollado y están en uso (en ensayos clínicos y en algunos centros hospitalarios) tanto el PEPI score como el porcentaje de Ki67. Ambos son criterios ampliamente descritos como factores pronósticos de riesgo de recaída post-THP y que además han sido validados en cohortes de pacientes tratadas con THP[16,17].

Es importante mencionar que en el escenario neoadyuvante en tumores de cáncer de mama tipo luminal, ya sea hormonoterapia o quimioterapia, la pCR es muy escasa, siendo una de las causas que explica el escaso uso de la neoadyuvancia en tumores luminales en unidades médicas.

Tabla 3

Métodos para evaluar respuesta tumoral tras hormonoterapia
o quimioterapia neoadyuvante

CRITERIOS	CARACTERÍSTICAS/ DESCRIPCIÓN	EVALUACIÓN DE LA RESPUESTA
*Criterio RECIST 1 (Response Evaluation Criteria in Solid Tumour)	Se aplica a la disminución del tamaño tumoral medido por calibre y pruebas de imagen. Se obtiene comparando el tamaño tumoral antes y después de la terapia hormonal primaria.	Una disminución de más del 30 por ciento del diámetro tumoral de la lesión objetivo es indicativo de respuesta al tratamiento.
*Sistema de Miller y Payne	Evalúa el porcentaje de disminución tumoral (comparando la celularidad tumoral en la biopsia diagnóstica con la que se encuentra en el espécimen quirúrgico).	Pacientes respondedoras son aquellas que presenten una disminución de la celularidad mayor del 30 por ciento, es decir, respuestas de grado 3 a 5 siendo una respuesta grado 5 una pCR.
*Sistema RCB (Residual Cancer Burden)	Se calcula a partir del análisis histopatológico del tumor primario y los ganglios linfáticos regionales. Se incluyen seis variables en una fórmula de cálculo (diámetro mayor y menor del lecho tumoral, porcentaje de cáncer infiltrante, porcentaje de carcinoma in situ, número de ganglios positivos y tamaño de la metástasis mayor).	El valor del índice RCB calculado se clasifica dentro una de las cuatro clases de RCB. Un cálculo de RCB = 0, es indicativo de pCR.
**PEPI (Preoperative Endocrine Prognostic Index)	Se calcula a partir de la cuantificación de 4 parámetros patológicos en el espécimen quirúrgico (tamaño tumoral, estatus nodal, receptor de estrógenos Allred score y porcentaje de Ki67), que en combinación producen una puntuación de 0-12.	Una puntuación PEPI = 0 corresponde a un tumor con bajo riesgo de recaída contrario a lo que se pronosticaría con una puntuación PEPI = 12 indicando un riesgo de recaída alto.
**Porcentaje de Ki67 (%Ki67)	Este parámetro corresponde a una medición de la proliferación celular del tumor. El resultado se expresa en porcentaje de células positivas para Ki67 por immunohistoquímica entre el total de células malignas evaluadas.	Un %Ki67 alto (mayor del 10 %) después del tratamiento hormonal está asociado a alto riesgo de recaída.

pCR, respuesta patológica completa. Información obtenida de: SESPM (2020)[15], Ueno T., et al. (2019)[16], Ferebours., et al. (2020)[17], Tirkes T., et al. (2013[118].

* Desarrollado y validado para quimioterapia.
** Desarrollado y validado para tratamiento hormonal primario

Fuente: tabla realizada por los autores

9.4 Quimioterapia adyuvante postquirúrgica

La Tabla 1 hace referencia a los 5 regímenes más comunes de quimioterapia para tumores luminales, tanto en neoadyuvancia como en adyuvancia, mencionándose vía-dosis y frecuencia, datos sobre SLE y SG además de las toxicidades más frecuentes.

A la hora de indicar un tratamiento de quimioterapia adyuvante, habría que tener en cuenta los siguientes datos pronósticos / predictivos de cara a ponderar la indicación y beneficio de la misma:

- Ki67 elevado.
- Grado histológico.
- Afectación ganglionar.
- Tamaño tumoral.
- Invasión linfovascular.
- Edad joven.
- Comorbilidades
- Firma molecular de alto riesgo por alguna de las plataformas genéticas validadas.

Así, habría que valorar de forma individual cada caso, sin existir un consenso que estratifique a las pacientes según el riesgo de recidiva. En cualquier caso, se ha de añadir a la ecuación de decisión una explicación ponderada a la paciente del beneficio y los riesgos e introducir sus preferencias en la toma de decisión final.

Como guía general, el proceso de decisión sobre QT adyuvante ha de seguir la decisión de la guía de práctica clínica del comité multidisciplinar de referencia. En la práctica, se designarán 3 grupos:

1. Pacientes de tan bajo riesgo que quedan excluidas de la necesidad de ser estudiadas con una plataforma genética. En general, cuando concurran: tamaño < 2 cm, ganglios no afectados, grado histológico < 3, Ki67 bajo según el estándar local.

2. Pacientes con indicación de quimioterapia sin plataforma genética. En general, tumores localmente avanzados (T > 5 cm o > 3 ganglios afectados).

3. El resto de tumores en que la indicación se deriva del riesgo evaluado por plataformas genéticas.

En la Tabla 4 se mencionan las indicaciones de quimioterapia en pacientes postmenopáusicas de acuerdo el subtipo de cáncer de mama luminal según la guía de práctica clínica de la European Society for Medical Oncology 2019[12].

Tabla 4

Recomendaciones para el tratamiento adyuvante postquirúrgico en mujeres postmenopáusicas

INDICACIONES	TERAPIA RECOMENDADA	PAUTAS TERAPÉUTICAS	RESULTADOS DE SUPERVIVENCIA
Luminal A – like	- TE en la mayoría de los casos.	1ª Opción: IA por 5 años. 2ª Opción: tamoxifeno por 2 o 3 años seguido de un IA hasta completar 5 años. 3ª Opción: tamoxifeno por 2 o 3 años seguido de 5 años con un IA. 4ª Opción: tamoxifeno por 4,5 a 6 años seguido de 5 años con un AI. 5ª Opción: IA por 3 años seguido de Tamoxifeno hasta completar 5 años. 6ª Opción: tamoxifeno por 5 o 10 años (indicado en pacientes con contraindicación para algún IA)	- El tamoxifeno disminuye el riesgo anual de: recurrencia en un 39 % y el de mortalidad en un 31 %. - El tratamiento con letrozol tiene un HR para SLE: 0,81.
Luminal B – like: 1. (HER2-negative) 2. (HER2-positive)	1. QT seguida de TE en la mayoría de los casos. 2. * Ver capítulo *ad-hoc* en el manual (pautas terapéuticas de TE similar a los luminal A – like)	1. Antraciclinas y taxanos seguido de TE	El uso de terapia anti-HER2 junto a QT reduce el riesgo de recaída a la mitad y aumenta la supervivencia global

TE, terapia endocrina; QT, quimioterapia; IA, inhibidores de la aromatasa; HR, hazard Ratio; IV, intravenosa; SLE, supervivencia libre de enfermedad. En la Tabla 1 y 2 se mencionan las dosis y vía de administración de la quimioterapia, los IA y del tamoxifeno así como sus efectos adversos/toxicidad. Información obtenida de guías clínicas: ESMO (2019)[12], NCCN (2020)[1] y de SESPM (2020)[15]

Fuente: tabla realizada por los autores

9.5 Tratamiento hormonal adyuvante postquirúrgico

En el tratamiento hormonal adyuvante debemos distinguir entre mujeres pre y postmenopáusicas, ya que debemos administrar el tratamiento que mejor se adecúe a su estado hormonal.

9.5.1 ¿Cuáles son las recomendaciones del tratamiento hormonal adyuvante en pacientes premenopáusicas?

Antes de comenzar cualquier tratamiento hormonal en pacientes premenopáusicas es muy importante conocer los deseos genésicos de la paciente para evaluar el riesgo-beneficio y así ofrecer la solución que mejor se adecue en cada caso.

El tratamiento hormonal adyuvante para la paciente premenopáusica deberemos elegirlo en función del riesgo de recaída. No hay criterios bien establecidos, pero podríamos considerar de alto riesgo a las pacientes que son candidatas a recibir quimioterapia (QT): afectación ganglionar, tumores grandes, alto grado tumoral, plataforma genómica de riesgo alto. Otro criterio de riesgo es la edad, ya que se considera que las pacientes jóvenes (< 35 años) son de mayor riesgo[1].

- **En pacientes de riesgo bajo o intermedio:** tamoxifeno durante 5 años. Se recomienda realizar terapia extendida a 10 años en función de la tolerancia en cuanto a minimizar el posible riesgo de recaída[9].

- **En pacientes de riesgo alto:** ablación o supresión ovárica con análogos de la hormona liberadora de gonadotropina (GnRh) junto a un inhibidor de la aromatasa (ya sea letrozol, anastrozol o exemestano) o, en su defecto, tamoxifeno más supresión ovárica, durante 5 años, aunque se recomienda hasta los 10 años si hay buena tolerancia[9,10,11]. Se puede comenzar con la supresión ovárica (ya sea quirúrgica o mediante análogos GnRH), esperar 2-3 meses y comenzar con el inhibidor de la aromatasa. No obstante, se podrían comenzar con ambos a la vez. En el caso de asociar el tamoxifeno a la supresión ovárica, no hace falta esperar entre un tratamiento y otro y se deben iniciar a la vez[1].

9.5.2 ¿Cuál es el tratamiento hormonal adyuvante en pacientes perimenopáusicas?

Para empezar, debemos dejar claro la definición de paciente menopáusica[1]:

- Mayor de 60 años y amenorreica.

- Menor de 60 años y amenorreica si se cumple una de las siguientes condiciones:

  - Están ooforectomizadas.

  - No han tenido menstruaciones en los 12 meses previos o más, en ausencia de tamoxifeno, quimioterapia, supresión ovárica y el estradiol sérico está en rangos de postmenopausia.

  - Está amenorreica con tamoxifeno y la FSH y el estradiol sérico están en rangos de postmenopausia (FSH elevado y estradiol bajo).

Por lo tanto, si no cumple estos criterios, se considera premenopáusica, aunque tenga menstruaciones no regulares, y haría el tratamiento hormonal correspondiente a las pacientes premenopáusicas.

Las pacientes que se vuelven menopáusicas con la quimioterapia se consideran premenopáusicas, ya que esa pérdida de la menstruación no es fiable y podrían recuperar la función ovárica.

En pacientes que comenzaron tamoxifeno por ser premenopáusicas, pero que sospechemos que ya son menopáusicas, podríamos hacer el cambio a inhibidores de la aromatasa. Así, tras varios años de tratamiento con tamoxifeno (no hay consenso para una duración específica), y constatando que la paciente lleve sin menstruaciones más de 2 años, se podría hacer el cambio a inhibidor de la aromatasa previa confirmación analítica de niveles de FSH y estradiol. Una estrategia terapéutica muy utilizada en la práctica clínica es realizar 5 años de tratamiento con tamoxifeno y continuar 2 a 5 años más el tratamiento con inhibidores de la aromatasa.

9.5.3 ¿Cuál es el tratamiento hormonal adyuvante postquirúrgico en pacientes postmenopáusicas?

En la Tabla 4 se enumeran los regímenes posibles de las terapias recomendadas para el tratamiento hormonal adyuvante postquirúrgico en mujeres postmenopáusicas, así como posibles efectos adversos.

Es importante mencionar que las guías internacionales[12] catalogan a los tumores luminales en dos grandes grupos de acuerdo a su perfil histológico como molecular con el fin de identificar aquellas pacientes que tienen mayor riesgo de recaída y en donde un tratamiento más agresivo sería lo más recomendado.

Estos grupos de cáncer de mama son:

- Luminal A – like: cuando presentan por inmunohistoquímica, receptor de estrógeno y receptor de progesterona alto, un porcentaje de Ki67 bajo, son HER2 negativos y, en su caso, con una firma molecular de bajo riesgo. En estas pacientes la terapia recomendada es con algún IA, sin embargo, se debe considerar la quimioterapia en pacientes con alta carga tumoral (con ganglios linfáticos positivos ≥ 4, alto grado tumoral y de gran tamaño (≥ T3) y de alto riesgo alto de recurrencia (por ejemplo, un resultado ≥ 26 evaluado con Oncotype Dx)*.

- Luminal B – like: cuando presentan por inmunohistoquímica, receptor de estrógeno y receptor de progesterona bajo o un porcentaje de Ki67 alto o son HER2 positivos o, en su caso, con una firma molecular de alto riesgo. En estos casos se recomienda quimioterapia seguida de tratamiento hormonal y si son HER2 positivos, se le agrega tratamiento anti-HER2.

9.5.4 ¿Cuándo prolongar más allá de 5 años el tratamiento hormonal adyuvante en pacientes postmenopáusicas?

El tratamiento con tamoxifeno durante 10 años está recomendado en pacientes con tumores de alto riesgo con contraindicación para la terapia con un inhibidor de aromatasa1. Por otro lado, el beneficio del uso de algún IA durante más de 5 años es mínimo. Aún no está bien establecida la duración óptima del tratamiento hormonal adyuvante[12].

En general, se recomienda prolongar el tratamiento para incluir al menos 5 años de un IA, siempre ponderando el riesgo de recaída y el perfil de tolerancia y efectos secundarios.

---

* Kalinsky K *et al.*, SABCS.
  https://cancerres.aacrjournals.org/content/81/4_Supplement/GS3-00

9.6.1 ¿Cómo y cuándo dar bifosfonatos?

Los bifosfonatos son medicamentos inhibidores de la resorción ósea que disminuyen la actividad de los osteoclastos. Su uso está indicado en[1]:

- Pacientes con osteoporosis (T-Score < -2,5).

- Pacientes en tratamiento con inhibidores de la aromatasa, supresión ovárica o ambos. El uso de bifosfonatos en pacientes mayores de 40 años redujo el riesgo de recurrencia en un 34 %, así como el riesgo de muerte en un 49 %[13]. En premenopáusicas no se ha observado tal efecto[14].

El uso de denosumab (anticuerpo monoclonal frente a RANKL/RANK que provoca la reducción del número y la función de los osteoclastos), está también aceptado, aunque no ha demostrado beneficios en términos de supervivencia global.

Forma de administración: zoledronato 4 mg cada 6 meses endovenoso. La duración del tratamiento no ha sido establecida, pero se deben considerar los resultados de las densitometrías óseas, la respuesta a la terapia y el riesgo de fractura. Una práctica habitual es su administración durante dos años.

9.6.2 ¿Cómo y cuándo dar calcio y vitamina D?

Ambos están indicados en pacientes en tratamiento para supresión de la función ovárica o con bifosfonatos y en aquellas que estén tomando algún IA. La dosis diaria de suplementación recomendada para calcio es 1200 a 1500 mg y para vitamina D, de 400 a 800 UI[1,12]. Además de esta suplementación, se recomienda la evaluación periódica de la densidad mineral ósea con técnicas radiológicas como el DEXA (Dual energy X-ray absorption) scan y evaluaciones dentales periódicas por el riesgo de osteonecrosis que puede causar el tratamiento con bifosfonatos, IA y supresores de la función ovárica.

9.6.3 ¿Qué evidencia existe con respecto al ejercicio físico como tratamiento complementario?

La evidencia señala que el ejercicio como tratamiento complementario para la terapia adyuvante ayuda a mitigar/mejorar algunos efectos directos e indirectos del propio cáncer, del tratamiento hormonal y de la quimioterapia. Algunos de los beneficios del ejercicio físico en las pacientes de cáncer de mama son: mejora de la salud ósea, lo que resulta en disminución del riesgo de caída; mejora de las funciones cognitivas; así como disminución de la ansiedad, los síntomas de depresión y la fatiga. También disminuye el riesgo de neuropatía periférica y de cardiotoxicidad inducidos por la quimioterapia. En resumen, una rutina de ejercicio mejora la tolerancia al tratamiento y la calidad de vida de las pacientes en tratamiento por cáncer de mama[19].

Bibliografía

1. National Comprehensive Cancer Network. Breast Cancer (Version 6.2020) [Internet] [Consultado: 25 de septiembre de 2020]. Disponible en: https://www.nccn.org/professionals/physician_gls/pdf/breast.pdf.

2. Cortazar P, Zhang L, Untch M, Mehta K, Costantino JP, Wolmark N, et al. Pathological complete response and long-term clinical benefit in breast cancer: the CTNeoBC pooled analysis [published correction appears in Lancet. 2019 Mar 9;393(10175):986]. Lancet. 2014;384(9938):164-172. doi:10.1016/S0140-6736(13)62422-8.

3. Mauri D, Pavlidis N, Ioannidis JP. Neoadjuvant versus adjuvant systemic treatment in breast cancer: a meta-analysis. J Natl Cancer Inst. 2005 Feb 2;97(3):188-94. doi: 10.1093/jnci/dji021. PMID: 15687361.

4. UpToDate. Choice of neoadjuvant chemotherapy for HER2 negative breast cancer. [Internet] [Consultado: 26 de septiembre de 2020]. Disponible en: https://www.uptodate.com/contents/choice-of-neoadjuvant-chemotherapy-for-her2-negative-breast-cancer.

5. Early Breast Cancer Trialists' Collaborative Group (EBCTCG). Increasing the dose intensity of chemotherapy by more frequent administration or sequential scheduling: a patient-level meta-analysis of 37 298 women with early breast

cancer in 26 randomised trials. Lancet. 2019;393(10179):1440-1452. doi:10.1016/S0140-6736(18)33137-4

6. Heil J, Kuerer HM, Pfob A, Rauch G, Sinn HP, Golatta M, et al. Eliminating the breast cancer surgery paradigm after neoadjuvant systemic therapy: current evidence and future challenges. Ann Oncol. 2020 Jan;31(1):61-71. doi: 10.1016/j.annonc.2019.10.012. PMID: 31912797

7. Ayala de la Peña F, Andrés R, Garcia-Sáenz JA, Manso L, Margelí M, Dalmau E, et al. SEOM clinical guidelines in early stage breast cancer (2018). Clin Transl Oncol. 2019;21(1):18-30. doi:10.1007/s12094-018-1973-6

8. Barchiesi G, Mazzotta M, Krasniqi E, Pizzuti L, Marinelli D, Capomolla E, et al. Neoadjuvant Endocrine Therapy in Breast Cancer: Current Knowledge and Future Perspectives. Int J Mol Sci. 2020;21(10):3528. doi:10.3390/ijms21103528

9. Davies C, Pan H, Godwin J, Gray R, Arriagada R, Raina V, et al. Adjuvant Tamoxifen: Longer Against Shorter (ATLAS) Collaborative Group. Long-term effects of continuing adjuvant tamoxifen to 10 years versus stopping at 5 years after diagnosis of oestrogen receptor-positive breast cancer: ATLAS, a randomised trial. Lancet. 2013 Mar 9;381(9869):805-16. doi: 10.1016/S0140-6736(12)61963-1. Erratum in: Lancet. 2013 Mar 9;381(9869):804. Erratum in: Lancet. 2017 May 13;389(10082):1884. PMID: 23219286; PMCID: PMC3596060.

10. Francis PA, Regan MM, Fleming GF, Láng I, Ciruelos E, Bellet M, et al. Adjuvant ovarian suppression in premenopausal breast cancer. N Engl J Med. 2015;372(5):436-446. doi:10.1056/NEJMoa1412379

11. Regan MM, Francis PA, Pagani O, Fleming GF, Walley BA, Viale G, et al. Absolute Benefit of Adjuvant Endocrine Therapies for Premenopausal Women With Hormone Receptor-Positive, Human Epidermal Growth Factor Receptor 2-Negative Early Breast Cancer: TEXT and SOFT Trials. J Clin Oncol. 2016;34(19):2221-2231. doi:10.1200/JCO.2015.64.3171

12. Cardoso F, Kyriakides S, Ohno S, Penault-Llorca F, Poortmans P, Rubio IT, et al. "Early breast cancer: ESMO Clinical Practice Guidelines for diagnosis, treatment and follow-up†." Ann Oncol. 2019;30(8):1194-1220. doi:10.1093/annonc/mdz173

13. Gnant M, Mlineritsch B, Stoeger H, Luschin-Ebengreuth G, Heck D, Menzel C, et al.; Austrian Breast and Colorectal Cancer Study Group, Vienna, Austria. Adjuvant endocrine therapy plus zoledronic acid in premenopausal women with early-stage breast cancer: 62-month follow-up from the ABCSG-12 randomised trial. Lancet Oncol. 2011 Jul;12(7):631-41. doi: 10.1016/S1470-2045(11)70122-X. Epub 2011 Jun 5. PMID: 21641868.

14. Early Breast Cancer Trialists' Collaborative Group (EBCTCG). Adjuvant bisphosphonate treatment in early breast cancer: meta-analyses of individual patient data from randomised trials. Lancet. 2015 Oct 3;386(10001):1353-1361. doi: 10.1016/S0140-6736(15)60908-4. Epub 2015 Jul 23. Erratum in: Lancet. 2016 Jan 2;387(10013):30. Erratum in: Lancet. 2017 Jun 24;389(10088):2472. PMID: 26211824.

15. Tresserra F, Bernet L, Vázquez C. Vía clínica de cáncer de mama de la Sociedad Española de Senología y Patología Mamaria. Revista de Senología y Patología Mamaria, 2020 33(3):94-103.

16. Ueno T, Saji S, Masuda N, Iwata H, Kuroi K, Sato N, et al. Changes in Recurrence Score by neoadjuvant endocrine therapy of breast cancer and their prognostic implication. ESMO Open. 2019 Feb 27;4(1): e000476. doi: 10.1136/esmoopen-2018-000476.

17. Ferebours F, Pulido M, Fourme E, Debled M, Becette V, Bonnefoi H, et al. Predictive factors of 5-year relapse-free survival in HR+/HER2- breast cancer patients treated with neoadjuvant endocrine therapy: pooled analysis of two phase 2 trials. Br J Cancer. 2020 Mar;122(6):759-765. doi: 10.1038/s41416-020-0733-x.

18. Tirkes T, Hollar MA, Tann M, Kohli MD, Akisik F, Sandrasegaran K. Response criteria in oncologic imaging: review of traditional and new criteria. Radiographics. 2013;33(5):1323-1341. doi:10.1148/rg.335125214

19. Patel AV, Friedenreich CM, Moore SC, Hayes SC, Silver JK, Campbell KL, et al. American College of Sports Medicine Roundtable Report on Physical Activity, Sedentary Behavior, and Cancer Prevention and Control. Med Sci Sports Exerc. 2019;51(11):2391-2402. doi: 10.1249/MSS.0000000000002117

20. Swain SM, Tang G, Geyer CE Jr, Rastogi P, Atkins JN, Donnellan PP, et al. Definitive results of a phase III adjuvant trial comparing three chemotherapy

regimens in women with operable, node-positive breast cancer: the NSABP B-38 trial. J Clin Oncol. 2013;31(26):3197-3204. doi:10.1200/JCO.2012.48.1275

21. Jones S, Holmes FA, O'Shaughnessy J, Blum JL, Vukelja SJ, McIntyre KJ, et al. Docetaxel with Cyclophosphamide Is Associated with an Overall Survival Benefit Compared with Doxorubicin and Cyclophosphamide: 7-Year Follow-Up of US Oncology Research Trial 9735. J Clin Oncol. 2009;27(8):1177-1183. doi:10.1200/JCO.2008.18.4028

22. Piccart MJ, Di Leo A, Beauduin M, Vindevoghel A, Michel J, Focan C, et al. Phase III trial comparing two dose levels of epirubicin combined with cyclophosphamide with cyclophosphamide, methotrexate, and fluorouracil in node-positive breast cancer. J Clin Oncol. 2001;19(12):3103-3110. doi:10.1200/JCO.2001.19.12.3103

TRATAMIENTO MÉDICO NEOADYUVANTE Y ADYUVANTE DEL CÁNCER DE MAMA PRECOZ: TUMORES TRIPLE NEGATIVOS

CAPÍTULO 10

TRATAMIENTO MÉDICO NEOADYUVANTE Y ADYUVANTE DEL CÁNCER DE MAMA PRECOZ: TUMORES TRIPLE NEGATIVOS

Blanca Herrero López, Yolanda Jerez Gilarranz, Sara López-Tarruella Cobo

10.1 Introducción al cáncer de mama triple negativo

10.1.1 Definición e historia natural

El cáncer de mama triple negativo (CMTN) corresponde aproximadamente a un 15 % de los cánceres de mama. Fenotípicamente viene definido por una expresión de receptores de estrógeno (RE) y progesterona (RP) inferior al 1 % y ausencia de sobreexpresión de la proteína HER2[1].

Se diagnostica más frecuentemente a edades precoces y en estadios avanzados, presentando un comportamiento más agresivo y peor pronóstico que otros subtipos de cáncer de mama (CM). Las recurrencias del CMTN son más frecuentes y tempranas que en otros subtipos tumorales y, generalmente, se producen a nivel visceral[1], afectando con mayor frecuencia el pulmón y el sistema nervioso central (SNC).

El CMTN es el subtipo más frecuente en las pacientes portadoras de una mutación en línea germinal de los genes *BRCA*; aproximadamente un 80 % de los cánceres de mama que se dan en pacientes con una mutación patogénica en *BRCA1* son triple negativos mientras que entre un 11 % y un 18 % de las pacientes que desarrollan un CMTN son portadoras de alguna mutación en estos genes[2]. Las guías clínicas de la *European Society for Medical Oncology* (ESMO) así como la Sociedad Española de Oncología Médica (SEOM) sobre el CM y ovario hereditarios recomiendan el estudio en línea germinal de los genes *BRCA1* y 2 en pacientes menores de 60 años con diagnóstico de CMTN independientemente de los antecedentes familiares oncológicos.

10.1.2 Biología molecular de la enfermedad triple negativa

El CMTN es una enfermedad heterogénea que puede ser clasificada en varios subtipos moleculares definidos por diferentes patrones de expresión génica. En 2011, Lehmann *et al.* identifican 6 subtipos moleculares tras analizar perfiles de expresión génica en 587 casos de pacientes con CMTN. A partir de dichos subtipos, se desarrollaron líneas celulares que mostraron distinta sensibilidad para terapias sistémicas con distintos mecanismos de acción. Los subtipos *basal-like* 1 y 2 mostraban alta expresión de genes implicados en el ciclo celular y en la respuesta al daño del ADN y eran particularmente sensibles al tratamiento con cisplatino. En el perfil de expresión génica de los subtipos mesenquimal y mesenquimal *stem-like* se observó un enriquecimiento en genes relacionados con la transición epitelio-mesénquima y vías intracelulares de factores de crecimiento, mostrando respuesta a inhibidores de PI3K/mTOR y abl/src. Por su parte, el subtipo inmunomodulador demostró una elevada expresión de genes implicados en la respuesta inmune (vía de señalización de los receptores de células B y T, vías de señalización de citoquinas, procesamiento y presentación antigénica, etc.). Por último, el subtipo luminal receptor androgénico se caracterizó por la expresión de genes de la vía de señalización del receptor de andrógenos mostrándose sensible a la bicalutamida[3].

Esta clasificación se perfecciona unos años después al observar cómo los linfocitos infiltrantes de tumor y las células del estroma tumoral contribuyen a los perfiles de expresión génica de los subtipos inmunomodulador y mesenquimal respectivamente[4]. Se definen entonces un total de 4 subtipos (*basal-like* 1 y 2, mesenquimal y luminal receptor androgénico) que muestran así mismo distinta sensibilidad al tratamiento quimioterápico neoadyuvante con mayores tasas de respuesta completa patológica (RCP), en el subtipo *basal-like* 1 y observándose el LAR como el peor respondedor[5].

Más adelante, se han propuesto otras clasificaciones que confirman la gran complejidad biológica de esta entidad[6] a nivel genómico/mutacional[7] además de histológico[8], proporcionando claves para el descubrimiento de potenciales dianas terapéuticas que permitan avanzar en el tratamiento de esta enfermedad.

10.2.1 Neoadyuvancia o adyuvancia

En el CM, la efectividad del tratamiento sistémico neoadyuvante y adyuvante es equivalente en términos de supervivencia libre de enfermedad (SLE) y global (SG). El metaanálisis del Early Breast Cancer Trialists' Collaborative Group de 2018 muestra además un incremento significativo en la tasa de cirugías conservadoras cuando se emplea una estrategia neoadyuvante (65 % vs. 49 %; Rate Ratio 1,28; Intervalo de Confianza (IC) 95 % 1,22-1,34)[9,10].

Pese a su peor pronóstico global asociado a una elevada tasa de recidiva, esta entidad muestra mayor quimiosensibilidad que otros subtipos de CM, lo que se conoce como la paradoja del CMTN.

Aunque todos los casos candidatos a tratamiento adyuvante podrían considerarse para tratamiento neoadyuvante, la mayor tasa de respuestas completas al tratamiento neoadyuvante en el CMTN[11], junto con las ventajas de permitir cirugías más conservadoras con mejores resultados cosméticos y la monitorización de la respuesta tumoral en tiempo real, pueden inclinar la balanza hacia la elección de una estrategia neoadyuvante, siendo la opción recomendada por la mayoría de las guías de práctica clínica.

Desde el punto de vista de la investigación, la aproximación neoadyuvante permite testar la actividad de distintos fármacos de forma rápida gracias a la evaluación de la respuesta tumoral a nivel clínico y patológico, así como analizar biomarcadores pronósticos y predictivos de respuesta. El desarrollo farmacológico se hace hoy en paralelo en los escenarios avanzado y neoadyuvante. La aceptación de este modelo por las agencias reguladoras permite un acceso rápido a ciertos avances para las pacientes sin perder de vista el balance entre eficacia y seguridad.

10.2.2 Respuesta completa patológica y enfermedad residual

La RCP, definida como la ausencia de tumor en mama y ganglios axilares, constituye un marcador subrogado de supervivencia libre de eventos y global particularmente en el CMTN[12,13].

Existen varios sistemas de clasificación de la respuesta a la quimioterapia neoadyuvante (por ejemplo, Miller y Payne, *Residual Cancer Burden* [RCB]). El sistema

RCB, cada vez más utilizado, se basa en el análisis de la carga tumoral residual en la pieza quirúrgica (mama y axila) después del tratamiento sistémico neoadyuvante y ha demostrado su valor pronóstico en el CMTN: la SLE en las pacientes que obtienen RCP (RCB-0) es de un 86 %, mientras que no alcanza el 25 % en aquellas que no logran respuesta o presentan progresión de la enfermedad (RCB-III)[14].

10.2.3 Adyuvancia extendida

El CMTN tiene un riesgo de recaída superior a otros subtipos de CM, especialmente si no se alcanza la RCP. Distintas estrategias en investigación tienen como objetivo disminuir este riesgo.

El metaanálisis de Van Mackelenbergh, que evalúa el papel de la capecitabina en el tratamiento del CM en estadios precoces, muestra cómo la adición de este fármaco a otros tratamientos sistémicos en el contexto adyuvante o neoadyuvante supone un beneficio en términos de SLE y SG, en particular, en pacientes con CMTN[15].

En el ensayo clínico del Grupo Español de Investigación en Cáncer de Mama (GEICAM) GEICAM/2003-11_CIBOMA/2004-01, la adición de capecitabina adyuvante al tratamiento neoadyuvante o adyuvante estándar basado en antraciclinas y/o taxanos no demostró un beneficio en términos de SLE ni SG en pacientes con CMTN. Sin embargo, el análisis por subgrupos mostró un potencial beneficio de la capecitabina en las pacientes con fenotipo no basal definido por inmunohistoquímica con positividad para citoqueratina 5/6 y/o *epidermal growth factor receptor* (EGFR) (82,6 % *vs.* 72,9 % (Hazard Ratio (HR) 0,53; IC 95 % 0,31-0,91; p = 0,22) y 89,5 % *vs.* 79,6 % (HR 0,42; IC 95 % 0,21-0,81; p = 0,0095) para SLE y SG respectivamente)[16].

10.2.4 Adyuvancia postneoadyuvancia

Partiendo de un abordaje neoadyuvante, varios estudios evalúan el uso de tratamiento sistémico adyuvante tras la terapia sistémica primaria cuando no se ha logrado una RCP.

Masuda *et al.* observan en el ensayo clínico CREATE-X como el tratamiento con 8 ciclos de capecitabina adyuvante supone un beneficio en términos de SLE

(74,1 % *vs.* 67,6 %; HR 0,70; IC 95 % 0,53-0,92; p = 0,01) y SG (89,2 % *vs.* 83,6 %; HR 0,59; IC 95 % 0,39-0,90; p = 0,01) a 5 años en estas pacientes. En el análisis por subgrupos, la magnitud de este beneficio parecía superior en pacientes con CMTN (69,8 % *vs.* 56,1 %; HR 0,58; IC 95 % 0,39-0,87, y 78,8 % *vs.* 70,3%; HR 0,52; IC 95 % 0,30-0,90, en SLE y SG respectivamente)[17].

Este planteamiento, que permite dirigir el tratamiento en función de la respuesta obtenida, podría proporcionar valiosa información acerca de las características biológicas de la enfermedad residual y los mecanismos de resistencia a los tratamientos empleados, pudiendo contribuir al desarrollo de terapias específicamente dirigidas a vencerlos. La Tabla 1 resume los distintos estudios en este contexto.

Tabla 1

Principales ensayos clínicos de acuerdo con http://clinicaltrials.gov con tratamiento adyuvante tras tratamiento neoadyuvante en CMTN
(Consultado: septiembre de 2020)

ENSAYO CLÍNICO	POBLACIÓN	DISEÑO Y TRATAMIENTO	OBJETIVOS	RESULTADOS
CREATEX[17] UMIN000000843	910 pacientes CM HER2 negativo CMTN 286 No RCP	Fase III aleatorizado Capecitabina *vs.* Observación (obs) +/- tratamiento hormonal en función de RE y RP	1° SLE 2° SG, seguridad	CMTN SLE capecitabina 69,8 *vs.* obs. 56,1 %
SCRI BRE 186 NCT 01401959	127 pacientes Todos los subtipos CMTN 53 No RCP	Fase II Eribulina 6 ciclos	1° SLE 2° Factibilidad, seguridad	CMTN SLE a 2 años 56 %
Severance_BR_01 NCT 01752686	587 pacientes CMTN No RCP	Fase III aleatorizado Carboplatino 6 ciclos *vs.* obs.	1° SLE 2° SG, tasa RCP, seguridad	–
BreastImmune03 NCT03818685	98 pacientes CMTN No RCP	Fase II aleatorizado RT + capecitabina 8 ciclos vs RT + nivolumab (8 dosis) + ipilimumab (4 dosis)	1° SLE 2° SG, SLE distancia/local, seguridad	Pendientes

ENSAYO CLÍNICO	POBLACIÓN	DISEÑO Y TRATAMIENTO	OBJETIVOS	RESULTADOS
EA 1131 NCT 02445391	562 pacientes CMTN/basal No RCP	Fase III aleatorizado Obs. *vs.* CBDCA[1]/ CDDP[2] 4 ciclos *vs.* capecitabina 6 ciclos	1° SLE invasiva 2° SG, seguridad	Pendientes
S1418/BR006 NCT 02954874	1000 pacientes CMTN No RCP	Fase III aleatorizado Obs. *vs.* pembrolizumab 1 año	1° SLE invasiva 2° SG, seguridad, SLE a distancia	Pendientes
A_Brave NCT02926196	474 pacientes CMTN postQT adyuvante o no RCP	Fase III aleatorizado Obs. *vs.* avelumab 1 año	1° SLE, SLE en PD-L1 + 2° SG, seguridad	Pendientes
OXEL NCT03487666	45 pacientes CMTN No RCP	Fase II aleatorizado Capecitabina *vs.* nivolu- mab *vs.* capecitabina/ nivolumab 6 ciclos	1° Activación inmunológica («peripheral immunoscore» (PIS)) 2° PIS, seguridad, SLE distancia	Pendientes
ATOX-2018 NCT03756298	284 pacientes CMTN No RCP	Fase II aleatorizado Capecitabina *vs.* cape- citabina + atezolizumab 8 ciclos	1° SLE invasiva	Pendientes

CBDCA: Carboplatino
CDDP: Cisplatino
Fuente: tabla realizada por las autoras

10.3 Esquemas de tratamiento neo/adyuvante en CMTN

En este apartado se desgranarán las distintas opciones de tratamiento sistémico neoadyuvante para el CMTN. En el contexto adyuvante, cabe mencionar previamente la importancia del inicio precoz de este tratamiento con respecto al momento de la cirugía, puesto que se ha observado un incremento del riesgo de recurrencia y muerte directamente proporcional al tiempo de demora desde la intervención más allá de los 30 días[18].

10.3.1 Antraciclinas y taxanos

La adición de taxanos a las antraciclinas como tratamiento neoadyuvante supone un incremento en la tasa de RCP en CM; también y en particular en la enfermedad triple negativa[19]. Los esquemas secuenciales son los más utilizados, aunque existen esquemas con administración concurrente. Ni el tipo de taxano ni el esquema más eficaz han sido estudiados concretamente en el escenario neoadyuvante, aunque paclitaxel semanal en adyuvancia parece superior en términos de SLE y SG[20].

Nab-paclitaxel ha sido testado con distintos regímenes neoadyuvantes[21,22] obteniendo resultados discordantes, pero con tendencia a la superioridad respecto a paclitaxel semanal en la tasa de RCP e incluso beneficio en SLE en CMTN en el ensayo clínico GeparSepto[22]. Actualmente, se ha incorporado al régimen neoadyuvante en varios ensayos clínicos.

En cuanto al empleo de antraciclinas, los esquemas de tratamiento con dosis densas muestran una reducción del riesgo de recurrencia y mortalidad por CM a 10 años de un 3,4 % y 2,4 % respectivamente con los regímenes a dosis densas respecto a los regímenes trisemanales, siendo estos datos similares en los subgrupos de pacientes con tumores con o sin expresión de RE, según los datos del reciente metaanálisis de Gray[23].

También se han testado regímenes libres de antraciclinas mostrando resultados en supervivencia similares a los que se obtienen con regímenes combinados, incluyendo pacientes con CMTN. El ensayo clínico Plan-B comparó una secuencia combinada de antraciclinas y taxanos con un esquema de taxano sin antraciclinas en contexto adyuvante sin objetivar diferencias en términos de SLE a 5 años[24]. La generalización de estos regímenes es aún hoy controvertida. Por este motivo, la elección final deberá basarse en un balance individualizado del potencial incremento en SLE frente al riesgo de toxicidades cardiológicas y hematológicas graves a largo plazo.

10.3.2 El papel de los platinos

El CMTN presenta con frecuencia defectos en las vías de reparación del ADN, concretamente en el sistema de recombinación homóloga encargado de la reparación de defectos de cadena doble. Los genes *BRCA 1* y *2* codifican proteínas que juegan un papel fundamental en esta vía y las mutaciones de estos genes a nivel germinal o somático son relativamente frecuentes en pacientes con CMTN. Las sales de platino actúan provocando rupturas de cadena doble con las consecuentes paradas en la replicación del ADN y parecen especialmente atractivas en CMTN[25].

La mayor parte de ensayos clínicos que incorporan carboplatino en el esquema de tratamiento neoadyuvante muestran un aumento estadísticamente significativo en la tasa de RCP con resultados discordantes en cuanto a sus beneficios en supervivencia.

Entre los ensayos clínicos en este escenario que incluyen pacientes con CMTN cabe mencionar los siguientes (Tabla 2):

- El ensayo clínico GEICAM/2006-03 incluyó 94 pacientes con CMTN candidatas a tratamiento neoadyuvante aleatorizados a recibir un esquema secuencial de antraciclinas y taxanos con o sin carboplatino. La tasa de RCP fue similar en ambos grupos de tratamiento, 30 % y 35 % respectivamente (p = 0,61)[26].

- En el ensayo clínico GeparSixto, las 315 pacientes con CMTN fueron aleatorizadas a recibir una combinación de quimioterapia neoadyuvante con antraciclina liposomal, paclitaxel y bevacizumab con o sin carboplatino. Se observó un incremento en tasa de RCP con la incorporación de carboplatino (53 % *vs.* 37 %; p = 0,005), lo que en este caso se tradujo en un beneficio en SLE pero no en SG[27,28].

- Por su parte, el estudio Alliance (CALGB 0603) analizó el impacto de añadir carboplatino y/o bevazicumab a un régimen neoadyuvante secuencial con taxanos y antraciclinas a dosis densas en CMTN. Mostró un incremento en la tasa de RCP en la mama y la axila (objetivo secundario) cuando se incluía carboplatino (54 % *vs.* 41 %; p = 0,0029) independiente de la adición de bevacizumab[29]. Sin embargo, el tratamiento con carboplatino no supuso un beneficio en SLE ni SG[30].

- El subgrupo de pacientes con CMTN del ensayo GeparOcto no obtuvo beneficio en tasa de RCP con la incorporación de carboplatino (paclitaxel, doxorrubicina liposomal no pegilada y carboplatino [PMCb]) en comparación con un esquema secuencial a dosis densas que incluía epirrubicina, paclitaxel y ciclofosfamida[31].

- En el ensayo clínico WSG-ADAPT, la combinación de nab-paclitaxel y carboplatino mostró mayor tasa de RCP que su comparador nab-paclitaxel y gemcitabina en CMTN (29 % *vs.* 46 %; p = 0,002)[32].

- Añadir carboplatino (con o sin veliparib) a un régimen neoadyuvante secuencial con antraciclinas y taxanos supuso un aumento en la tasa de RCP en el estudio BrightTNess (58 % *vs.* 31 %, p < 0,0001)[33].

Tabla 2

Ensayos clínicos con carboplatino en régimen neoadyuvante para CMTN

ENSAYO CLÍNICO	POBLACIÓN	DISEÑO Y TRATAMIENTO	PCR QT vs. QT + CBDCA	RESULTADOS SUPERVIVENCIA (SLE y/o SG)
GEICAM/ 2006-03[26] NCT00432172	94 pacientes CMTN basal	Fase II aleatorizado epirrubicina/ciclofosfamida (EC) → Docetaxel (D) vs. D/carboplatino (DCb)	30 % vs. 30 %	No aplicable
GeparSixto[27,28] NCT01426880	588 pacientes HER2+/TN CMTN 315	Fase II aleatorizado CMTN: Paclitaxel (P)/ doxorrubicina liposomal (M)/Bevacizumab(B)/ Cb vs. PMB	CMTN: 37 % vs. 53 %	SLE a 3 años CMTN PMBCb 86 % vs. PMB 76 % No diferencias en SG
Alliance CALGB 40603[29,30] NCT00861705	443 pacientes CMTN	Fase II aleatorizado 2x2 P→doxorrubicina (A)/C vs. P/+-Cb/+-B→AC dosis densas (dd)	41 % vs. 54 %	No diferencias en SLE ni SG
GeparOcto[31] NCT02125344	945 pacientes HER2+/TN/ lumB CMTN 403	Fase III aleatorizado P/M/Cb vs. EPC dd	48 % vs. 48% Sin diferencias por subgrupos	No diferencias en SLE invasiva ni SG
WSG-ADAPT[32] NCT01815242	336 pacientes CMTN	Fase II aleatorizado Nab-paclitaxe (NP)/ gemcitabina (G) vs. NP/Cb	29 % vs. 46 %	No aplicable
BrightTNess[33] NCT02032277	634 pacientes CMTN	Fase III aleatorizado P/Cb/Veliparib vs. P/ Cb/placebo (pb) vs. P/ pb/pb → AC	53 % vs. 58 % vs. 31 % respectivamente	Pendientes
NCC-Japan[58]	181 pacientes 75 CMTN	Fase II aleatorizado P/ Cb→C/E /5FU(F) vs. P→CEF	CMTN: 26 % vs. 61 %	Incremento en SLE y SG. SG a 5 años CMTN 94 % vs. 69 %
I-SPY 2[42] NCT01042379	116 pacientes CMTN	Fase III aleatorización adaptativa P/Cb/veliparib→AC vs. P→AC	26 % vs. 52 % (estimadas)	Pendientes
NEOSTOP[35] NCT02413320	100 pacientes CMTN	Fase II aleatorizado P/Cb→AC vs. DCb	55% vs. 52%	No aplicable

Fuente: tabla realizada por las autoras

Estos estudios han dado lugar a un metaanálisis acerca de la incorporación de los platinos a los regímenes neoadyuvantes del CMTN en el que se expone un claro beneficio en términos de tasa de RCP (37 % vs. 52,1 %; Odds Ratio (OR) 1,96, IC 95 % 1,46-2,62, p < 0,001) a cambio de un incremento del riesgo de mielosupresión[34]. Sin embargo, aunque no se observaron diferencias en supervivencia, los estudios que analizaron estos objetivos estaban potenciados para evaluar diferencias en RCP y no para el análisis de supervivencia.

La mayor parte de los regímenes que incorporan platinos incluyen antraciclinas y taxanos, aunque ya disponemos de datos del esquema con docetaxel y carboplatino con una tasa de RCP del 52 % sin diferencias significativas con un tratamiento secuencial de antraciclinas y taxanos combinado con carboplatino (55 %, p = 0,84)[35].

Así pues, aunque es evidente la ganancia en tasa de RCP derivada de añadir sales de platino a los regímenes de quimioterapia neoadyuvante con antraciclinas y taxanos en CMTN, el incremento del riesgo de toxicidad hematológica ha llevado a la búsqueda de potenciales biomarcadores para identificar aquellas pacientes que puedan obtener un mayor beneficio de estos fármacos.

Aunque aún no se dispone de estos biomarcadores, se han realizado algunos análisis exploratorios a este respecto en los estudios previamente mencionados. Por ejemplo, en el estudio GeparOcto se observó mayor tasa de RCP en pacientes portadoras de mutaciones en línea germinal en los genes *BRCA* en ambos grupos de tratamiento e incluso parecía derivarse mayor beneficio de la adición de carboplatino en dichas pacientes (tasa de RCP en pacientes con mutación *BRCA* en línea germinal tratadas con PMCb del 74,3 %)[36].

Con esta intención se han explorado otros déficits en el sistema de recombinación homóloga. Empleando el score HRD de Myriad en el ensayo clínico GeparSixto, se identificaron 136 muestras tumorales con estos déficits entre las cuales se observó un incremento significativo en la tasa de RCP al incorporar tratamiento con carboplatino (63,5 % vs. 33,9 %; p = 0,001)[28]. Sin embargo, en este mismo estudio, la presencia de mutaciones germinales en los genes *BRCA 1 y 2* se mostraron como predictivas de una mayor tasa de RCP con ambos esquemas de tratamiento sin beneficio adicional con la incorporación de carboplatino[37].

En el contexto de tratamiento adyuvante el empleo de carboplatino en el CMTN no está refrendado por ningún consenso o guía clínica[38], aunque recientemente los datos de un ensayo clínico fase III aleatorizado con 647 pacientes con CMTN han mostrado un beneficio en SLE con paclitaxel y carboplatino en comparación con un tratamiento secuencial basado en antraciclinas, taxanos, fluoropirimidinas y ciclofosfamida (86 % *vs.* 80 %; HR = 0,65; 95 % CI; 0,44-0,96; p = 0,03) sin observarse diferencias en términos de SG[39].

10.3.3 Terapias «dirigidas»

Antiangiogénesis en CMTN

Bevacizumab, un anticuerpo monoclonal dirigido a bloquear el factor de crecimiento del endotelio vascular (VEGF), ha sido explorado dentro de varios ensayos clínicos en el contexto neoadyuvante que incluían pacientes con CMTN pero también con expresión de RH. Dichos estudios aparecen resumidos en la Tabla 3.

A nivel global y de acuerdo con el metaanálisis después de Nahleh, la adición de bevacizumab a la quimioterapia neoadyuvante en CMTN parece aportar un beneficio significativo en la tasa de RCP que no se traduce en incrementos de supervivencia[40]. Por consiguiente, la incorporación de bevacizumab en este contexto requeriría una selección óptima de los pacientes que pudieran obtener un mayor beneficio potencial con el fin de minimizar costes y posibles efectos adversos asociados a su empleo. De hecho, no es una práctica recomendada por las guías clínicas nacionales e internacionales.

Algo similar ocurre en el escenario adyuvante: la presencia de micrometástasis y su desarrollo es dependiente del proceso de angiogénesis y por ello algunos estudios han explorado los potenciales beneficios de añadir bevacicumab a la quimioterapia estándar en el CMTN. El ensayo clínico BEATRICE no consiguió demostrar incrementos en SLE ni SG con esta estrategia[41].

Ensayos clínicos con bevacizumab en régimen neoadyuvante para CMTN

ENSAYO CLÍNICO	POBLACIÓN	DISEÑO Y TRATAMIENTO	PCR QT vs.QT+ Bevacizumab	RESULTADOS SUPERVIVENCIA
Alliance CALGB40603[29,30] NCT00861705	443 pacientes CMTN	Fase II aleatorizado 2x2 P→ doxorrubicina (A)/C vs. P/+-Cb/+-B→AC	59 % vs. 48 % (PCR en mama, no axila)	No diferencias en SLE ni SG
ARTemis[59] NCT01093235	800 pacientes HER2-	Fase III aleatorizado B + D→fluorouraci-lo/E/C vs. D→fluoroura-cilo/E/C	16 % vs. 22 %	No diferencias en SLE ni SG
NSABP-B40[60] NCT0040408	1166 pacientes HER2-	Fase III aleatorizado 3x2 - D/B→AC vs. D→AC - D/capecitabina (X)/B→AC vs. DX→AC - D/G/B→AC vs. D/G→AC	28 % vs. 35 % (mama) 23 % vs. 28 % (mama y axila)	–
GeparQuinto[61] NCT00567554	1948 pacientes HER2- CMTN 663	Fase III randomiado B+EC→D vs. EC→D	28 % vs. 39 % (CMTN)	No diferencias en SLE ni SG
S0800[62] NCT00856492	215 pacientes HER2- CMTN 67	Fase II aleatorizado NP/B→AC dd vs. NP→AC dd vs. AC dd→NP	29 % vs. 59 % (CMTN)	No diferencias en SG ni super-vivencia libre de eventos

Fuente: tabla realizada por las autoras

Inhibidores de PARP

El enzima PARP-1 pertenece a una amplia familia de enzimas que, a través de la transferencia de homopolímeros de ADP-ribosa en ciertos residuos de proteínas involucradas en la estabilidad de la cromatina y el metabolismo del ADN, participa en los procesos de reparación de errores en el ADN.

En tumores con mutaciones en los genes *BRCA 1/2*, implicados en el sistema de recombinación homóloga, la inhibición del enzima PARP-1 produce lo que se conoce como «letalidad sintética». Este concepto ha ido evolucionando e implica la interferencia de fármacos inhibidores de PARP1 (iPARP) con la liberación del enzima de su unión al ADN en puntos de ruptura de cadena simple durante su reparación. Este mecanismo, conocido como *trapping* (captura), interfiere con la actividad catalítica del enzima PARP por el que se reclutan otras moléculas efectoras necesarias para el proceso de reparación del ADN. Talazoparib es el iPARP con mayor potencia de *trapping* y este fenómeno se ha asociado a un mayor efecto citotóxico.

En el ámbito del tratamiento neoadyuvante del CM, los inhibidores de PARP se han empleado hasta el momento en el contexto de ensayos clínicos entre los que cabe destacar los siguientes:

- El estudio I-SPY 2 es un ensayo clínico fase II de aleatorización adaptativa. Las pacientes con CMTN, de acuerdo con el análisis centralizado del estatus de HER2, RH y la expresión de 70 genes, se aleatorizaron a recibir una combinación secuencial de taxanos y antraciclinas con o sin veliparib y carboplatino, documentando tasas de RCP estimadas del 51 % en el grupo experimental y 26 % en el grupo control, si bien la toxicidad en el grupo experimental también fue superior[42].

- El ensayo clínico BRIGTHNESS trataba de confirmar los hallazgos del estudio I-SPY 2 con un diseño en fase III. La combinación de carboplatino y veliparib con un tratamiento secuencial con antraciclinas y taxanos mostró un aumento de la tasa de RCP. Sin embargo, veliparib no parecía haber contribuido al incremento de la tasa de RCP cuando se compararon los resultados del grupo que incluía veliparib y carboplatino con el grupo que únicamente añadía carboplatino[33]. Los datos de supervivencia de este estudio están aún pendientes.

- Talazoparib es, por su parte, el inhibidor de PARP con mayor potencia de captura del enzima. En 2019, Litton *et al.* publicaron un pequeño ensayo clínico fase II de brazo único en el que se incluyeron 20 pacientes con CM, 15 de ellas con CMTN, portadoras de mutaciones en línea germinal de los genes *BRCA1/2*. En el subgrupo de pacientes con CMTN se observó una interesante tasa de RCP y RCB-I del 57 %[43]. Como consecuencia de ello, se encuentra actualmente en marcha otro ensayo clínico fase II con el objetivo de confirmar estos hallazgos, cuyos resultados podrían ayudarnos a plantear una de-escalada del tratamiento en pacientes seleccionadas.

En cuanto al tratamiento adyuvante, el estudio OLYMPIA, cuyos resultados estarán pronto disponibles, aleatorizó a pacientes con CMTN y con expresión de RH portadoras de mutación patogénica en línea germinal en los genes *BRCA1/2* que han finalizado tratamiento locorregional y sistémico neoadyuvante o adyuvante a recibir olaparib o placebo durante un año.

10.3.4 Inmunoterapia

En la última década se han desarrollado fármacos dirigidos a los puntos de control inmunitario (*immune checkpoint*) conocidos como inhibidores de *immune checkpoints (ICIs)*. La unión de las proteínas transmembrana PD-1, localizada en la superficie celular de los linfocitos T, y PD-L1, que puede expresarse en una amplia variedad de células como las propias células tumorales y otras del microambiente tumoral, constituye uno de los principales puntos de control inmunológico. Gran parte de la actividad investigadora en el CM está centrada desde hace varios años en determinar la aplicabilidad de los ICIs observándose más prometedores en pacientes con CMTN o HER2 positivos. Las respuestas duraderas obtenidas con estos fármacos en el contexto de enfermedad avanzada, junto con un microambiente tumoral aparentemente más inmunogénico en la enfermedad precoz respecto a la avanzada, fundamentan su estudio en el contexto neoadyuvante.

Los siguientes estudios han mostrado resultados recientemente con el empleo de ICIs en CMTN precoz en el escenario neoadyuvante (Tabla 4):

- En febrero de 2020 se ha publicado otro análisis de 250 pacientes incluidas en el ensayo clínico I-SPY 2. En esta ocasión se trata de pacientes con tumores HER2 negativos estadios II y III que se aleatorizaron a recibir una secuencia de 12 dosis de paclitaxel semanal seguidas de una combinación con 4 ciclos trisemanales de doxorrubicina y ciclofosfamida incorporando o no pembrolizumab. La tasa de RCP estimada en las 29 pacientes con CMTN fue del 60 % con pembrolizumab respecto al 22 % estimado para estas mismas pacientes tratadas en el brazo control[44]. La adición de pembrolizumab logró más del doble de RCP en los subgrupos de pacientes con CMTN y RH-positivo HER2-negativo, por lo que es altamente probable que esta combinación mostrara resultados positivos en un ensayo clínico fase III con estos subtipos.

- De forma prácticamente simultánea se publican los primeros resultados del estudio KEYNOTE-173, un ensayo clínico fase Ib multicohorte cuyo objetivo es evaluar la seguridad, así como la eficacia preliminar de la adición de pembrolizumab a distintos regímenes de quimioterapia neoadyuvante basados en distintas secuencias de taxanos y antraciclinas con o sin carboplatino en pacientes con CMTN no metastásico de alto riesgo. Se incluyen un total de 60 pacientes en 6 cohortes de tratamiento. La tasa de RCP varió entre el 30 y el 80 % en las distintas cohortes con diferencias en SLE y SG a 12 meses a favor de las que incluían carboplatino (98 % *vs.* 80 %)[45].

- El ensayo clínico KEYNOTE-522 incluyó 784 pacientes con CMTN candidatas a tratamiento neoadyuvante aleatorizadas a recibir una combinación de pembrolizumab o placebo con un régimen de quimioterapia basado en 4 ciclos de carboplatino y paclitaxel secuenciales con 4 ciclos de doxorrubicina y ciclofosfamida. Tras la cirugía, se administraban 9 ciclos de pembrolizumab o placebo en contexto adyuvante. Tras 15,5 meses de seguimiento, se observó una tasa de RCP superior en el grupo de tratamiento experimental (65 % *vs.* 51 %; P < 0,001). La tasa de RCP en el subgrupo de pacientes con tumores PD-L1 positivos alcanzó un 69 % en el brazo experimental y un 55 % en el brazo control, mientras que en el subgrupo PD-L1 negativo las tasas de RCP fueron inferiores, con un 45% y 30 % respectivamente. En ese momento, la SLE mostraba una tendencia a favor de añadir pembrolizumab a la espera de un seguimiento más prolongado[46].

- Los primeros resultados del ensayo clínico fase III NeoTRIPaPDL1 se comunicaron en paralelo: un esquema de quimioterapia neoadyuvante, basada en 8 ciclos carboplatino y nab-paclitaxel semanales, se combinaba con atezolizumab en el brazo experimental frente a quimioterapia. El objetivo primario de este estudio es la SLE a 5 años de la que no se dispone de datos, pero los primeros resultados revelan ausencia de diferencias en cuanto a tasa de RCP como objetivo secundario (43 % *vs.* 41 %; p = 0,66). De nuevo, la expresión de PD-L1 predecía mayores tasas de RCP en ambos grupos de tratamiento[47].

- La actividad de durvalumab en este contexto ha sido explorada en el ensayo clínico GeparNuevo. Un total de 174 pacientes se aleatorizaron a recibir una combinación de durvalumab o placebo con un esquema de quimioterapia basado en nab-paclitaxel semanal secuencial con epirrubicina y ciclofosfamida a dosis densas. A los 117 pacientes que participaron en lo que se llamó «periodo ventana» se les administró una dosis de durvalumab o placebo 2 semanas antes del inicio del tratamiento completo. La tasa de RCP, objetivo primario del estudio, no mostró diferencias entre los grupos de tratamiento (53 % *vs.* 44 %; OR 1,45; IC 95 % 0,80-2,63; p = 0,224). Solo en el subgrupo de pacientes que participó en el periodo ventana se observó un beneficio en términos de tasa de PCR con la incorporación de durvalumab (61 % *vs.* 41 %; OR = 2,22; IC 95% 1,06-4,64; p = 0,035)[48].

- Los primeros datos de atezolizumab neoadyuvante en combinación con quimioterapia basada en nab-paclitaxel secuencial con doxorrubicina y ciclofosfamida del estudio IMpassion031 se comunicaron en ESMO 2020. De nuevo la tasa de RCP fue superior en el grupo tratado con atezolizumab (58 % *vs.* 41 %; p = 0,0044), con una diferencia más patente en el subgrupo de pacientes PD-L1 positivos (69 % *vs.* 49 %; p = 0,021)[49].

En marcha están otros estudios con ICIs en CMTN precoz de los que aún no tenemos resultados como el ensayo clínico GeparDouze (neoadyuvancia) o el IMpassion030/ALEXANDRA (adyuvancia).

En relación con los efectos adversos derivados de la administración de ICIs, aproximadamente un 30 % de pacientes tratados con estos fármacos presentaron toxicidad de perfil inmunológico, siendo el hipotiroidismo la más frecuente y de fácil manejo. Sin embargo, de forma menos frecuente se han observado también otros efectos adversos inmunomediados de mayor gravedad, como la insuficiencia suprarrenal (2 %) cuyo manejo es más complejo. Así pues, aunque la combinación ICIs con distintos regímenes de quimioterapia neoadyuvante parece mejorar los resultados, es una estrategia no exenta de toxicidades adicionales que deben ser conocidas para su correcta identificación y manejo.

Actualmente, no existe recomendación para incorporar estos fármacos a la quimioterapia neoadyuvante, pues hay ciertas cuestiones sin resolver que requieren un mayor conocimiento, como por ejemplo el esquema de quimioterapia y su combinación con el ICI óptimo, el impacto de la expresión de PD-L1 en los resultados o los efectos de los ICIs en supervivencia a largo plazo.

Tabla 4

Ensayos clínicos con ICIs en régimen neoadyuvante para CMTN

ENSAYO CLÍNICO	POBLACIÓN	DISEÑO Y TRATAMIENTO	PCR QT *vs.* QT + ICI	RESULTADOS SUPERVIVENCIA
I-SPY 2[44] NCT01042379	250 pacientes Todos los subtipos Análisis HER2- CMTN 29	Fase II randomización adaptativa Pembrolizumab + P→AC *vs.* P→AC	22 % *vs.* 60 %	Supervivencia libre de eventos (SLEv) ≈
KEYNOTE-173[45] NCT02622074	60 pacientes CMTN	Fase Ib multicohorte Pembrolizumab + 6 cohortes: taxanos+/-carboplatino→antraciclinas	COHORTES (QT + pembrolizumab) A (NP 125 mg/m^2→AC): 60 % B (NP 100 mg/m^2/Cb AUC6→AC): 8 0% C (NP 125 mg/m^2/Cb AUC5→AC): 80 % D (NP 125 mg/m^2/Cb AUC2→AC): 60 % E (P 80 mg/m^2/Cb AUC5→AC): 30 % F (P 80 mg/m^2/Cb AUC2→AC): 50 %	SLEv 12 meses 100 % en RCP *vs.* 88 % en no-RCP SLEv y SG 12 meses 98% Cb *vs.* 80 % no Cb
KEYNOTE-522[46] NCT03036488	784 pacientes CMTN	Fase III aleatorizado Pembrolizumab + Cb/T→AC *vs.* pb+Cb/P→AC	51 % *vs.* 65 %	SLE a 15,5 meses 85 % pembrolizumab *vs.* 91 % pb
GeparNuevo[48] NCT02685059	174 pacientes CMTN	Fase II aleatorizado Durvalumab + NP→AC *vs.* pb + NP→AC	44 % *vs.* 53 % PCR PD-L1+ 50 % *vs.* 69 %	Pendientes
IMpassion031[49] NCT03197935	333 pacientes CMTN	Fase III aleatorizado Atezolizumab + NP→AC *vs.* pb + NP→AC	41 % *vs.* 58 % PD-L1+: 49 % *vs.* 69 %	Pendientes
NeoTRIPaPDL1[47] NCT02620280	280 pacientes CMTN	Fase III aleatorizado Atezolizumab + Cb/NP *vs.* Cb/NP	41 % *vs.* 43 %	Pendientes

Fuente: tabla realizada por las autoras

En el tratamiento sistémico del CMTN en estadios precoces se ha explorado una amplia variedad de fármacos con diferentes mecanismos de acción. Sin embargo, es de especial importancia reconocer aquellas características tumorales que pudieran condicionar su eficacia potencial.

10.4.1 El microambiente tumoral y los TILs

Existe actualmente un interés creciente por la compleja relación entre las células tumorales y otras células del sistema inmune que forman parte del microambiente tumoral y que parece estar dotado de valor pronóstico y predictivo en CM. El microambiente tumoral está formado por varias poblaciones celulares, muchas de las cuales pertenecen al sistema inmunológico (linfocitos infiltrantes de tumor (TILs), macrófagos, células *natural killer, neutrófilos, células dendríticas…*).

En el CMTN, la densidad de TILs es generalmente elevada. Varios análisis prospectivos dentro de estudios en escenario neoadyuvante observan que hasta un 20-30 % de los CMTN tienen un porcentaje de TILs superior al 50-60 %[50]. Así mismo, se objetiva de forma consistente una relación inversamente proporcional entre el porcentaje de TILs y el riesgo de recurrencia. Este valor pronóstico se muestra independiente de otros factores[51] incluso en ausencia de tratamiento sistémico neoadyuvante[52]. En este sentido, De Jong ha presentado recientemente los datos de 481 pacientes menores de 40 años con diagnóstico de CMTN sin afectación ganglionar que no habían recibido quimioterapia adyuvante en las que una densidad de TILs superior al 75 % se correspondía con una SG y SLE a distancia en 10 años superior al 95 %[53], abriendo la puerta a potenciales estrategias de de-escalado en el tratamiento de pacientes con CMTN guiadas por biomarcador.

Los TILs parecen también contar con un valor predictivo de respuesta al tratamiento quimioterápico con tasas de RCP superiores en aquellos tumores con mayor concentración de TILs[54,55], un hallazgo recurrente incluso en los estudios más recientes[45].

Hoy en día la densidad de TILs no es un parámetro estándar en el análisis anatomopatológico de los tumores TN. Sin embargo, varios consensos lo recomiendan incluso como parte de modelos clinicopatológicos con valor pronóstico que permitan una selección de pacientes que puedan obtener mayor beneficio de tratamientos adicionales asociados a los regímenes de quimioterapia como los ICIs o el carboplatino.

La presencia de TILs en la enfermedad residual también se ha asociado con mejor pronóstico en CMTN en términos de supervivencia libre de metástasis y SG. La incorporación de los TILs a un modelo combinado con el RCB parece incrementar el valor pronóstico de este último[56].

Por otro lado, los TILs comprenden varias subpoblaciones celulares con funciones antagónicas. Así, los linfocitos T CD8+ poseen una actividad antitumoral mientras que los linfocitos T Foxp3+ tienen capacidad inmunosupresora pudiendo favorecer el desarrollo y la progresión tumoral. Algunos estudios se han centrado en el análisis de estas subpoblaciones en biopsias previas al tratamiento neoadyuvante y en la enfermedad residual observando como una mayor concentración de linfocitos CD8+ y elevados ratios linfocitos CD8+/Foxp3+ se asocian con mejor pronóstico en CMTN[57].

10.4.2 El papel de la expresión de PD-1/PD-L1

La expresión de PD-L1 en CMTN parece asociarse con una mayor supervivencia y mayores tasas de RCP al tratamiento neoadyuvante. Por ejemplo, en el estudio KEYNOTE-173, una mayor expresión de PD-L1 pretratamiento y un alto porcentaje de TILs en la biopsia previa al tratamiento y durante el mismo se asociaron significativamente con mayores tasas de RCP[45]. Sin embargo, hasta el momento, el conocimiento del papel de la expresión de PD-L1 como biomarcador en el CMTN está limitada por el dinamismo de su expresión que se asocia con la exposición tumoral a quimioterapia, la falta de equivalencia entre los distintos anticuerpos empleados para su determinación y los diferentes umbrales establecidos para definir su positividad.

10.5 Conclusiones

El CMTN se suele diagnosticar a edades precoces y en estadios más avanzados que otros subtipos de CM. Posee un peor pronóstico y su tratamiento representa un reto en la práctica clínica, que sin duda requiere un mayor conocimiento de su biología para desarrollar fármacos eficaces adaptados al riesgo individual de la enfermedad en cada paciente.

De forma general, los tumores triples negativos han mostrado elevada quimiosensibilidad y por ello la estrategia de tratamiento neoadyuvante se considera en la gran mayoría de los casos, permitiendo a su vez tratamientos secuenciales en adyuvancia en función de los resultados anatomopatológicos postquirúrgicos.

Aunque la quimioterapia clásica basada en antraciclinas y taxanos sigue siendo el pilar fundamental del tratamiento sistémico neoadyuvante, fármacos adicionales podrían mejorar sus resultados en términos de tasa de RCP, como el carboplatino. La inmunoterapia parece incrementar la tasa de RCP combinando los ICIs con esquemas de quimioterapia clásicos y ya han mostrado una tendencia favorable en SLE; si bien los estudios disponibles requieren seguimientos más prolongados que confirmen los beneficios a largo plazo.

La ausencia de RCP en CMTN se ha asociado con peor pronóstico. En estos casos, la incorporación de capecitabina adyuvante puede suponer un beneficio en supervivencia.

Tratándose pues de una enfermedad tan heterogénea, es crucial la búsqueda y definición de biomarcadores con valor predictivo y pronóstico que ayuden a la identificación de pacientes que pudieran obtener mayor beneficio con determinados tratamientos e incluso pudieran prescindir de algunos. El estudio de las poblaciones celulares y moléculas que forman parte del tumor y su microambiente avanza en esta dirección.

Bibliografía

1. Foulkes WD, Smith IE, Reis-Filho JS. Triple-Negative Breast Cancer. N Engl J Med. 11 de noviembre de 2010;363(20):1938-48.

2. Couch FJ, Hart SN, Sharma P, Toland AE, Wang X, Miron P, et al. Inherited Mutations in 17 Breast Cancer Susceptibility Genes Among a Large Triple-Negative Breast Cancer Cohort Unselected for Family History of Breast Cancer. J Clin Oncol. 1 de febrero de 2015;33(4):304-11.

3. Lehmann BD, Bauer JA, Chen X, Sanders ME, Chakravarthy AB, Shyr Y, et al. Identification of human triple-negative breast cancer subtypes and preclinical models for selection of targeted therapies. J Clin Invest. 1 de julio de 2011;121(7):2750-67.

4. Lehmann BD, Jovanović B, Chen X, Estrada MV, Johnson KN, Shyr Y, et al. Refinement of Triple-Negative Breast Cancer Molecular Subtypes: Implications for Neoadjuvant Chemotherapy Selection. Sapino A, editor. PLOS ONE. 16 de junio de 2016;11(6):e0157368.

5. Echavarria I, López-Tarruella S, Picornell A, García-Saenz JÁ, Jerez Y, Hoadley K, et al. Pathological Response in a Triple-Negative Breast Cancer Cohort Treated with Neoadjuvant Carboplatin and Docetaxel According to Lehmann's Refined Classification. Clin Cancer Res. 15 de abril de 2018;24(8):1845-52.

6. Burstein MD, Tsimelzon A, Poage GM, Covington KR, Contreras A, Fuqua SAW, et al. Comprehensive Genomic Analysis Identifies Novel Subtypes and Targets of Triple-Negative Breast Cancer. Clin Cancer Res. 1 de abril de 2015;21(7):1688-98.

7. Bareche Y, Venet D, Ignatiadis M, Aftimos P, Piccart M, Rothe F, et al. Unravelling triple-negative breast cancer molecular heterogeneity using an integrative multiomic analysis. Ann Oncol. abril de 2018;29(4):895-902.

8. Geyer FC, Pareja F, Weigelt B, Rakha E, Ellis IO, Schnitt SJ, et al. The Spectrum of Triple-Negative Breast Disease. Am J Pathol. octubre de 2017;187(10):2139-51.

9. Asselain B, Barlow W, Bartlett J, Bergh J, Bergsten-Nordström E, Bliss J, et al. Long-term outcomes for neoadjuvant versus adjuvant chemotherapy in early breast cancer: meta-analysis of individual patient data from ten randomised trials. Lancet Oncol. enero de 2018;19(1):27-39.

10. Rastogi P, Anderson SJ, Bear HD, Geyer CE, Kahlenberg MS, Robidoux A, et al. Preoperative Chemotherapy: Updates of National Surgical Adjuvant Breast and Bowel Project Protocols B-18 and B-27. J Clin Oncol. 10 de febrero de 2008;26(5):778-85.

11. Liedtke C, Mazouni C, Hess KR, André F, Tordai A, Mejia JA, et al. Response to Neoadjuvant Therapy and Long-Term Survival in Patients With Triple-Negative Breast Cancer. J Clin Oncol. 10 de marzo de 2008;26(8):1275-81.

12. Cortazar P, Zhang L, Untch M, Mehta K, Costantino JP, Wolmark N, et al. Pathological complete response and long-term clinical benefit in breast cancer: the CTNeoBC pooled analysis. The Lancet. julio de 2014;384(9938):164-72.

13. Spring LM, Fell G, Arfe A, Sharma C, Greenup R, Reynolds KL, Smith BL, Alexander B, Moy B, Isakoff SJ, Parmigiani G, Trippa L, Bardia A. Pathologic Complete Response after Neoadjuvant Chemotherapy and Impact on Breast Cancer Recurrence and Survival: A Comprehensive Meta-analysis. Clin Cancer Res. 2020 Jun 15;26(12):2838-2848. doi: 10.1158/1078-0432.CCR-19-3492. Epub 2020 Feb 11. PMID: 32046998; PMCID: PMC7299787.

14. Symmans WF, Wei C, Gould R, Yu X, Zhang Y, Liu M, et al. Long-Term Prognostic Risk After Neoadjuvant Chemotherapy Associated With Residual Cancer Burden and Breast Cancer Subtype. J Clin Oncol. 1 de abril de 2017;35(10):1049-60.

15. Mackelenbergh M van, Seither F, Möbus V, O'Shaugnessy J, Martin M, Joenssuu H, et al. Abstract GS1-07: Effects of capecitabine as part of neo-/adjuvant chemotherapy. A meta-analysis of individual patient data from 12 randomized trials including 15,457 patients. Cancer Res. 15 de febrero de 2020;80(4 Supplement):GS1-GS1-07.

16. Lluch A, Barrios CH, Torrecillas L, Ruiz-Borrego M, Bines J, Segalla J, Guerrero-Zotano Á, García-Sáenz JA, Torres R, de la Haba J, García-Martínez E, Gómez HL, Llombart A, Bofill JS, Baena-Cañada JM, Barnadas A, Calvo L, Pérez-Michel L, Ramos M, Fernández I, Rodríguez-Lescure Á, Cárdenas J, Vinholes J, Martínez de Dueñas E, Godes MJ, Seguí MA, Antón A, López-Álvarez P, Moncayo J, Amorim G, Villar E, Reyes S, Sampaio C, Cardemil B, Escudero MJ, Bezares S, Carrasco E, Martín M; GEICAM Spanish Breast Cancer Group; CIBOMA (Iberoamerican Coalition for Research in Breast Oncology); LACOG (Latin American Cooperative Oncology Group). Phase III Trial of Adjuvant Capecitabine After Standard Neo-/Adjuvant Chemotherapy in Patients With Early Triple-Negative Breast Cancer (GEICAM/2003-11_CIBOMA/2004-01). J Clin Oncol. 2020 Jan 20;38(3):203-213. doi: 10.1200/JCO.19.00904. Epub 2019 Dec 5. Erratum in: J Clin Oncol. 2020 Mar 10;38(8):847. PMID: 31804894; PMCID: PMC6968797.

17. Masuda N, Lee S-J, Ohtani S, Im Y-H, Lee E-S, Yokota I, et al. Adjuvant Capecitabine for Breast Cancer after Preoperative Chemotherapy. N Engl J Med. junio de 2017;376(22):2147-59.

18. Morante Z, Ruiz R, Ku GD la C-, Namuche F, Mantilla R, Lujan MG, et al. Abstract GS2-05: Impact of the delayed initiation of adjuvant chemotherapy

in the outcomes of triple negative breast cancer. Cancer Res. 15 de febrero de 2019;79(4 Supplement):GS2-05.

19. Von Minckwitz G, Blohmer JU, Costa SD, Denkert C, Eidtmann H, Eiermann W, Gerber B, Hanusch C, Hilfrich J, Huober J, Jackisch C, Kaufmann M, Kümmel S, Paepke S, Schneeweiss A, Untch M, Zahm DM, Mehta K, Loibl S. Response-guided neoadjuvant chemotherapy for breast cancer. J Clin Oncol. 2013 Oct 10;31(29):3623-30. doi: 10.1200/JCO.2012.45.0940. Epub 2013 Sep 3. PMID: 24002511.

20. Sparano JA, Zhao F, Martino S, Ligibel JA, Perez EA, Saphner T, et al. Long-Term Follow-Up of the E1199 Phase III Trial Evaluating the Role of Taxane and Schedule in Operable Breast Cancer. J Clin Oncol. 20 de julio de 2015;33(21):2353-60.

21. Gianni L, Mansutti M, Anton A, Calvo L, Bisagni G, Bermejo B, et al. Comparing Neoadjuvant Nab-paclitaxel vs Paclitaxel Both Followed by Anthracycline Regimens in Women With ERBB2/HER2-Negative Breast Cancer—The Evaluating Treatment With Neoadjuvant Abraxane (ETNA) Trial: A Randomized Phase 3 Clinical Trial. JAMA Oncol. 1 de marzo de 2018;4(3):302-8.

22. Untch M, Jackisch C, Schneeweiss A, Schmatloch S, Aktas B, Denkert C, et al. NAB-Paclitaxel Improves Disease-Free Survival in Early Breast Cancer: GBG 69–GeparSepto. J Clin Oncol. 1 de septiembre de 2019;37(25):2226-34.

23. Gray R, Bradley R, Braybrooke J, Liu Z, Peto R, Davies L, et al. Increasing the dose intensity of chemotherapy by more frequent administration or sequential scheduling: a patient-level meta-analysis of 37 298 women with early breast cancer in 26 randomised trials. The Lancet. abril de 2019;393(10179):1440-52.

24. Nitz U, Gluz O, Clemens M, Malter W, Reimer T, Nuding B, et al. West German Study PlanB Trial: Adjuvant Four Cycles of Epirubicin and Cyclophosphamide Plus Docetaxel Versus Six Cycles of Docetaxel and Cyclophosphamide in HER2-Negative Early Breast Cancer. J Clin Oncol. 20 de febrero de 2019;37(10):799-808.

25. Egger SJ, Willson ML, Morgan J, Walker HS, Carrick S, Ghersi D, et al. Platinum-containing regimens for metastatic breast cancer. Cochrane Breast Cancer Group, editor. Cochrane Database Syst Rev [Internet]. 23 de junio de 2017 [Consultado: 15 mayo 2020] ; Disponible en: http://doi.wiley.com/10.1002/14651858.CD003374.pub4

26. Alba E, Chacon JI, Lluch A, Anton A, Estevez L, Cirauqui B, et al. A randomized phase II trial of platinum salts in basal-like breast cancer patients in the neoadjuvant setting. Results from the GEICAM/2006-03, multicenter study. Breast Cancer Res Treat. noviembre de 2012;136(2):487-93.

27. von Minckwitz G, Schneeweiss A, Loibl S, Salat C, Denkert C, Rezai M, et al. Neoadjuvant carboplatin in patients with triple-negative and HER2-positive early breast cancer (GeparSixto; GBG 66): a randomised phase 2 trial. Lancet Oncol. junio de 2014;15(7):747-56.

28. Loibl S, Weber KE, Timms KM, Elkin EP, Hahnen E, Fasching PA, et al. Survival analysis of carboplatin added to an anthracycline/taxane-based neoadjuvant chemotherapy and HRD score as predictor of response—final results from GeparSixto. Ann Oncol. diciembre de 2018;29(12):2341-7.

29. Sikov WM, Berry DA, Perou CM, Singh B, Cirrincione CT, Tolaney SM, et al. Impact of the Addition of Carboplatin and/or Bevacizumab to Neoadjuvant Once-per-Week Paclitaxel Followed by Dose-Dense Doxorubicin and Cyclophosphamide on Pathologic Complete Response Rates in Stage II to III Triple-Negative Breast Cancer: CALGB 40603 (Alliance). J Clin Oncol. 1 de enero de 2015;33(1):13-21.

30. Sikov WM, Polley M-Y, Twohy E, Perou CM, Singh B, Berry DA, et al. CALGB (Alliance) 40603: Long-term outcomes (LTOs) after neoadjuvant chemotherapy (NACT) +/- carboplatin (Cb) and bevacizumab (Bev) in triple-negative breast cancer (TNBC). J Clin Oncol. 20 de mayo de 2019;37(15_suppl):591-591.

31. Schneeweiss A, Möbus V, Tesch H, Hanusch C, Denkert C, Lübbe K, et al. Intense dose-dense epirubicin, paclitaxel, cyclophosphamide versus weekly paclitaxel, liposomal doxorubicin (plus carboplatin in triple-negative breast cancer) for neoadjuvant treatment of high-risk early breast cancer (GeparOcto—GBG 84): A randomised phase III trial. Eur J Cancer. enero de 2019;106:181-92.

32. Gluz O, Nitz U, Liedtke C, Christgen M, Grischke E-M, Forstbauer H, et al. Comparison of Neoadjuvant Nab-Paclitaxel+Carboplatin vs Nab-Paclitaxel+Gemcitabine in Triple-Negative Breast Cancer: Randomized WSG-ADAPT-TN Trial Results. JNCI J Natl Cancer Inst. 1 de junio de 2018;110(6):628-37.

33. Loibl S, O'Shaughnessy J, Untch M, Sikov WM, Rugo HS, McKee MD, et al. Addition of the PARP inhibitor veliparib plus carboplatin or carboplatin

alone to standard neoadjuvant chemotherapy in triple-negative breast cancer (BrighTNess): a randomised, phase 3 trial. Lancet Oncol. abril de 2018;19(4):497-509.

34. Poggio F, Bruzzone M, Ceppi M, Pondé NF, La Valle G, Del Mastro L, et al. Platinum-based neoadjuvant chemotherapy in triple-negative breast cancer: a systematic review and meta-analysis. Ann Oncol. julio de 2018;29(7):1497-508.

35. Sharma P, Kimler BF, O'Dea A, Nye L, Wang YY, Yoder R, Staley JM, Prochaska L, Wagner J, Amin AL, Larson K, Balanoff C, Elia M, Crane G, Madhusudhana S, Hoffmann M, Sheehan M, Rodriguez R, Finke K, Shah R, Satelli D, Shrestha A, Beck L, McKittrick R, Pluenneke R, Raja V, Beeki V, Corum L, Heldstab J, LaFaver S, Prager M, Phadnis M, Mudaranthakam DP, Jensen RA, Godwin AK, Salgado R, Mehta K, Khan Q. Randomized Phase II Trial of Anthracycline-free and Anthracycline-containing Neoadjuvant Carboplatin Chemotherapy Regimens in Stage I-III Triple-negative Breast Cancer (NeoSTOP). Clin Cancer Res. 2021 Feb 15;27(4):975-982. doi: 10.1158/1078-0432.CCR-20-3646. Epub 2020 Nov 18. PMID: 33208340; PMCID: PMC7887017.

36. Pohl-Rescigno E, Hauke J, Rhiem K, Möbus V, Furlanetto J, Denkert C, et al. Germline mutation status and therapy response in high-risk early breast cancer: Results of the GeparOcto study (NCT02125344). J Clin Oncol. 20 de mayo de 2019;37(15_suppl):573-573.

37. Hahnen E, Lederer B, Hauke J, Loibl S, Kröber S, Schneeweiss A, et al. Germline Mutation Status, Pathological Complete Response, and Disease-Free Survival in Triple-Negative Breast Cancer: Secondary Analysis of the GeparSixto Randomized Clinical Trial. JAMA Oncol. 1 de octubre de 2017;3(10):1378.

38. Burstein HJ, Curigliano G, Loibl S, Dubsky P, Gnant M, Poortmans P, et al. Estimating the benefits of therapy for early-stage breast cancer: the St. Gallen International Consensus Guidelines for the primary therapy of early breast cancer 2019. Ann Oncol. octubre de 2019;30(10):1541-57.

39. Yu K-D, Ye F-G, He M, Fan L, Ma D, Mo M, et al. Effect of Adjuvant Paclitaxel and Carboplatin on Survival in Women With Triple-Negative Breast Cancer: A Phase 3 Randomized Clinical Trial. JAMA Oncol. 1 de septiembre de 2020;6(9):1390-6.

40. Nahleh Z, Botrus G, Dwivedi A, Jennings M, Nagy S, Tfayli A. Bevacizumab in the neoadjuvant treatment of human epidermal growth factor receptor 2-negative breast cancer: A meta-analysis of randomized controlled trials. Mol Clin Oncol. marzo de 2019;10(3):357-65.

41. Bell R, Brown J, Parmar M, Toi M, Suter T, Steger GG, et al. Final efficacy and updated safety results of the randomized phase III BEATRICE trial evaluating adjuvant bevacizumab-containing therapy in triple-negative early breast cancer. Ann Oncol. abril de 2017;28(4):754-60.

42. Rugo HS, Olopade OI, DeMichele A, Yau C, van 't Veer LJ, Buxton MB, et al. Adaptive Randomization of Veliparib–Carboplatin Treatment in Breast Cancer. N Engl J Med. 7 de julio de 2016;375(1):23-34.

43. Litton JK, Scoggins ME, Hess KR, Adrada BE, Murthy RK, Damodaran S, et al. Neoadjuvant Talazoparib for Patients With Operable Breast Cancer With a Germline *BRCA* Pathogenic Variant. J Clin Oncol. 10 de febrero de 2020;38(5):388-94.

44. Nanda R, Liu MC, Yau C, Shatsky R, Pusztai L, Wallace A, et al. Effect of Pembrolizumab Plus Neoadjuvant Chemotherapy on Pathologic Complete Response in Women With Early-Stage Breast Cancer: An Analysis of the Ongoing Phase 2 Adaptively Randomized I-SPY2 Trial. JAMA Oncol. 1 de mayo de 2020;6(5):676.

45. Schmid P, Salgado R, Park YH, Muñoz-Couselo E, Kim SB, Sohn J, et al. Pembrolizumab plus chemotherapy as neoadjuvant treatment of high-risk, early-stage triple-negative breast cancer: results from the phase 1b open-label, multicohort KEYNOTE-173 study. Ann Oncol. mayo de 2020;31(5):569-81.

46. Schmid P, Cortes J, Pusztai L, McArthur H, Kümmel S, Bergh J, et al. Pembrolizumab for Early Triple-Negative Breast Cancer. N Engl J Med. 27 de febrero de 2020;382(9):810-21. 4

47. Gianni L, Huang C-S, Egle D, Bermejo B, Zamagni C, Thill M, et al. Abstract GS3-04: Pathologic complete response (pCR) to neoadjuvant treatment with or without atezolizumab in triple negative, early high-risk and locally advanced breast cancer. NeoTRIPaPDL1 Michelangelo randomized study. Cancer Res. 15 de febrero de 2020;80(4 Supplement):GS3-04-GS3-04.

48. Loibl S, Untch M, Burchardi N, Huober J, Sinn BV, Blohmer J-U, et al. A randomised phase II study investigating durvalumab in addition to an anthracycline taxane-based neoadjuvant therapy in early triple-negative

breast cancer: clinical results and biomarker analysis of GeparNuevo study. Ann Oncol. agosto de 2019;30(8):1279-88.

49. Mittendorf EA, Zhang H, Barrios CH, Saji S, Jung KH, Hegg R, et al. Neoadjuvant atezolizumab in combination with sequential nab-paclitaxel and anthracycline-based chemotherapy versus placebo and chemotherapy in patients with early-stage triple-negative breast cancer (IMpassion031): a randomised, double-blind, phase 3 trial. The Lancet. 10 de octubre de 2020;396(10257):1090-100.

50. Stanton SE, Adams S, Disis ML. Variation in the Incidence and Magnitude of Tumor-Infiltrating Lymphocytes in Breast Cancer Subtypes: A Systematic Review. JAMA Oncol. 1 de octubre de 2016;2(10):1354.

51. Loi S, Drubay D, Adams S, Pruneri G, Francis PA, Lacroix-Triki M, et al. Tumor-Infiltrating Lymphocytes and Prognosis: A Pooled Individual Patient Analysis of Early-Stage Triple-Negative Breast Cancers. J Clin Oncol. 1 de marzo de 2019;37(7):559-69.

52. Park JH, Jonas SF, Bataillon G, Criscitiello C, Salgado R, Loi S, et al. Prognostic value of tumor-infiltrating lymphocytes in patients with early-stage triple-negative breast cancers (TNBC) who did not receive adjuvant chemotherapy. Ann Oncol. diciembre de 2019;30(12):1941-9.

53. Jong VMTD, Wang Y, Opdam M, Hoeve N ter, Jóźwiak K, Hauptmann M, et al. 159O Prognostic value of tumour infiltrating lymphocytes in young triple negative breast cancer patients who did not receive adjuvant systemic treatment; by the PARADIGM study group. Ann Oncol. 1 de septiembre de 2020;31:S303.

54. Denkert C, von Minckwitz G, Brase JC, Sinn BV, Gade S, Kronenwett R, et al. Tumor-Infiltrating Lymphocytes and Response to Neoadjuvant Chemotherapy With or Without Carboplatin in Human Epidermal Growth Factor Receptor 2–Positive and Triple-Negative Primary Breast Cancers. J Clin Oncol. 20 de marzo de 2015;33(9):983-91.

55. Denkert C, von Minckwitz G, Darb-Esfahani S, Lederer B, Heppner BI, Weber KE, et al. Tumour-infiltrating lymphocytes and prognosis in different subtypes of breast cancer: a pooled analysis of 3771 patients treated with neoadjuvant therapy. Lancet Oncol. enero de 2018;19(1):40-50.

56. Luen SJ, Salgado R, Dieci MV, Vingiani A, Curigliano G, Gould RE, et al. Prognostic implications of residual disease tumor-infiltrating lymphocytes

and residual cancer burden in triple-negative breast cancer patients after neoadjuvant chemotherapy. Ann Oncol. febrero de 2019;30(2):236-42.

57. Asano Y, Kashiwagi S, Goto W, Kurata K, Noda S, Takashima T, et al. Tumour-infiltrating CD8 to FOXP3 lymphocyte ratio in predicting treatment responses to neoadjuvant chemotherapy of aggressive breast cancer. BJS Br J Surg. 2016;103(7):845-54.

58. Iwase M, Ando M, Aogi K, Aruga T, Inoue K, Shimomura A, et al. Long-term survival analysis of addition of carboplatin to neoadjuvant chemotherapy in HER2-negative breast cancer. Breast Cancer Res Treat. abril de 2020;180(3):687-94.

59. Earl HM, Hiller L, Dunn JA, Blenkinsop C, Grybowicz L, Vallier A-L, et al. Disease-free and overall survival at 3.5 years for neoadjuvant bevacizumab added to docetaxel followed by fluorouracil, epirubicin and cyclophosphamide, for women with HER2 negative early breast cancer: ARTemis Trial. Ann Oncol. agosto de 2017;28(8):1817-24.

60. Bear HD, Geyer CE, Baez-Diaz L, Fehrenbacher L, Gaur R, Gross HM, et al. Bevacizumab Added to Neoadjuvant Chemotherapy for Breast Cancer. N Engl J Med. 2012;11.

61. Gerber B, Loibl S, Eidtmann H, Rezai M, Fasching PA, Tesch H, et al. Neoadjuvant bevacizumab and anthracycline–taxane-based chemotherapy in 678 triple-negative primary breast cancers; results from the geparquinto study (GBG 44). Ann Oncol. diciembre de 2013;24(12):2978-84.

62. Nahleh ZA, Barlow WE, Hayes DF, Schott AF, Gralow JR, Sikov WM, et al. SWOG S0800 (NCI CDR0000636131): addition of bevacizumab to neoadjuvant nab-paclitaxel with dose-dense doxorubicin and cyclophosphamide improves pathologic complete response (pCR) rates in inflammatory or locally advanced breast cancer. Breast Cancer Res Treat. 2016;158(3):485-95.

CAPÍTULO 11

TRATAMIENTO MÉDICO NEOADYUVANTE Y ADYUVANTE DEL CÁNCER DE MAMA PRECOZ: TUMORES HER2 POSITIVOS

TRATAMIENTO MÉDICO NEOADYUVANTE Y ADYUVANTE DEL CÁNCER DE MAMA PRECOZ: TUMORES HER2 POSITIVOS

Yolanda Jerez Gilarranz, Blanca Herrero López, Inmaculada Aparicio Salcedo

11.1 Introducción

El subtipo tumoral HER2 positivo, caracterizado por la expresión en la membrana celular del receptor HER2, supone un 20 % de los cánceres de mama (CM). Tradicionalmente, la expresión de este receptor se ha relacionado con un peor pronóstico de los pacientes, sin embargo, su evolución, tratamiento y pronóstico ha presentado grandes cambios durante los últimos 20 años, gracias a la aparición de terapias contra esta diana, lo que ha permitido la creación de nuevos fármacos dirigidos capaces de cambiar la evolución natural de esta enfermedad[1]. En el momento actual, la investigación en este campo persigue no solo el descubrimiento de nuevos fármacos, sino también la mejor secuencia terapéutica, la búsqueda de un tratamiento individualizado que se ajuste a las características concretas de cada paciente y la desescalada terapéutica en aquellos tumores catalogados como de menor riesgo. A pesar de ello, aproximadamente, el 15 % de los pacientes con enfermedad localizada recaen y, finalmente, fallecen. Por ello, la investigación en este campo es crucial para perseguir un aumento en la curación de esta enfermedad.

11.2 Receptor HER2

La familia del receptor EGFR (Epidermal Growth Factor Receptor) fue descubierta en los años 60, estando compuesta por diferentes miembros: ErbB1 (EGFR),

ErbB2 (HER2/neu), ErbB3 y ErbB4. La estructura de dicho receptor consiste en un dominio extracelular, un dominio intramembrana y uno intracelular, este último con dos partes, una tirosin-kinasa (TK) y otra carboxi-terminal. La unión del ligando con la porción extracelular del receptor promueve la dimerización de dicho receptor con otro receptor de membrana de esta familia, provocando la activación de la porción intracelular con actividad TK y, de este modo, produciéndose la cascada de señalización de importantes vías intracelulares, entre las que destaca la vía PI3K-AKT-mTOR, RAS-RAF-MEK y JAK-STAT[2]. De esta forma, es activada la trascripción, proliferación, migración, inhibición de la apoptosis, angiogénesis y con ello favoreciendo la supervivencia tumoral.

La aparición de resistencia al tratamiento actual conlleva una menor eficacia terapéutica, asociada a mayor agresividad tumoral, por ello se ha evaluado la posibilidad de realizar tratamiento combinado que persiga la inhibición dual del receptor HER2, intentando actuar sobre varias vías de señalización asociadas a la progresión tumoral.

11.3 Fármacos anti-HER2 aprobados para enfermedad precoz

Se han aprobado varios tratamientos contra el receptor HER2 y su interacción con la familia de receptores EGFR, tras demostrar un aumento de la supervivencia global (SG), supervivencia libre de enfermedad (SLE) o supervivencia libre de progresión (SLP) en este subgrupo de CM. Estos fármacos anti-HER2 aprobados para enfermedad (neo) adyuvante son: trastuzumab, pertuzumab, TDM1 y neratinib, otro fármaco que merece la pena mencionar por la importancia en la evolución e investigación en este campo es lapatinib.

Trastuzumab es un anticuerpo monoclonal capaz de reconocer el dominio extracelular en el receptor ErbB2 e inhibir su activación, con ello se consigue bloquear la señal de las vías intracelulares asociadas al receptor TK y, de esta forma, se estimulan otras vías relacionadas con la apoptosis e inhibición de la proliferación. Otra función importante del trastuzumab, que cada vez cobra más interés investigar, es el efecto del sistema inmunológico, debido a su interacción (dado que es un anticuerpo) con la citotoxicidad celular dependiente de anticuerpos

(ADCC) y la estimulación del sistema inmunológico. Trastuzumab fue la primera terapia anti-HER2 aprobada por las agencias del medicamento para el tratamiento de CM HER2. Múltiples ensayos clínicos han demostrado un aumento en SLE y SG en los pacientes tratados con quimioterapia más trastuzumab frente a quimioterapia sola (reducción del riesgo de recurrencia de hasta el 50 % y un 30 % de aumento de supervivencia), siendo por ello el régimen combinado de agente quimioterápico y trastuzumab el tratamiento estándar para pacientes con diagnóstico de cáncer de mama HER2 positivo[3-5].

Pertuzumab es un anticuerpo monoclonal humanizado que bloquea la dimerización del receptor HER2 con el receptor HER3, también miembro de la familia de receptores EGFR y, consecuentemente, la señalización intracelular posterior cuando se administra en combinación con trastuzumab. En monoterapia no ha demostrado obtener resultados destacables. En combinación con trastuzumab y quimioterapia ha demostrado aumentar tanto la SLE, SLP y SG en enfermedad precoz como avanzada respectivamente[6,7].

Trastuzumab-emtansina es un fármaco inmunoconjugado, compuesto por trastuzumab y emtansina (DM1), un inhibidor de microtúbulos, que en combinación con trastuzumab reconoce la célula tumoral con expresión del receptor de membrana HER2 y es interiorizado al citoplasma, donde realiza su acción. Este fármaco se encuentra aprobado tanto en adyuvancia como en metastásica por aumento de SG y reducción de riesgo de recurrencia (RRR)[8,9].

Neratinib es un inhibidor irreversible de la porción intracelular del EGFR, HER2 y HER4. Con una presentación oral, está aprobado tanto en el tratamiento de enfermedad precoz (adyuvancia) en monoterapia tras trastuzumab adyuvante, como en enfermedad metastásica en combinación con capecitabina por aumento en SLE y SLP[10,11].

Lapatinib es un inhibidor TK, que bloquea directamente el receptor HER2 y el dominio intracelular de EGFR. Su presentación es oral. Actualmente, se encuentra aprobado para enfermedad metastásica, en combinación con trastuzumab, capecitabina o letrozol tras demostrar un incremento en SLP, no estando aprobado ni en neoadyuvancia ni en adyuvancia[12].

Principales ensayos clínicos que llevaron a la aprobación de la terapia anti-HER2 en CM precoz HER2 positivo. Abreviaturas: Adriamicina-ciclofosfamida seguida de paclitaxel (AC-T), Adriamicina-ciclofosfamida seguida de paclitaxel-trastuzumab (AC-TH), docetaxel-carboplatino-trastuzumab (TCH), docetaxel-trastuzumab (DT), docetaxel-trastuzuamb-pertuzumab (DTP), docetaxel-pertuzumab (DP), Fluoracilo-epirrubicina-ciclofosfamida (FEC)[4-6,8,10,13,14]

FÁRMACO	INDICACIÓN APROBADA	FECHA DE APROBACIÓN	ESTUDIO	FASE
TRASTUZUMAB	Neoadyuvancia Adyuvancia	2006	NSABP-31 N9831	III
			HERA	III
			BCIRG 006	III
PERTUZUMAB	Neoadyuvancia Adyuvancia	2013 2018	TRYPHAENA	II
			NEOSPHERE	II
			APHINITY	III
T-DM1	Adyuvancia	2019	KATHERINE	III
NERATINIB	Adyuvancia	2017	ExteNET	III

Fuente: tabla realizada por las autoras

NÚMERO DE PACIENTES	TRATAMIENTO	OBJETIVO PRINCIPAL
4046	AC-T *vs.* AC-TH AC-T *vs.* AC-H *vs.* AC-TH	SLE HR: 0,68 (p < 0,001)
5102	Observación *vs.* T 1 año *vs.* T 2 años	iSLE 63 % *vs.* 69 % *vs.* 69 %
3222	AC-T *vs.* AC-TH *vs.* TCH	iSLE HR: 0,75 (p = 0,04)
227	FEC-Trastuzumab-Pertuzumab–Docetaxel FEC–Docetaxel-Trastuzumab-Pertuzumab Docetaxel-Carboplatino-trastuzumab-pertuzumab	Incidencia de disfunción ventricular sistólica sintomática (5,6 % *vs.* 5,3% *vs.* 3,9 %)
417	DT *vs.* DTP *vs.* PT *vs.* DP	pCR 39,3 % *vs.* 21,5 % (p = 0,0063)
4805	Quimioterapia-TP *vs.* quimioterapia-T	iSLE HR: 0,72
1486	Trastuzumab *vs.* T-DM1	iSLE HR: 0,5 (p < 0001)
2840	Neratinib *vs.* placebo	iSLE HR: 0,67 (p < 0,01)

En el año 2006 fue aprobado el uso de trastuzumab adyuvante asociado a quimioterapia. Los estudios HERA, NSABP-B31 y NCCTG N9831 demostraron un aumento en SLE y SG con adecuada seguridad con la adicción de trastuzumab. En los estudios NSABP B-31 y NCCTG N9831[3,4], 4046 mujeres con cáncer de mama precoz HER2 positivo fueron aleatorizadas a recibir tratamiento de quimioterapia basada en adriamicina-ciclofosfamida seguida de paclitaxel (AC-T), con o sin 1 año de trastuzumab adyuvante (AC-TH). Con una mediana de 8,4 años de seguimiento, la adición de trastuzumab demostró un aumento significativo tanto en SLE como SG, con un aumento en la tasa de SLE a 10 años de 62,2 % a 73,7 % (HR: 0,60) y en la tasa de SG a 10 años del 75,2 % al 84 % (HR: 0,63). El ensayo HERA (NCT00045032)[5] incluyó a más de 5000 pacientes HER2-positivo tras haber completado quimioterapia adyuvante, aleatorizándolas a realizar observación, 1 año de trastuzumab o 2 años. 1 año de tratamiento demostró un significativo aumento en SLE (HR: 0,76) y una reducción de muerte (HR: 0,74). Con una mediana de seguimiento de 11 años, se observó que 2 años de trastuzumab no aportaba beneficio adicional en comparación con 1 año de tratamiento (HR: 1,02) y sí una mayor incidencia de cardiotoxicidad con una terapia más prolongada se observó la duración.

Pero en estos estudios también se objetivó un incremento significativo de la toxicidad cardiaca, tanto en tratamiento secuencial de trastuzumab como concomitante con esquemas basados en antraciclinas. Por este motivo, el ensayo BCIRG 006 (NCT00021255) evaluó el esquema de quimioterapia basado en docetaxel, carboplatino y trastuzumab (TCH) (sin antraciclinas) *vs.* doxorrubicina y ciclofosfamida seguida por docetaxel (AC-T) con o sin trastuzumab. La rama de AC-T fue inferior frente a las ramas con trastuzumab, sin observarse diferencias entre AC-TH y TCH. A los 10 años de seguimiento, no se observaron diferencias en términos de SLE (HR: 0,7 *vs.* 0,76) ni de SG (HR: 0,64 *vs.* 0,76). Se observó, en cambio, un descenso significativo de la toxicidad cardiaca en el régimen sin antraciclinas, siendo la tasa de insuficiencia cardiaca sistólica sintomática del 0,4 % para TCH frente al 2 % para AC-TH. También se observó una reducción estadísticamente no significativa en el número de leucemias secundarias. Por todo ello, TCH se considera un esquema aceptado como tratamiento en CM HER2 positivo precoz, siendo un estándar en los estudios en combinación con terapia dirigida.

La duración de tratamiento adyuvante aprobada en la actualidad de trastuzumab es de un año. Esta decisión se basa en la evidencia de estudios previamente descritos. Sin embargo, varios ensayos han valorado la opción de ampliar o reducir ese periodo de tiempo. El estudio HERA, comentado anteriormente, no obtuvo beneficio de ampliar tratamiento a 2 años. El ensayo PHARE (NCT31178155)[15] que incluyó a 3384 pacientes no logró demostrar la no inferioridad entre el tratamiento con trastuzumab durante 6 o 12 meses. El estudio PERSEPHONE (NCT00712140)[16], que incluyó a 2045 pacientes, observó una diferencia no significativa entre ambos grupos, sugiriendo que los pacientes con expresión de receptores hormonales o ganglios positivos pueden ser los que más se beneficien de 12 años de tratamiento. Otros estudios han presentado resultados similares, continuando actualmente la indicación de tratamiento con trastuzumab por 1 año en estadios precoces.

La aparición de resistencias al tratamiento de quimioterapia y trastuzumab y el hecho de que, a pesar de obtener mejores beneficios con la combinación que únicamente con quimioterapia, la tasa de pCR sea en torno al 40-50 %, nos ha hecho plantearnos si el sumar diferentes modos de abordar el bloqueo al receptor de HER2 con intención de realizar un bloqueo más eficaz sobre esta diana aporta mayor beneficio. El doble bloqueo del receptor HER2 ha demostrado aumentar tanto la SG como la SLP respuesta completa patológica (pCR) y SLE en tratamiento precoz y avanzado. El estudio APHINITY (NCT01358877)[6] aleatorizó a 4805 pacientes con ganglios positivos o tumores de alto riesgo, a recibir quimioterapia adyuvante a elección del investigador y trastuzumab durante 1 año con o sin pertuzumab. Tras 3 años de seguimiento, se observó un beneficio en términos de SLE a favor de la rama con pertuzumab (94,1 % *vs.* 93,2%, HR: 0,81, p = 0,045)[21]. Con una mediana de seguimiento de 6 años, solo los pacientes con ganglios positivos mantuvieron un incremento significativo en la SLE (87,9 frente a 83,4 %, HR: 0,72). En diciembre de 2017, se aprobó pertuzumab en combinación con trastuzumab y quimioterapia en el escenario adyuvante para pacientes con alto riesgo de recurrencia. En cambio, el estudio ALTTO no obtuvo beneficio con el doble bloqueo con lapatinib y trastuzumab más quimioterapia, no habiendo diferencias significativas ni en términos de SLE ni SG (HR: 0,86)[22].

Tabla 2

Principales estudios que evalúan duración de trastuzumab adyuvante. Abreviaturas: FEC: Fluoracilo-Epirrubicina-Ciclofosfamida, ddFEC: dosis densas Fluoracilo-Epirrubicina-Ciclofosfamida, T: trastuzumab, EC: epirrubicina-ciclofosfamida[15-20]

ESTUDIO	INDICACIÓN	ESQUEMA TERAPÉUTICO	OBJETIVO PRINCIPAL
PHARE (NCT31178155)	Adyuvancia	Quimioterapia- T x12 meses vs. Quimioterapia- T x6 meses	SLE 79,6 % vs. 78,8 % (HR: 1,08, p = 0,39)
PERSEPHONE (NCT00712140)	Adyuvancia	Quimioterapia- T x12 meses vs. Quimioterapia- T x6 meses	SLE 89,8 % vs. 89,4 % (HR: 1,07, p = 0,011
Hellenic Oncology Research Group Trial (NCT00615602)	Adyuvancia	ddFECx4–dd Docetaxel-T–T (6 meses) vs. ddFECx4–dd Docetaxel-T–T(12 meses	SLE 95,7 % vs. 93,3 % (HR: 1,57, p = 0,137)
SOLD (NCT00593697)	Adyuvancia	Docetaxel-H (9 semanas)–FECx3 vs. Docetaxel-H (9 semanas)–FECx3–T (total 12 semanas)	SLE 90,5 % vs. 88 % (HR: 1,39, p = 0,11)
Short-HER (NCT00629278)	Adyuvancia	Docetaxel-H (9 semanas)—FECx3 vs. EC/ACx4–taxano-T–T (total 12 meses)	SLE 88 % vs. 85 % (HR: 1,13)
FIN-HER	Adyuvancia	Docetaxel x3—FECx3 Vinorelbina x3—FECx3 Docetaxel-trastuzumab x3—FECx3 Vinorelbina-Trastuzumab x3—FECx3	SLE a distancia (HR: 0,66, p = 0,01)

Fuente: tabla realizada por los autores

TDM1 ha demostrado un beneficio en términos de SLE en comparación con trastuzumab en pacientes con enfermedad residual después del tratamiento neoadyuvante. El ensayo KATHERINE (NCT01772472)[8] incluyó a 1486 pacientes con enfermedad residual en el momento de la cirugía tras tratamiento neoadyvante con quimioterapia, al menos 6 ciclos de esquema que incluyera taxanos y trastuzumab (al menos 9 semanas) que fueron aleatorizados a recibir trastuzumab frente a TDM1 por 14 ciclos. A los 3 años de seguimiento, el 88,3 % en el grupo TDM1 y el 77 %

en el grupo trastuzumab estaban libres de enfermedad (HR: 0,50, p < 0,001). Aproximadamente, el 70 % de los pacientes incluidos expresaban receptores hormonales, no observándose diferencias en términos de beneficio terapéutico por la expresión o no de estos receptores. TDM1 está aprobado para aquellas pacientes tratadas con quimioterapia neoadyuvante y tratamiento anti-HER2 que no alcanzan respuesta completa patológica (pCR). Otros estudios han valorado el beneficio de TDM1-Pertuzumab adyuvante tras quimioterapia en pacientes de alto riesgo HER2 positivo. El estudio KAITLIN (NCT01966471)[23] incluyó 1846 pacientes que recibieron tratamiento con quimioterapia basado en antraciclinas, seguido de TDM1-Pertuzumab o taxano-trastuzumab-pertuzumab, no observando diferencias en SLE tras 3 años de seguimiento (94,1 % vs. 92,7 %, HR: 0,97), con un mayor porcentaje de pacientes que discontinúan el estudio por eventos adversos en la rama con TDM1 (26,8 % vs. 4 %). Por otra parte, como se comentará posteriormente, también se ha valorado la posibilidad de administrar TDM1 adyuvante en monoterapia con intención de desescalar tratamiento, evitando así efectos secundarios a los pacientes, pero hasta la fecha no se ha demostrado una menor toxicidad con este fármaco frente a otros esquemas para enfermedad de bajo riesgo[24].

El estudio ExteNET[10] incluyó 2840 pacientes con ganglios positivos o alto riesgo tratados con quimioterapia y trastuzumab, siendo aleatorizados en los 2 años tras el fin de trastuzumab a recibir tratamiento con neratinib en extensión por 1 año vs. placebo. Con una mediana de seguimiento de 5,2 años, la SLE en la población tratada con neratinib fue significativamente mayor que con placebo (90,2 % vs. 87,7 %, HR: 0,73). En el análisis por subgrupos se objetivó que el tratamiento con neratinib presentaba un mayor beneficio en la población con receptores hormonales positivos en comparación con los pacientes con ellos negativos (HR: 0,60 vs. 0,95). Neratinib está aprobado para tratamiento adyuvante en aquellas pacientes estadio I-III operadas que han recibido 1 año de trastuzumab. Desgraciadamente, la evolución paralela en el tratamiento del CM hace que hayan sido aprobados diferentes fármacos para el tratamiento adyuvante de tumores HER2 positivo en escenarios similares, no existiendo una comparación directa de estos estudios, que nos permitiera valorar el beneficio de recibir tratamiento adyuvante con neratinib tras el doble bloqueo o TDM1, así como conocer qué pacientes se beneficiarían más de uno u otro fármaco, siendo difícil predecir el beneficio secuencial de estos tratamientos con neratinib, debiendo, por lo tanto, individualizar cada caso para valorar la indicación de neratinib adyuvante.

Otro aspecto interesante es que en los ensayos clínicos pivotales con tratamiento anti-HER2 realizados en este subgrupo de CM incluyeron, en la mayoría de los casos, pacientes con tumores mayores de 2 cm. Por ese motivo, estudios posteriores han pretendido evaluar qué ocurre con tumores más precoces y, presumiblemente, de menor agresividad, planteado la posibilidad de desescalar el tratamiento adyuvante en estos casos (estadio I), considerándolos de menor riesgo. El estudio APT (NCT00542451), fase II no comparativo, consistente en una única rama con pacientes HER2 positivas de bajo riesgo clínico (tumor menor de 3 cm, ganglios negativos), administró a las pacientes tratamiento con paclitaxel por 12 semanas, concomitante con trastuzumab semanal, posterior trastuzumab hasta cumplir 1 año. Hasta un 49,4 % de las pacientes incluidas tenían un tamaño tumoral microscópico (T1a). Tras 7 años de seguimiento, el objetivo principal (SLE) es del 93 %, mostrando un excelente pronóstico de estas pacientes[25]. El estudio ATEMPT (NCT01853748)[24] incluye pacientes con similares características, aleatorizándolas a recibir tratamiento adyuvante con paclitaxel x12-trastuzumab hasta completar 17 ciclos, *versus* TDM1. Se observa un excelente pronóstico de estas pacientes a los 3 años, con un 93 % de SLE, aunque no se objetiva un descenso en la toxicidad del tratamiento sin quimioterapia.

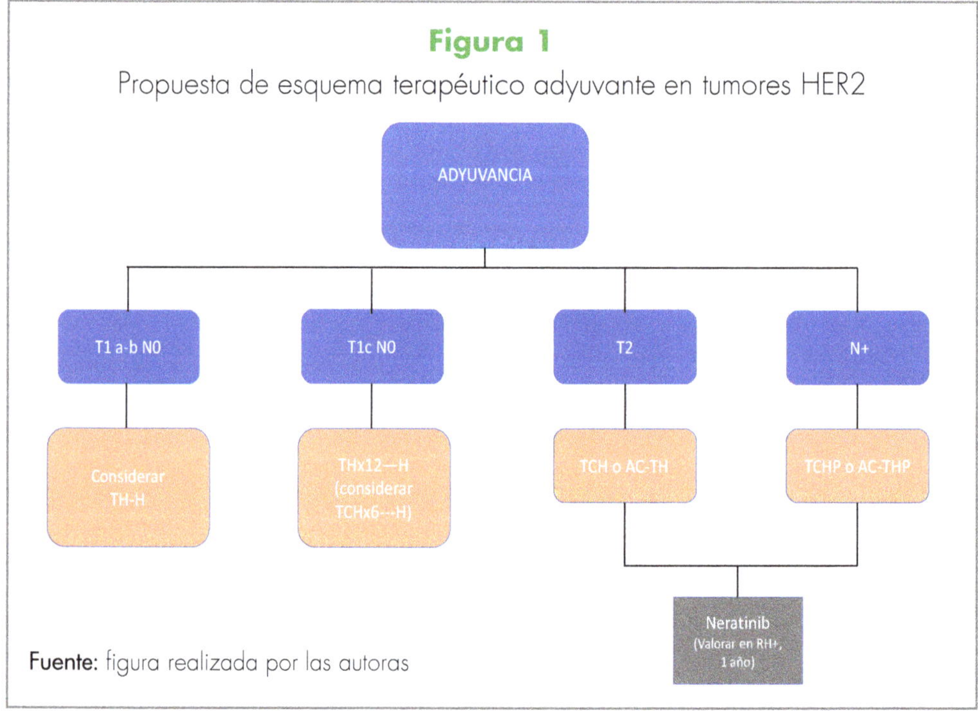

Fuente: figura realizada por las autoras

11.5 Neoadyuvancia

Inicialmente, el uso de quimioterapia neoadyuvante tenía como objetivo tratar aquellos tumores inoperables de entrada. Varios ensayos clínicos han demostrado que la terapia neoadyuvante aumenta el porcentaje de pacientes candidatas a cirugía conservadora, pero además nos informa sobre la respuesta a la terapia administrada y el pronóstico según la misma. Varios estudios y metaanálisis han mostrado una fuerte correlación entre la respuesta patológica y el pronóstico después de la terapia neoadyuvante. Los pacientes que logran una respuesta patológica completa (pCR) después de la terapia neoadyuvante presentan una supervivencia libre de eventos significativamente mejor que aquellos con enfermedad residual, especialmente en pacientes con cáncer de mama HER2 positivo y triple negativo[26].

En los estudios iniciales con quimioterapia neoadyuvante y trastuzumab, se observó cómo la adicción de la terapia anti-HER2 aumentaba el número de respuestas completas patológicas. En el ensayo NOAH (ISRCTN86043495)[27], en el que los pacientes fueron aleatorizados a recibir quimioterapia neoadyuvante con o sin trastuzumab, la adición de terapia anti-HER2 aumentó la tasa de pCR del 19 % al 38 %, asociado a un significativo aumento en SLE (HR: 0,64). El ensayo NEOALLTO (NCT0553358)[22] incluyó a 455 pacientes tratados con lapatinib, trastuzumab o la combinación con paclitaxel. La pCR fue significativamente mayor en el grupo de la combinación. Con 6 años de seguimiento, se objetivó una SLE del 67 %, 67 % y 74 %, respectivamente (p = 0,93), no existiendo diferencia estadísticamente significativa, observándose a su vez que los pacientes que alcanzaron pCR presentaron mejor pronóstico tanto en términos de SLE (77 % *vs.* 65 %) como de SG (81 % *vs.* 77 %). Sin embargo, el ensayo CALGB40601 (NCT00770809) no tuvo el mismo resultado, ya que la combinación de lapatinib y trastuzumab no mejoró la pCR[28]. El estudio ALTTO (NCT00490139)[29], en adyuvancia, que incluyó a 8381 pacientes a recibir lapatinib, trastuzumab o la combinación de ambos, concomitante o secuencial, tampoco alcanzó su objetivo principal, no demostrando beneficio en SLE. Por lo tanto, lapatinib no está aprobado para su uso como adyuvante o neoadyuvante.

El estudio NeoSphere (NCT00545688)[13] estudió el beneficio del tratamiento con docetaxel-trastuzumab, docetaxel-pertuzumab, docetaxel-trastuzumab-pertuzumab o trastuzumab-pertuzumab sin quimioterapia, la pCR fue del 39,3 % en la rama de doble bloqueo y quimioterapia, frente al 21,5 % con docetaxel-trastuzumab, obteniendo un incremento en respuestas completas del 17,8 %. El estudio TRYPHAENA (NCT00976989)[14], aunque su objetivo principal era evaluar la cardiotoxicidad asociada, evaluó también como objetivo secundario la respuesta con el tratamiento con docetaxel-carboplatino-trastuzumab-pertuzumab (TCHP), frente a 5-fluorouracilo, epirrubicina, ciclofosfamida (FEC) seguida de docetaxel-trastuzumab-pertuzumab (THP) o FECTP seguida de THP, observando una tasa de pCR del 61,6 %, 57,3 % y 66,2 %, respectivamente. Pertuzumab recibió la aprobación acelerada en el contexto neoadyuvante tras estos resultados.

Los esquemas de quimioterapia aceptados en combinación con terapia anti-HER2 son así los basados en antraciclinas y taxanos o docetaxel-carboplatino. Estudios como TRAIN2 en neoadyuvancia o BCIRG 006 en adyuvancia han comparado ambos esquemas terapéuticos. No observado diferencias significativas en cuanto al beneficio terapéutico, pero sí un aumento de toxicidad cardiaca a favor del grupo con antraciclinas[30,31]. El estudio fase III TRAIN2 (NCT01996267) aleatorizó 438 pacientes a recibir tratamiento neoadyuvante basado en antraciclinas (FEC) por 3 ciclos seguido de taxol-carboplatino x 3 con doble bloqueo HER2 (trastuzumab y pertuzumab) o carboplatino-taxol con doble bloqueo, no observándose diferencias en términos de pCR (67 % *vs.* 68 %), tampoco en supervivencia libre de evento (HR: 0,9) ni en SG (HR: 0,91), en cambio sí se observó un incremento significativo en cardiotoxicidad en la rama con antraciclinas (36 % *vs.* 22 % en descenso de la función del ventrículo izquierdo mayor al 10 % de basal o < 50 %) y en neutropenias febriles (10 % *vs.* 1 %)[31].

También en neoadyuvancia se plantea la duda de si es posible desescalar el tratamiento, persiguiendo similares beneficios para la paciente con menor toxicidad asociada, basándose en el hecho de que estudios anteriores observan pCR en un % de pacientes únicamente con terapia dirigida. El estudio KRISTINE

(NCT02131064)[32] comparó el tratamiento con docetaxel-carboplatino-trastuzumab-pertuzumab con TDM1-pertuzumab. La pCR fue significativamente mejor con la combinación con quimioterapia (55,7 %) frente a TDM1-pertuzumab (44,4 %), sin embargo, la tolerancia fue mejor en la rama solo con doble bloqueo. En este estudio, el tratamiento anti-HER2 hasta completar un año se realizaba no solo con trastuzumab, sino con el doble bloqueo de trastuzumab-pertuzumab. Esta opción terapéutica, aunque se contempla como una posibilidad, no cuenta aún con el suficiente aval científico como para considerarse un estándar.

Otro subgrupo interesante dentro del CM HER2 positivo son aquellos tumores que también expresan receptores hormonales (RH). Este subgrupo luminal HER2, aunque claramente tiene beneficio del tratamiento anti-HER2, obtienen una diferente respuesta con quimioterapia neoadyuvante, con una menor tasa de pCR, a pesar de lo cual presentan un mejor pronóstico y un patrón de recaída más tardío que en el subgrupo RH negativo, lo que ha llevado a plantearnos si pudiesen beneficiarse de un tratamiento neoadyuvante basado en hormonoterapia y bloqueo de la vía HER2. El estudio ADAP-TP incluye 463 pacientes RH positivo HER2 positivo, aleatorizándolas a recibir terapia anti-HER2 neoadyuvante con trastuzumab o TDM1 más tratamiento endocrino, o únicamente TDM1, observándose un incremento significativo en pCR en las ramas con TDM1 con o sin endocrinoterapia asociada (41,4 %, 41 % vs. 15,1 %, respectivamente, p < 0,001)[33], no se observaron diferencias en términos de supervivencia. Con un 93 % de pacientes libres de enfermedad a los 5 años[34]. La combinación de terapia anti-HER2 con hormonoterapia e inhibidores de ciclinas ha sido también evaluada en el escenario neoadyuvante. El estudio NA-PHER (NCT02530424)[35] es un ensayo fase II que evaluó la combinación de tratamiento endocrino-palbociclib-trastuzumab-pertuzumab en 36 pacientes, observando que 8 de ellas (27 %) obtuvieron pCR. Estos resultados plantean una nueva línea de investigación para el subgrupo de pacientes triple positivo (receptor hormonal y HER2 positivo). A día de hoy, dada la buena respuesta a terapia neoadyuvante basada en esquemas con quimioterapia y terapia dirigida, este sigue siendo el tratamiento de elección también en este subgrupo de pacientes, pero los resultados favorables con terapia anti-HER2 y hormonoterapia abren una puerta a continuar investigando la desescalada de estas pacientes.

El contexto neoadyuvante permite a su vez la posibilidad de investigar posibles biomarcadores que nos permitan predecir la respuesta al tratamiento y, a su vez, el pronóstico de los pacientes.

El microambiente tumoral es un importante factor para investigar. Los linfocitos infiltrantes de tumores (TILs) son aquellos presentes en el estroma peritumoral del huésped y varían claramente en número entre casos individuales. En el cáncer de mama, los niveles más altos de TIL se encuentran en tumores altamente proliferativos como el tumor triple negativo y HER2 positivo. Varios estudios han demostrado un pronóstico e impacto predictivo de respuesta terapéutica de los TIL. En el cáncer de mama HER2 positivo, niveles altos de TILs en el momento del diagnóstico dieron como resultado una mayor respuesta al adyuvante tratamiento con trastuzumab[36]. En el contexto de la terapia neoadyuvante, los TIL son un predictor independiente de pCR[37,38].

Por otra parte, el hecho de que esquemas basados en tratamiento con doble bloqueo anti-HER2 hayan observado un grupo de pacientes que alcanzan pCR a pesar de no recibir quimioterapia asociada, nos hace pensar que, si fuéramos capaces de identificar a estas pacientes, podríamos desescalar el tratamiento neoadyuvate y con ello aportarlas menor toxicidad a corto y largo plazo. Por ello, y gracias a los avances en las pruebas genómicas, algunos autores proponen la búsqueda de un panel de biomarcadores que nos permitan seleccionar a estas pacientes. Con este objetivo, se han realizado varios análisis sobre estudios retrospectivos, con pacientes tratadas con terapia de doble bloqueo sin quimioterapia, que persiguen definir un panel de biomarcadores capaz de predecir la probabilidad de alcanzar la pCR de la paciente basándose en la evaluación por IHQ, PAM50 y secuenciación masiva, de la vía HER2, tanto del receptor como de la vía intracelular[39,40]. El estudio PAMELA (NCT01973660), fase 2, administró tratamiento neoadyuvante con doble bloqueo (trastuzumab-lapatinib) a 151 pacientes. Observando que aquellas catalogadas por PAM50 como «HER2 enrich» eran las que presentaban mayor tasa de pCR con este esquema sin quimioterapia[39]. Aún debemos seguir investigando en este campo para ser capaces de identificar con certeza las pacientes que podrían obtener la máxima respuesta con la terapia anti-HER2, para de este modo desescalar el tratamiento evitando la quimioterapia y así, también, minimizando la toxicidad.

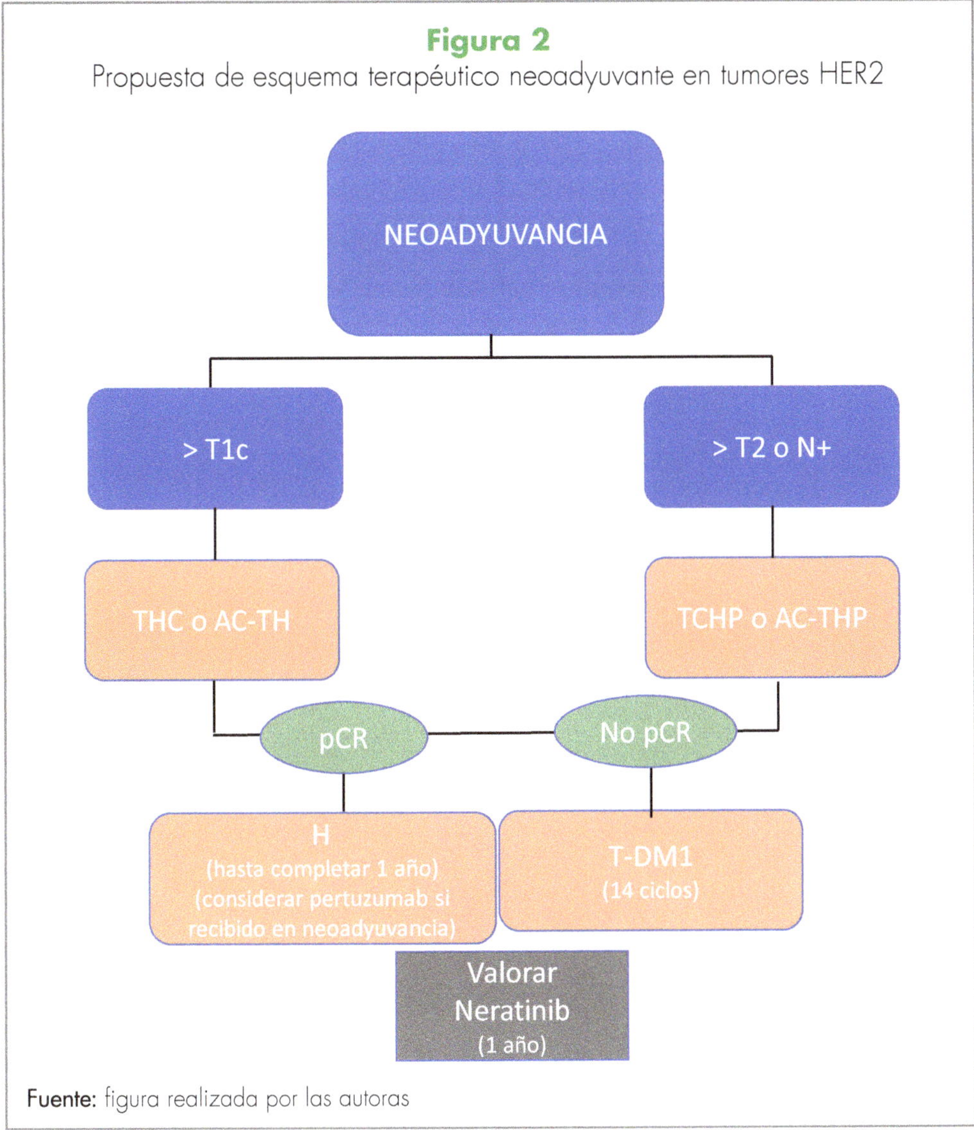

Fuente: figura realizada por las autoras

11.6 Perspectivas de futuro

Los avances en el tratamiento en tumores HER2 positivo durante los últimos 20 años han sido muy prolijos para las pacientes, pero el futuro próximo se prevé cargado de nuevos avances. Aún nos queda mucho por aprender sobre la adecuada combinación y secuencia terapéutica de los fármacos ya aprobados, con el objetivo de optimizar los esquemas actuales de tratamiento, pero también con las nuevas terapias actualmente en estudio.

Los campos de investigación actuales abarcan varios objetivos, por una parte, la desescalada de tratamiento en aquellos pacientes de bajo riesgo, bien por tratarse de tumores en estadios precoces (T < 2 cm, N0) o por expresión de receptores hormonales, con intención de minimizar toxicidad sin reducir beneficio terapéutico. Además, la posibilidad de detectar aquellos pacientes que podrían alcanzar una pCR únicamente con terapia dirigida, ya que, aunque sabemos que el mayor beneficio terapéutico global de los ensayos clínicos ha sido con la combinación con quimioterapia, existe un grupo no desdeñable de pacientes que podrían evitar el tratamiento citotóxico.

Por otra parte, el contemplar a los pacientes que expresan tanto HER2 como receptores hormonales como un grupo con diferente evolución y respuesta terapéutica, nos lleva a valorar nuevas opciones de tratamiento basado en terapia anti-HER2 en combinación con endocrinoterapia, así como su combinación con nuevos tratamientos diana como los inhibidores de ciclinas o PI3K, ya aprobados para tumores luminales en enfermedad metastásica.

Otro aspecto importante que debemos tener en cuenta es el alto riesgo de metástasis en el sistema nervioso central (SNC) que presentan los pacientes con CM HER2 positivo. En la actualidad, las terapias aprobadas en estadios precoces muestran una escasa penetrancia en el SNC, no realizándose de este modo un tratamiento preventivo de recaída a este nivel. Tucatinib, fármaco inhibidor de TKI, recientemente aprobado para enfermedad metastásica tras los datos del estudio en CMM HER2 positivo, HER2CLIMB (NCT02614794), donde además de observarse una mayor supervivencia libre de progresión con la combinación de trastuzumab, capecitabina y tucatinib frente a placebo (33,1 % *vs.* 12,3 %) (HR: 0,54; p < 0,001), En pacientes con metástasis cerebrales también se objetivó un incremento en SLP (HR: 0,48, p < 0,001). Estudios en marcha con este fármaco pueden ofrecer interesantes resultados en este aspecto[41].

Por último, dada la inmunogenicidad que presentan los tumores HER2 positivo, así como la capacidad inmunogénica del trastuzumab, nos hace plantearnos si el tratamiento con inmunoterapia en CM HER2 positivo podría mejorar los resultados actuales de quimioterapia y anti-HER2, al igual que se está realizando en otros subgrupos. Existen en la actualidad estudios en marcha que evalúan este escenario, pudiendo ofrecernos en un futuro interesantes resultados con la combinación de quimioterapia, con terapia anti-HER2 e inmunoterapia[41].

Por todo ello, a pesar de que en las dos últimas décadas del tratamiento de los pacientes con CM precoz HER2 + ha experimentado grandes avances terapéuticos, que han permitido aumentar la tasa de curación y la supervivencia, esperamos que en un futuro se mejoren aún más estas cifras, buscando a su vez un mayor número de curaciones.

11.7 Mensajes a recordar

- La aparición de trastuzumab ha permitido un mayor tiempo libre de enfermedad y un aumento de la tasa de curación en CM HER2 positivo precoz, siendo un estándar en combinación con quimioterapia, tanto adyuvante como neoadyuvante, durante un año.

- El bloqueo dual del receptor HER2 ha demostrado una mayor respuesta terapéutica, impactando en la supervivencia de los pacientes. Trastuzumab y pertuzumab en combinación con quimioterapia se considera el tratamiento estándar en neoadyuvancia de tumores > T2 y/o N+, y en adyuvancia N+.

- Es posible realizar una desescalada en tumores en estadio precoz, < T2 N0, considerados de bajo riesgo, con intención de aportarles similar beneficio terapéutico minimizando los efectos secundarios. La desescalada en los tumores «triples positivos» es un aspecto para el estudio que puede aportar interesantes resultados en un futuro próximo.

- TDM1 ha demostrado mejorar la SLE en tumores HER2 positivo que no alcanzan la pCR tras neoadyuvancia.

- Neratinib, tras completar tratamiento adyuvante con trastuzumab, ha demostrado aumentar la SLE, aportando un mayor beneficio a los tumores «triples positivos».

- Estudios en marcha pueden aportar prometedores resultados con nuevas moléculas y nuevas indicaciones que nos permitan rescatar a más pacientes de alto riesgo y no sobretratar a pacientes de bajo riesgo, por lo que se prevé que los próximos años sean, al menos, tan prolijos como las últimas décadas en CM HER2 positivo.

Bibliografía

1. Mitri Z, Constantine T, O'Regan R. The HER2 Receptor in Breast Cancer: Pathophysiology, Clinical Use, and New Advances in Therapy. Chemother Res Pract. 2012;2012:743193.

2. Matsuda N, Lim B, Wang X, Ueno NT. Early clinical development of epidermal growth factor receptor targeted therapy in breast cancer. Expert Opinion on Investigational Drugs. 2017 Apr 3;26(4):463–79.

3. Romond EH, Jeong J-H, Rastogi P, Swain SM, Geyer CE, Ewer MS, et al. Seven-Year Follow-Up Assessment of Cardiac Function in NSABP B-31, a Randomized Trial Comparing Doxorubicin and Cyclophosphamide Followed by Paclitaxel (ACP) With ACP Plus Trastuzumab As Adjuvant Therapy for Patients With Node-Positive, Human Epidermal Growth Factor Receptor 2–Positive Breast Cancer. JCO. 2012 Jan 11;30(31):3792–9.

4. Perez EA, Romond EH, Suman VJ, Jeong J-H, Sledge G, Geyer CE, et al. Trastuzumab Plus Adjuvant Chemotherapy for Human Epidermal Growth Factor Receptor 2–Positive Breast Cancer: Planned Joint Analysis of Overall Survival From NSABP B-31 and NCCTG N9831. JCO. 2014 Nov 20;32(33):3744–52.

5. Cameron D, Piccart-Gebhart MJ, Gelber RD, Procter M, Goldhirsch A, de Azambuja E, et al. 11 years' follow-up of trastuzumab after adjuvant chemotherapy in HER2-positive early breast cancer: final analysis of the HERceptin Adjuvant (HERA) trial. The Lancet. 2017 Mar;389(10075):1195–205.

6. Piccart M; Procter M, Fumagalli D; et al. Interim Overall Survival Analysis of APHINITY (BIG 4-11): A randomised multicenter, double-blind, placebo-controlled trial comparing chemotherapy plus trastuzumab plus pertuzumab versus chemotherapy plus trastuzumab plus placebo as adjuvant therapy in patients with operable HER2 positive early breast cancer. In: GS1-01. 2019.

7. Swain SM, Baselga J, Kim S-B, Ro J, Semiglazov V, Campone M, et al. Pertuzumab, trastuzumab, and docetaxel in HER2-positive metastatic breast cancer. N Engl J Med. 2015 Feb 19;372(8):724–34.

8. von Minckwitz G, Huang C-S, Mano MS, Loibl S, Mamounas EP, Untch M, et al. Trastuzumab Emtansine for Residual Invasive HER2-Positive Breast Cancer. N Engl J Med. 2019 14;380(7):617–28.

9. Diéras V, Miles D, Verma S, Pegram M, Welslau M, Baselga J, et al. Trastuzumab emtansine versus capecitabine plus lapatinib in patients with previously treated HER2-positive advanced breast cancer (EMILIA): a descriptive analysis of final overall survival results from a randomised, open-label, phase 3 trial. The Lancet Oncology. 2017 Jun;18(6):732–42.

10. Martin M, Holmes FA, Ejlertsen B, Delaloge S, Moy B, Iwata H, et al. Neratinib after trastuzumab-based adjuvant therapy in HER2-positive breast cancer (ExteNET): 5-year analysis of a randomised, double-blind, placebo-controlled, phase 3 trial. Lancet Oncol. 2017;18(12):1688–700.

11. Saura C, Oliveira M, Feng Y-H, Dai M-S, Hurvitz SA, Kim S-B, et al. Neratinib + capecitabine versus lapatinib + capecitabine in patients with HER2+ metastatic breast cancer previously treated with ≥ 2 HER2-directed regimens: Findings from the multinational, randomized, phase III NALA trial. JCO. 2019 May 20;37(15_suppl):1002–1002.

12. Cameron D, Casey M, Oliva C, Newstat B, Imwalle B, Geyer CE. Lapatinib plus capecitabine in women with HER2-positive advanced breast cancer: final survival analysis of a phase III randomized trial. Oncologist. 2010;15(9):924–34.

13. Gianni L, Pienkowski T, Im Y-H, Tseng L-M, Liu M-C, Lluch A, et al. 5-year analysis of neoadjuvant pertuzumab and trastuzumab in patients with locally advanced, inflammatory, or early-stage HER2-positive breast cancer (NeoSphere): a multicentre, open-label, phase 2 randomised trial. The Lancet Oncology. 2016 Jun;17(6):791–800.

14. Schneeweiss A, Chia S, Hickish T, Harvey V, Eniu A, Waldron-Lynch M, et al. Long-term efficacy analysis of the randomised, phase II TRYPHAENA cardiac safety study: Evaluating pertuzumab and trastuzumab plus standard neoadjuvant anthracycline-containing and anthracycline-free chemotherapy regimens in patients with HER2-positive early breast cancer. Eur J Cancer. 2018;89:27–35.

15. Pivot X, Romieu G, Debled M, Pierga J-Y, Kerbrat P, Bachelot T, et al. 6 months versus 12 months of adjuvant trastuzumab in early breast cancer (PHARE): final analysis of a multicentre, open-label, phase 3 randomised trial. Lancet. 2019 29;393(10191):2591–8.

16. Earl HM, Hiller L, Vallier A-L, Loi S, McAdam K, Hughes-Davies L, et al. 6 versus 12 months of adjuvant trastuzumab for HER2-positive early breast cancer (PERSEPHONE): 4-year disease-free survival results of a randomised phase 3 non-inferiority trial. Lancet. 2019 29;393(10191):2599–612.

17. Conte P, Frassoldati A, Bisagni G, Brandes AA, Donadio M, Garrone O, et al. Nine weeks versus 1 year adjuvant trastuzumab in combination with chemotherapy: final results of the phase III randomized Short-HER study‡. Annals of Oncology: Official Journal of the European Society for Medical Oncology. 2018 01;29(12):2328–33.

18. Mavroudis D, Saloustros E, Malamos N, Kakolyris S, Boukovinas I, Papakotoulas P, et al. Six versus 12 months of adjuvant trastuzumab in combination with dose-dense chemotherapy for women with HER2-positive breast cancer: a multicenter randomized study by the Hellenic Oncology Research Group (HORG). Annals of Oncology: Official Journal of the European Society for Medical Oncology. 2015 Jul;26(7):1333–40.

19. Joensuu H, Fraser J, Wildiers H, Huovinen R, Auvinen P, Utriainen M, et al. Effect of Adjuvant Trastuzumab for a Duration of 9 Weeks vs 1 Year With Concomitant Chemotherapy for Early Human Epidermal Growth Factor Receptor 2-Positive Breast Cancer: The SOLD Randomized Clinical Trial. JAMA oncology. 2018 01;4(9):1199–206.

20. Joensuu H, Bono P, Kataja V, Alanko T, Kokko R, Asola R, et al. Fluorouracil, epirubicin, and cyclophosphamide with either docetaxel or vinorelbine, with or without trastuzumab, as adjuvant treatments of breast cancer: final results of the FinHer Trial. J Clin Oncol. 2009 Dec 1;27(34):5685–92.

21. von Minckwitz G, Procter M, de Azambuja E, Zardavas D, Benyunes M, Viale G, et al. Adjuvant Pertuzumab and Trastuzumab in Early HER2-Positive Breast Cancer. N Engl J Med. 2017 Jul 13;377(2):122–31.

22. Huober J, Holmes E, Baselga J, de Azambuja E, Untch M, Fumagalli D, et al. Survival outcomes of the NeoALTTO study (BIG 1-06): updated results of a randomised multicenter phase III neoadjuvant clinical trial in patients with HER2-positive primary breast cancer. Eur J Cancer. 2019 Sep;118:169–77.

 MANUAL PRÁCTICO DE ONCOLOGÍA | CÁNCER DE MAMA

23. Harbeck N, Im S-A, Barrios CH, Bonnefoi HR, Gralow J, Toi M, et al. Primary analysis of KAITLIN: A phase III study of trastuzumab emtansine (T-DM1) + pertuzumab versus trastuzumab + pertuzumab + taxane, after anthracyclines as adjuvant therapy for high-risk HER2-positive early breast cancer (EBC). JCO. 2020 May 20;38(15_suppl):500–500.

24. Tolaney SM, Trippa L, Barry W, Hu J, Dang C, Yardley D, et al. Abstract GS1-05: TBCRC 033: A randomized phase II study of adjuvant trastuzumab emtansine (T-DM1) vs paclitaxel (T) in combination with trastuzumab (H) for stage I HER2-positive breast cancer (BC) (ATEMPT). Cancer Res. 2020 Feb 15;80(4 Supplement):GS1-05.

25. Tolaney SM, Guo H, Pernas S, Barry WT, Dillon DA, Ritterhouse L, et al. Seven-Year Follow-Up Analysis of Adjuvant Paclitaxel and Trastuzumab Trial for Node-Negative, Human Epidermal Growth Factor Receptor 2–Positive Breast Cancer. JCO. 2019 Apr 2;37(22):1868–75.

26. Cortazar P, Zhang L, Untch M, Mehta K, Costantino JP, Wolmark N, et al. Pathological complete response and long-term clinical benefit in breast cancer: the CTNeoBC pooled analysis. The Lancet. 2014 Jul;384(9938):164–72.

27. Gianni L, Eiermann W, Semiglazov V, Manikhas A, Lluch A, Tjulandin S, et al. Neoadjuvant chemotherapy with trastuzumab followed by adjuvant trastuzumab versus neoadjuvant chemotherapy alone, in patients with HER2-positive locally advanced breast cancer (the NOAH trial): a randomised controlled superiority trial with a parallel HER2-negative cohort. The Lancet. 2010 Jan;375(9712):377–84.

28. Carey LA, Berry DA, Cirrincione CT, Barry WT, Pitcher BN, Harris LN, et al. Molecular Heterogeneity and Response to Neoadjuvant Human Epidermal Growth Factor Receptor 2 Targeting in CALGB 40601, a Randomized Phase III Trial of Paclitaxel Plus Trastuzumab With or Without Lapatinib. JCO. 2016 Feb 20;34(6):542–9.

29. Piccart-Gebhart M, Holmes E, Baselga J, de Azambuja E, Dueck AC, Viale G, et al. Adjuvant Lapatinib and Trastuzumab for Early Human Epidermal Growth Factor Receptor 2–Positive Breast Cancer: Results From the Randomized Phase III Adjuvant Lapatinib and/or Trastuzumab Treatment Optimization Trial. JCO. 2016 Apr 1;34(10):1034–42.

30. Slamon D, Eiermann W, Robert N, Giermek J, Martin M, Jasiówka M, et al. Abstract S5-04: Ten year follow-up of BCIRG-006 comparing doxorubicin plus cyclophosphamide followed by docetaxel (AC→T) with doxorubicin plus cyclophosphamide followed by docetaxel and trastuzumab (AC→TH) with docetaxel, carboplatin and trastuzumab (TCH) in HER2+ early breast cancer. Cancer Research. 2016 Feb 15;76:S5-04.

31. van der Voort A, van Ramshorst MS, van Werkhoven ED, Mandjes IA, Kemper I, Vulink AJ, et al. Three-year follow-up of neoadjuvant chemotherapy with or without anthracyclines in the presence of dual HER2-blockade for HER2-positive breast cancer (TRAIN-2): A randomized phase III trial. JCO. 2020 May 20;38(15_suppl):501–501.

32. Hurvitz SA, Martin M, Jung KH, Huang C-S, Harbeck N, Valero V, et al. Neoadjuvant Trastuzumab Emtansine and Pertuzumab in Human Epidermal Growth Factor Receptor 2–Positive Breast Cancer: Three-Year Outcomes From the Phase III KRISTINE Study. JCO. 2019 Jun 3;37(25):2206–16.

33. Harbeck N, Gluz O, Christgen M, Kates RE, Braun M, Küemmel S, et al. De-Escalation Strategies in Human Epidermal Growth Factor Receptor 2 (HER2)-Positive Early Breast Cancer (BC): Final Analysis of the West German Study Group Adjuvant Dynamic Marker-Adjusted Personalized Therapy Trial Optimizing Risk Assessment and Therapy Response Prediction in Early BC HER2- and Hormone Receptor-Positive Phase II Randomized Trial-Efficacy, Safety, and Predictive Markers for 12 Weeks of Neoadjuvant Trastuzumab Emtansine With or Without Endocrine Therapy (ET) Versus Trastuzumab Plus ET. J Clin Oncol. 2017 Sep 10;35(26):3046–54.

34. Harbeck N, Nitz U, Christgen M, Kuemmel S, Braun M, Schumacher C, et al. LBA14 De-escalated neoadjuvant T-DM1 with or without endocrine therapy (ET) vs trastuzumab+ET in early HR+/HER2+ breast cancer (BC): ADAPT-TP survival results. Annals of Oncology. 2020 Sep;31:S1146.

35. Gianni L, Bisagni G, Colleoni M, Del Mastro L, Zamagni C, Mansutti M, et al. Neoadjuvant treatment with trastuzumab and pertuzumab plus palbociclib and fulvestrant in HER2-positive, ER-positive breast cancer (NA-PHER2): an exploratory, open-label, phase 2 study. The Lancet Oncology. 2018;19(2):249–56.

36. Loi S, Michiels S, Salgado R, Sirtaine N, Jose V, Fumagalli D, et al. Tumor infiltrating lymphocytes are prognostic in triple negative breast cancer and predictive for trastuzumab benefit in early breast cancer: results from the FinHER trial. Annals of Oncology: Official Journal of the European Society for Medical Oncology. 2014 Aug;25(8):1544–50.

37. Ignatiadis M, Van den Eynden G, Roberto S, Fornili M, Bareche Y, Desmedt C, et al. Tumor-Infiltrating Lymphocytes in Patients Receiving Trastuzumab/Pertuzumab-Based Chemotherapy: A TRYPHAENA Substudy. Journal of the National Cancer Institute. 2019 01;111(1):69–77.

38. Denkert C, Minckwitz G von, Brase JC, Sinn BV, Gade S, Kronenwett R, et al. Tumor-Infiltrating Lymphocytes and Response to Neoadjuvant Chemotherapy With or Without Carboplatin in Human Epidermal Growth Factor Receptor 2–Positive and Triple-Negative Primary Breast Cancers. JCO. 2014 Dec 22;JCO.2014.58.1967.

39. Llombart-Cussac A, Cortés J, Paré L, Galván P, Bermejo B, Martínez N, et al. HER2-enriched subtype as a predictor of pathological complete response following trastuzumab and lapatinib without chemotherapy in early-stage HER2-positive breast cancer (PAMELA): an open-label, single-group, multicentre, phase 2 trial. The Lancet Oncology. 2017;18(4):545–54.

40. Veeraraghavan J, Gutierrez C, De Angelis C, Wang T, Pascual T, Weigelt B, et al. A multiparameter classifier to predict response to lapatinib plus trastuzumab (LT) without chemotherapy in HER2+ breast cancer (BC). JCO. 2020 May 20;38(15_suppl):1011–1011.

41. https://clinicaltrials.gov/

CAPÍTULO 12

CÁNCER DE MAMA INFLAMATORIO

CAPÍTULO 12

CÁNCER DE MAMA INFLAMATORIO

Isabel Álvarez López

12.1 Introducción

El cáncer de mama inflamatorio (CMI), denominación introducida por primera vez por Lee y Tannenbaun[1], es la forma de presentación más agresiva del cáncer de mama (CM). Es infrecuente, por lo que la información proviene fundamentalmente de estudios retrospectivos de series clínicas.

12.2 Epidemiología y factores de riesgo

El CMI constituye solo el 1-5 % de todos los CM en el mundo occidental[2]. En África su incidencia es mayor, llegando al 10 %. No obstante, contribuye al 7 % de la mortalidad causada por CM. Su incidencia se ha incrementado en los últimos años entre 1,23 %-4,35 % anual.

La edad media de presentación es algo más joven que en CM general, alrededor de 52 años y algo menos en mujeres de raza negra[3]. El único factor de riesgo consistente relacionado es la obesidad[4]. No se ha objetivado relación específica con mutaciones genéticas heredadas o con historia familiar y los datos con respecto a la paridad y la lactancia no son concluyentes[5].

Por su rápida evolución suelen diagnosticarse por la aparición de síntomas y en las participantes en programas de cribado generalmente se presenta como un cáncer de intervalo y un tercio presentan metástasis a distancia al diagnóstico[3].

Aunque continúa teniendo una alta mortalidad, la supervivencia se ha incrementado en las últimas décadas, pasando de una supervivencia global

(SG) a 5 años en los 70 del 40 % a un 68 % en las tratadas desde 2008, en probable relación con la inclusión de nuevos tratamientos sistémicos y al manejo multidisciplinar integrado[6].

12.3 Presentación clínica

La forma de presentación habitual es una alteración en la mama de crecimiento rápido con eritema, calor, aumento de tamaño de la mama y a veces dolor o sensación punzante. Por ese motivo en muchas ocasiones se diagnostica de una mastitis infecciosa por lo que se trata con antibióticos sin respuesta[7].

En la exploración física, se objetiva una mama que puede estar aumentada de tamaño, con eritema y a veces áreas violáceas y edema cutáneo y piel de naranja en un área importante de la mama con un borde erisipeloide (Figura 1). Puede palparse o no un nódulo mamario. La mayoría presentan adenopatías axilares palpables y frecuentemente en fosa supraclavicular.

12.4 Diagnóstico y estadiaje

El diagnóstico de CMI es esencialmente clínico. Ante la ausencia de unos criterios homogéneos, en 2011 se publicó un documento de consenso con unos criterios mínimos de diagnóstico (Tabla 1) y unas recomendaciones de evaluación y tratamiento[8].

Tabla 1

Criterios mínimos requeridos para el diagnóstico de CMI
(Consenso Internacional de expertos)[8]

Inicio clínico	Rápido comienzo en la mama de eritema, edema y/o piel de naranja, y/o calor con o sin masa palpable subyacente.
Duración de los síntomas	No más de 6 meses (la mayoría 3 meses).
Extensión	Eritema ocupando al menos 1/3 de la mama.
Patología	Confirmación patológica de carcinoma infiltrante y biomarcadores RH (RE y RP), HER2, grado histológico.

Fuente: tabla realizada por la autora

En la 8ª edición del TNM, tanto de la AJCC como de la UICC, el CMI se define como una entidad separada y el T se estadía como T4d, definido el T como la presencia de eritema difuso y edema que ocupe más de 1/3 de la mama[9]. Por estas características en las fases localizadas se encuadra siempre, en los estadios IIIB-C, dentro de los tumores localmente avanzados.

Las evaluaciones radiológicas locales deben incluir[6,8]: mamografía bilateral y ecografía de la mama y de las áreas ganglionares (axila y fosa supraclavicular). Estas constituyen las exploraciones necesarias. La resonancia magnética de la mama (RMN) no se considera imprescindible, pero se recomienda si es accesible.

En la mamografía se pueden visualizar: microcalcificaciones, distorsión en la arquitectura del parénquima, aumento de densidad difuso, engrosamiento trabecular y engrosamiento difuso de la piel y con frecuencia no se objetiva la presencia de un tumor subyacente. La ecografía detecta también cambios difusos en el parénquima y engrosamiento cutáneo y con mayor frecuencia la presencia de una masa subyacente, lo que permite la realización de una biopsia dirigida con aguja de dicha lesión, así mismo permite explorar las áreas ganglionares y dirigir la realización de una punción para citología o una biopsia con aguja. La RMN es la prueba que con mayor sensibilidad una masa subyacente y además es la que mejor sirve para la monitorización radiológica de la respuesta al tratamiento sistémico (Figura 1).

Puesto que un tercio de las pacientes se presentan con enfermedad diseminada, es preciso realizar un estudio de extensión, por lo que se recomienda la realización de una TC y una gammagrafía ósea. El PET/TC no se considera obligatorio en las recomendaciones internacionales, si bien permite en una sola prueba hacer todo el estudio de extensión y se ha objetivado que hasta en un 10 % detecta enfermedad ganglionar en la axila contralateral o cervical, y, además, los cambios durante el tratamiento neoadyuvante podrían predecir el pronóstico a largo plazo, si bien todo esto precisa validación[8,10,11].

Por último, es conveniente adjuntar en la historia clínica una fotografía basal y evolutivas durante el tratamiento sistémico, que documenten la evolución clínica y, además, la fotografía basal permite tener un dato preciso de la extensión del eritema inicial que puede ser importante para la planificación posterior del tratamiento con radioterapia.

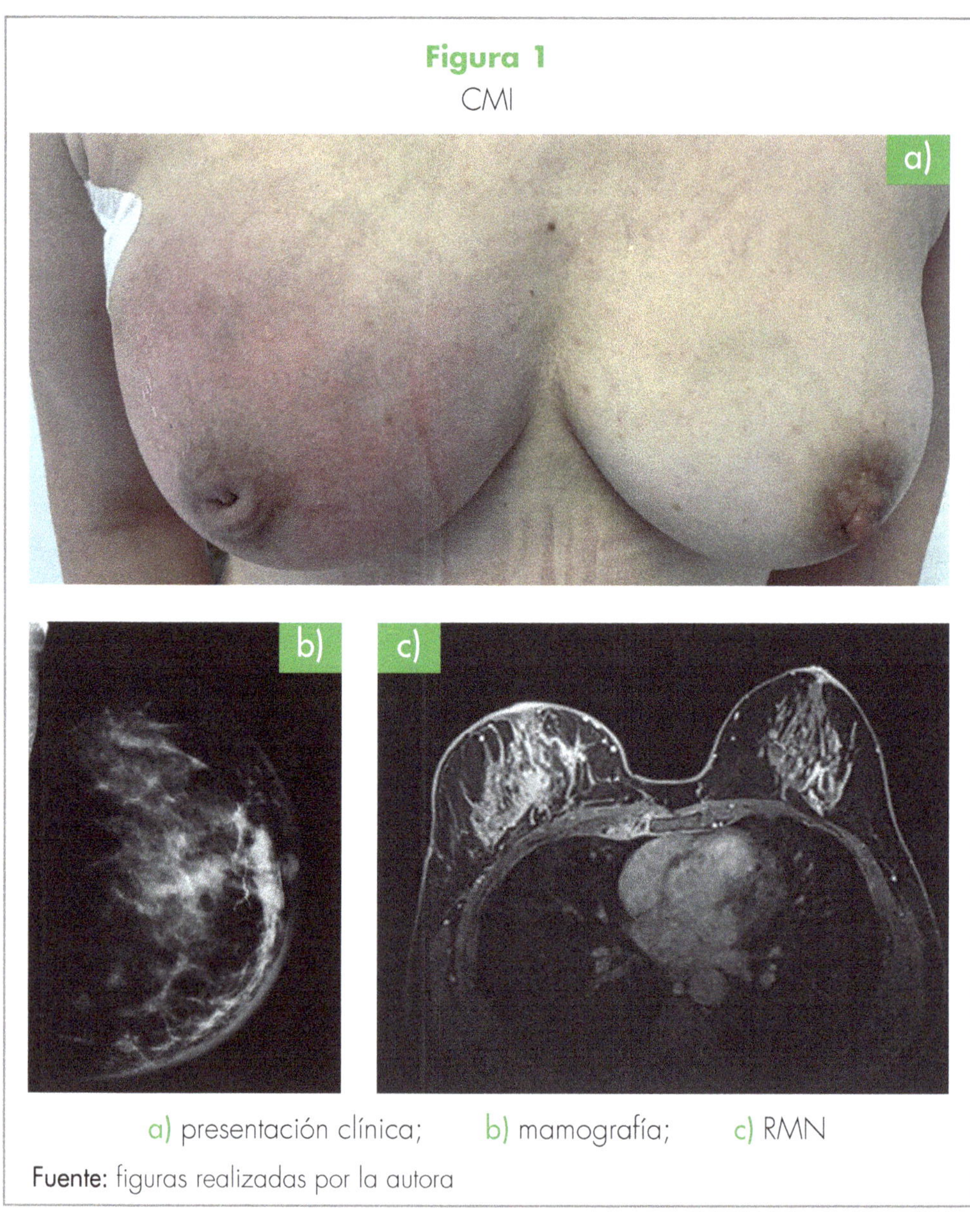

a) presentación clínica;   b) mamografía;   c) RMN

Fuente: figuras realizadas por la autora

12.5 Histopatología

Es necesario que exista un diagnóstico por biopsia de carcinoma infiltrante. Se recomienda una biopsia de la masa tumoral cuando esta está presente, lo cual hoy se puede conseguir en la mayoría de los casos con la ayuda de la ecografía y RMN y también a ser posible 1-2 biopsias «punch» cutáneas y que a veces son la única biopsia en caso de que no se objetive masa subyacente.

La presencia de émbolos linfáticos y, particularmente, la presencia de invasión de los linfáticos dérmicos es una de las características principales del CMI y se objetiva hasta en el 75 %. Como ya se ha especificado el DX de CMI es clínico y aunque la presencia de la invasión de los linfáticos dérmicos es característica del CMI, su ausencia no elimina el diagnóstico y su presencia en ausencia de la clínica no es suficiente para clasificar a un tumor como CMI[5,8].

Es de hecho la presencia de estos émbolos tumorales en los linfáticos la responsable del aspecto inflamatorio clínico y no un exceso de células inflamatorias en el estroma de la mama. Una característica de las células tumorales, tanto en el tumor infiltrante como en los émbolos tumorales, es la expresión de E-Cadherina. Es posible que la sobreactivación del eje E-cadherina–betacatenina sea crítico en la génesis del proceso en embolización linfovascular[6].

El subtipo histológico más frecuente es el ductal infiltrante en el 95 % de los casos. La mayoría son grado III. Con respecto a la expresión de receptores hormonales (RH), de estrógeno y de progesterona y del HER2, la proporción es diferente entre el CMI y el CM no inflamatorio (CMNI), siendo más frecuente la sobreexpresión de HER2 y la falta de expresión de RH con un 30 % de triples negativos (TN) y un 40 % de HER2-positivos, con solo un 30-40 % de tumores RH+/HER2 negativo[5,6]. Lo mismo ocurre con los subtipos intrínsecos, habiendo una sobrerrepresentación de los subtipos basales y HER2 enriquecidos, comparado con los CMNI.

12.6 Biología del CMI

A pesar de múltiples esfuerzos de colaboración internacional para comprender la biología que subyace el comportamiento característico del CMI, los estudios genómicos y otros estudios «ómicos» realizados hasta ahora no han llevado a descubrir un mecanismo biológico diferencial que pudiera ser trasladado a nuevas estrategias de tratamiento.

Hay características que lo diferencian del CMNI, pero que no son exclusivas. Así, el CMI presentan una mayor presencia de células con fenotipo multipotente (*stemness*), mayor activación de la linfangio/angiogénesis, activación del potencial metastásico y diferencias en el microambiente tumoral (MAT) (macrófagos, fibroblastos, otros), con particular énfasis en este último[12].

La presencia de TILs tampoco es diferente en cuanto a frecuencia y distribución por subtipos entre el CMI y CMNI, sin embargo, sí parece que la expresión de PDL1 en las células inmunes del estroma del CMI es superior independientemente del subtipo intrínseco con respecto al CMNI (35-45 % en el CMI)[13].

12.7 Tratamiento

12.7.1 Tratamiento del CMI estadio III

El CMI localizado ya en el pasado se agrupaba dentro de los tumores no operables, dado la rápida recurrencia tras cirugía y una SV del 5 % a 5 años. Es aceptado por todos y así se refleja en los consensos y guías internacionales que el abordaje ha de ser multidisciplinar con un abordaje trimodal que incluya terapia sistémica, cirugía y radioterapia[8-10,11].

El abordaje recomendado es iniciar el tratamiento con terapia sistémica neoadyuvante (TSNA) con poliquimioterapia y añadiendo terapia anti-HER2 en los tumores HER2 + seguido de cirugía y radioterapia y tratamiento adyuvante posterior.

Una recomendación es incluir siempre que se pueda a estas pacientes en programas de investigación clínica y traslacional.

12.7.2 Tratamiento sistémico neoadyuvante

Se recomienda poliquimioterapia, asociando terapia anti-HER2 en los tumores HER2 positivos. No hay protocolos de tratamientos neoadyuvantes diferentes respecto a los utilizados en CMNI. Dado que estos se revisarán en el capítulo de Quimioterapia neoadyuvante correspondiente, simplemente reflejar que en los tumores HER2 negativos ha de incluir antraciclinas y taxanos +/- platino en los tumores TN, aunque esto es controvertido, y en los HER2 positivos poliquimioterapia (antraciclinas + taxanos o carboplatino + taxanos) asociada a terapia anti-HER2, siendo en la actualidad el doble bloqueo con trastuzumab-pertuzumab la combinación óptima[7,8,10,11]. En tumores TN tenemos datos de ensayos fase III de aumento de la tasa de pCR e impacto en la SV con el uso de terapia inmune anti-PD-1 o anti-PD-L1, aunque aún no están aprobadas para su uso en el momento de la realización de este capítulo. Como en el CMNI, la obtención de una respuesta completa patológica (pCR) es un factor pronóstico y las tasas (pCR en mama y ganglio) por subgrupos son: ER-/HER+ 44 %, ER+/HER2 − 28,9 %, ER-/HER2-(TN) 19 %, ER+/HER2- 6,2 %[14]. Lo que parece es que las tasas de pCR son inferiores a sus equivalentes CMNI por biomarcadores.

Los que progresan a la primera maniobra neoadyuvante suelen tener un pronóstico muy malo y aunque se recomienda en las guías valorar un esquema alternativo de QT neoadyuvante o RT preoperatoria asociada o no a QT, no hay series extensas de pacientes tratadas con este abordaje.

12.7.3 Tratamiento quirúrgico

Con respecto al tratamiento quirúrgico, la recomendación de los grupos de consenso es que, independientemente de si se produce o no una respuesta clínica completa, el tratamiento quirúrgico debe ser una mastectomía radical modificada con linfadenectomía axilar de los niveles I-II por lo menos. No recomiendan la biopsia selectiva del ganglio centinela, dada la alta tasa de falsos negativos en los tumores localmente avanzados y por la alteración de los linfáticos en el CMI. Tampoco se recomienda la cirugía conservadora (CS) por la afectación difusa que suelen presentar estos tumores en la mama y la dificultad de asegurar unos márgenes adecuados. Si bien, algunos proponen como factible la CS en casos seleccionados, pero los datos son escasos como para recomendarlo de forma generalizada[6-8,11,15].

Se desaconsejan: mastectomía con cirugía ahorradora de piel, la reconstrucción inmediata incluyendo la colocación de expansor. Esta última se desaconseja para evitar complicaciones con la radioterapia posterior. También, se desaconseja la mastectomía contralateral profiláctica en los casos que esté indicada o desee la paciente y hacerlo de forma diferida para evitar que posibles complicaciones retrasen tratamientos posteriores como la radioterapia[6,8].

12.7.4 Radioterapia

Se considera indicada la radioterapia postmastectomía, incluyendo la pared torácica y las áreas ganglionares: la axila no diseccionada (nivel III), área supraclavicular y la mamaria interna. Se recomienda que se incluya en el área de pared torácica toda el área de afectación pretratamiento (tener en cuenta que la extensión del eritema se extiende a veces fuera de la piel propia de la mama). En un fraccionamiento estándar la dosis es 50,4-50 Gy en fracciones de 1,8-2 Gy y un *boost* de 10 Gy en la pared torácica y en casos de N3 (FSC o afectación de mamaria interna) se añade también a estos niveles. Algunos autores proponen un esquema de hiperfraccionamiento acelerado hasta 66 Gy para grupos de alto riesgo (< 45 años, márgenes positivos o casi positivos, > 4 ganglios axilares afectados tras tratamiento neoadyuvante o respuesta subóptima al tratamiento neoadyuvante)[6-8,11,16].

El tratamiento con radioterapia solo sin cirugía está desaconsejado en las pacientes en las que la cirugía es factible por considerarse un abordaje subóptimo. Puede ser una alternativa en pacientes en las que la cirugía no sea factible tras el tratamiento neodayuvante. En estos últimos casos también se puede plantear un tratamiento preoperatorio[16].

12.7.5 Tratamiento sistémico adyuvante

Se deben seguir las mismas pautas que en el resto de tumores que se tratan con quimioterapia neoadyuvante[10,11].

Los casos con RH+ deben recibir tratamiento hormonal adyuvante siguiendo las pautas de pacientes de alto riesgo.

Los casos HER2+ han de continuar tratamiento antiHER2 y se tendrá en cuenta la respuesta patológica. Los casos con pCR deben continuar trastuzumab asociado o no a pertuzumab (el doble bloqueo en adyuvancia presenta beneficio en ganglios positivos, por lo que en este grupo que es de alto riesgo estaría particularmente indicado). Los casos con no-pCR sería aconsejable cambiar la terapia HER2 a T-DM1 adyuvante.

En los tumores TN, cuando se obtiene una pCR no hay indicación de más tratamiento sistémico fuera de un ensayo clínico, mientras que en las que no obtengan pCR está indicado el uso de capecitabina adyuvante.

El abordaje multidisciplinar incluyendo las tres modalidades de tratamiento, sistémico, cirugía y radioterapia (tratamiento trimodal) ha conseguido una mejoría de los resultados de SV de estas pacientes. Hay datos de que cuando no se incluyen los tres la supervivencia es peor. En datos históricos del SEER americano entre 1998 y 2010, la terapia trimodal oscilaba entre un 58 a un 73 %, con peor SV para aquellas que no lo recibieron[17].

12.7.6 Tratamiento del CMI estadio IV

El tratamiento se debe realizar en función del subgrupo biológico, teniendo en cuenta los RH y la expresión de HER2 y el grado de agresividad sistémica de la enfermedad. Y se seguirán las mismas recomendaciones que para el resto de estadios IV (que se revisará en otro capítulo). Un tema que puede ser controvertido en la actualidad es el de los tumores RH+/HER2-. En este subgrupo los estadios IV no inflamatorios y sin crisis visceral, la recomendación es hormonoterapia asociada a inhibidores de ciclinas (CDKis). Sin embargo, los tumores inflamatorios estaban excluidos de los estudios randomizados con esta combinación, por lo que no sabemos si es extrapolable este abordaje en este tumor de rápido crecimiento, aunque no tenga crisis visceral, por lo que probablemente en estas el manejo incluya quimioterapia de inicio y utilizar si responden mantenimiento con terapia hormonal asociado a CDKis.

Uno de los aspectos de discusión en el estadio IV sea o no inflamatorio es si se debe hacer o no cirugía del primario. Aunque datos retrospectivos indicaban que podía aumentar la SV, los datos de estudios randomizados iniciales no fueron concluyentes[5] y el último presentado del grupo ECOG es un estudio negativo[18]. Sin embargo, dado el problema de control local en el CMI, en casos seleccionados, así como en los casos de enfermedad oligometastásica, se puede plantear el tratamiento locorregional en el estadio IV de CMI, siempre dentro de un abordaje multidisciplinar.

El pronóstico, en general, es peor que las equivalentes biológicas noCMI. Las pacientes que no responden a la primera línea de tratamiento sistémico suelen progresar rápidamente y su pronóstico es malo a corto plazo.

12.8 Pronóstico

El CMI localizado se asocia a una alta tasa de recurrencia. Los factores de mal pronóstico incluyen: subtipo TN, HER2 negativo, > cN2 y no respuesta al tratamiento neoadyuvante[7].

Globalmente, la SV se ha incrementado en las últimas décadas. En un estudio que analiza los periodos 1989-1997, 1998-2006 y 2007-2017, la SV a 5 años fue 17,2 %, 30 % y 38,9 %[19]. Por subtipos moleculares en un estudio utilizando la base de datos SEER, la SV a 30 meses fue 79,6 % para los RH+/HER2neg, 89 % en los HR+/HER2+, 76,8 % los RH-/HER2 pos y 62,9% para los TN[20].

12.9 Sumario

El CMI es una enfermedad rara de alta agresividad. Es importante tenerlo en cuenta ante los síntomas para no retrasar el diagnóstico. Es preciso un abordaje multidisciplinar desde el inicio para coordinar bien todas las modalidades terapéuticas. Y, por último, destacar la necesidad de tener registros específicos y tener muestras biológicas de estos tumores incluidas en los biobancos de tumores para poder realizar investigaciones que nos permitan conocer mejor el sustrato biológico de esta enfermedad, así como incluir estos casos en los ensayos clínicos y desarrollar estudios dirigidos con el fin de poder tratar con mayor eficacia y mejorar el pronóstico de las pacientes.

Bibliografía

1. Lee B, Tannenbaum E. Inflammatory carcinoma of the breast. Surg Gynecol Obstet 1924; 39: 580–595.

2. Hance KW, Anderson WF, Devesa SS, et al. Trends in inflammatory breast carcinoma incidence and survival: the surveillance, epidemiology, and end results program at the National Cancer Institute. J Natl Cancer Inst 2005;97(13):966–75.

3. Fouad, T.M.; Ueno, N.T.; Yu, R.K.; Ensor, J.E.; Alvarez, R.H.; Krishnamurthy, S.; Lucci, A.; Reuben, J.M.; Yang, W.; Willey, J.S.; et al. Distinct epidemiological profiles associated with inflammatory breast cancer (IBC): A comprehensive analysis of the IBC registry at The University of Texas MD Anderson Cancer Center. PLoS ONE 2018, 13, e0204372

4. Goldner B, Behrendt CE, Schoellhammer HF, et al. Incidence of inflammatory breast cancer in women, 1992-2009, United States. Ann Surg Oncol 2014; 21(4):1267–70.

5. Menta A, Fouad TM, Lucci A, et al. Inflammatory breast cancer: what to know about this unique, aggressive breast cancer. Surg Clin North Am. 2018; 98(4):787–800. doi:10.1016/j.suc.2018.03.009

6. Ueno NT, Fernandez JRE, Cristofanilli M, et al. International consensus on the clinical management of inflammatory breast cancer from the Morgan Welch Inflammatory Breast Cancer Research Program 10th Anniversary Conference. J Cancer 2018;9(8):1437-47

7. Taghian A, Merajver S. Inflammatory breast cancer: Clinical features and treatment. [Internet] [Accedido el 11 de Octubre 2020] Disponible en: https://www.uptodate.com/contents/inflammatory-breast-cancer-clinical-features-and-treatment?search=inflammatory%20breast%20cancer&source=search_result&selectedTitle=1~49&usage_type=default&display_rank=1

8. Dawood S, Merajver SD, Viens P, et al. International expert panel on inflammatory breast cancer: consensus statement for standardized diagnosis and treatment. Ann Oncol 2011;22(3):515–23.

9. Amin MB, Edge SB, Greene FL, et al. AJCC cancer staging manual, 8th edn. Chicago, IL: Springer, 2017.

10. Cardoso F, Kyriakides S, Ohno S, et al. Early breast cancer: ESMO Clinical Prac- tice Guidelines for diagnosis, treatment and follow-up. Ann Oncol 2019; 30:1194- 220.

11. NCCN Clinical Practice Guidelines in Oncology. Breast Cancer. Version 6.2020. [Internet] [Accedido el 11 de Octubre 2020]. Disponible en: https://www.nccn.org/professionals/physician_gls/pdf/breast.pdf

12. Lim, B.; Woodward, W.A.; Wang, X.; Reuben, J.M.; Ueno, N.T. Inflammatory breast cancer biology: The tumor microenvironment is key. Nat. Rev. Cancer 2018, 18, 485–499.

13. Van Berckelaer, C.; Rypens, C.; van Dam, P.; Pouillon, L.; Parizel, M.; Schats, K.A.; Kockx, M.; Tjalma, W.A.A.; Vermeulen, P.; van Laere, S.; et al. Infiltrating stromal immune cells in inflammatory breast cancer are associated with an improved outcome and increased PD-L1 expression. Breast Cancer Res. 2019, 21, 28.

14. Kupstas AR, Hoskin TL, Day CN, Boughey JC, Habermann EB, Hieken TJ. Biological subtype, treatment response and outcomes in inflammatory breast cancer using data from the National Cancer Database. Br J Surg. 2020;107(8):1033–41

15. Rafnsdóttir SL, Audisio RA. Inflammatory Breast Cancer: What surgeons need to know. Eur J Surg Oncol J Eur Soc Surg Oncol Br Assoc Surg Oncol. 2018;44(8):1139-41

16. Orecchia R. 2018. Radiation therapy for inflammatory breast cancer. European Journal of Surgical Oncology 44:1148-1150

17. Rueth NM, Lin HY, Bedrosian I, et al. Underuse of trimodality treatment aff ects survival for patients with infl ammatory breast cancer: an analysis of treatment and survival trends from the National Cancer Database. *J Clin Oncol* 2014; 32: 2018–24.

18. Khan, S. A. et al. A randomized phase III trial of systemic therapy plus early local therapy versus systemic therapy alone in women with de novo stage IV breast cancer: a trial of the ECOG-ACRIN Research Group (E2108). *J. Clin. Oncol.* 38(18_suppl), LBA2–LBA2 (2020).

19. van Uden DJ, Bretveld R, Siesling S, de Wilt JH, Blanken-Peeters CF. Inflammatory breast cancer in The Netherlands: improved survival over the last decades. Breast Cancer Res Treat 2017;162:365-74.

20. Li J, Xia Y, Wu Q, Zhu S, Chen C, Yang W, Wei W, Sun S. Outcomesof patients with inflammatory breast cancer by hormone receptor- andHER2-defined molecular subtypes: A population-based study from the SEER program. Oncotarget. 2017;8:49370–49379.

CAPÍTULO 13

TRATAMIENTO DEL CÁNCER DE MAMA METASTÁSICO: TUMORES HR+/HER2-

TRATAMIENTO DEL CÁNCER DE MAMA METASTÁSICO: TUMORES HR+/HER2-

Miguel Martín Jiménez, Manuel Alva Bianchi, Inmaculada Aparicio Salcedo

13.1 Introducción

El cáncer de mama metastásico (CMM) receptor hormonal positivo/HER2 negativo (HR+/HER2- en adelante) presenta unas características clínicas y biológicas que lo diferencian de otros subtipos de cáncer de mama. Aproximadamente, 5-10 % de las pacientes con cáncer de mama en nuestro medio son metastásicas *de novo* y de las pacientes diagnosticadas en estadios I-III al inicio, recaerán el 20-30 %. Los tumores HR+/HER2- metastásicos usualmente cursan con un crecimiento lento y muy rara vez se asocian con la denominada crisis visceral en su recaída o en el debut de la enfermedad. La crisis visceral es una situación en que se precisa inducir una regresión rápida del tumor porque la vida de la paciente está en compromiso (por ejemplo, linfangitis carcinomatosa, afectación cerebral, afectación hepática masiva).

La enfermedad es inicialmente sensible a la terapia hormonal en más de las dos terceras partes de los casos y, a menudo, responde a varias líneas de terapia hormonal, aunque a la larga la práctica totalidad de las enfermas desarrollan enfermedad refractaria al tratamiento endocrino.

La distribución por sitios metastásicos en el cáncer de mama HR+/HER2- es también diferente a la de otros subtipos de cáncer de mama.

Xiao y cols.[1] analizaron 295.213 pacientes diagnosticadas de cáncer de mama entre 2010 y 2014 incluidas en el registro norteamericano SEER. El subtipo HR+/HER2- fue el más prevalente (68,1 %), seguido del triple negativo (-TN-10,6 %), el HR+/HER2+ (9,53 %) y el HR2-/HER2- (4,12 %). La tasa de pacientes con metástasis en el momento del primer diagnóstico de cáncer fue inferior en los tumores HR+/HER2- que en los restantes subtipos (menos del 5 % frente a 7-11 % en los restantes subtipos). Las enfermas con tumores HR+/HER2- presentaron principalmente metástasis óseas al diagnóstico, a diferencia de los restantes subtipos, en los que las metástasis viscerales fueron más frecuentes (Figura 1).

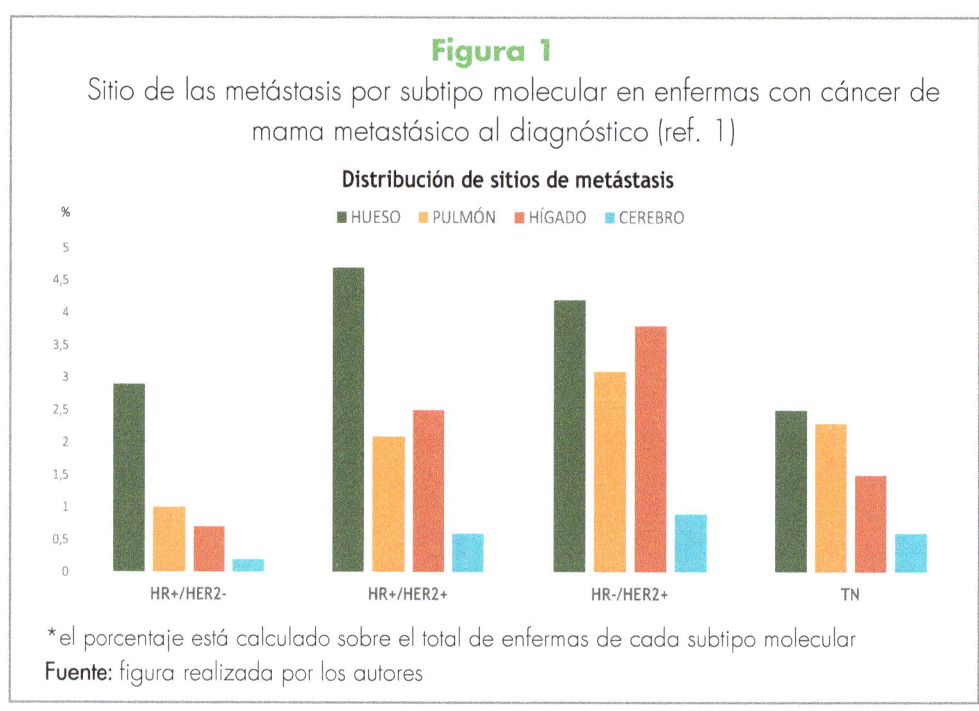

Figura 1

Sitio de las metástasis por subtipo molecular en enfermas con cáncer de mama metastásico al diagnóstico (ref. 1)

*el porcentaje está calculado sobre el total de enfermas de cada subtipo molecular

Fuente: figura realizada por los autores

Kennecke y cols.[2] presentaron la incidencia de los sitios frecuentes de recurrencia metastásica en una serie de casos consecutivos de cáncer de mama operable de la British Columbia Cancer Agency diagnosticados entre 1986 y 1992 y seguidos durante 15 años. Los tumores fueron clasificados en subtipos intrínsecos de acuerdo con la inmunohistoquímica del tumor inicial, en el que se determinaron receptor de estrógeno, receptor de progesterona, HER2, Ki67, EGFR y CK 5/6. Los tumores con receptores hormonales positivos y HER2 negativo fueron clasificados en luminal A (Ki67 menor de 14 %) o luminal B (Ki67 igual o mayor a 14 %). Los tumores TN que no expresaban EGFR o CK5/6 fueron denominados TN no basales. Un total de 3726 mujeres con cáncer de mama fueron incluidas en el análisis. Las tasas de recaída a distancia fueron de 27,8 % (luminal A), 42,9 % (luminal B), 47,9 % (HR+/HER2+), 51,4 % (HR-/HER2+), 43,1 % (TN basal) y 35,1 % (TN no basal). La gran mayoría de las recurrencias ocurrieron en los primeros 5 años en los tumores con receptores hormonales negativos, mientras que se prolongaron más allá de ese momento en las enfermas cuyos tumores expresaban receptores hormonales. Los sitios más frecuentes de recaída se recogen en la Figura 2. En los tumores luminales A y B, las metástasis óseas fueron las más frecuentes (cerca del 70 % de todas las recaídas), al contrario que los tumores TN (cerca del 40 % de metástasis óseas). Las metástasis viscerales fueron mucho más frecuentes en los tumores HER2 o TN.

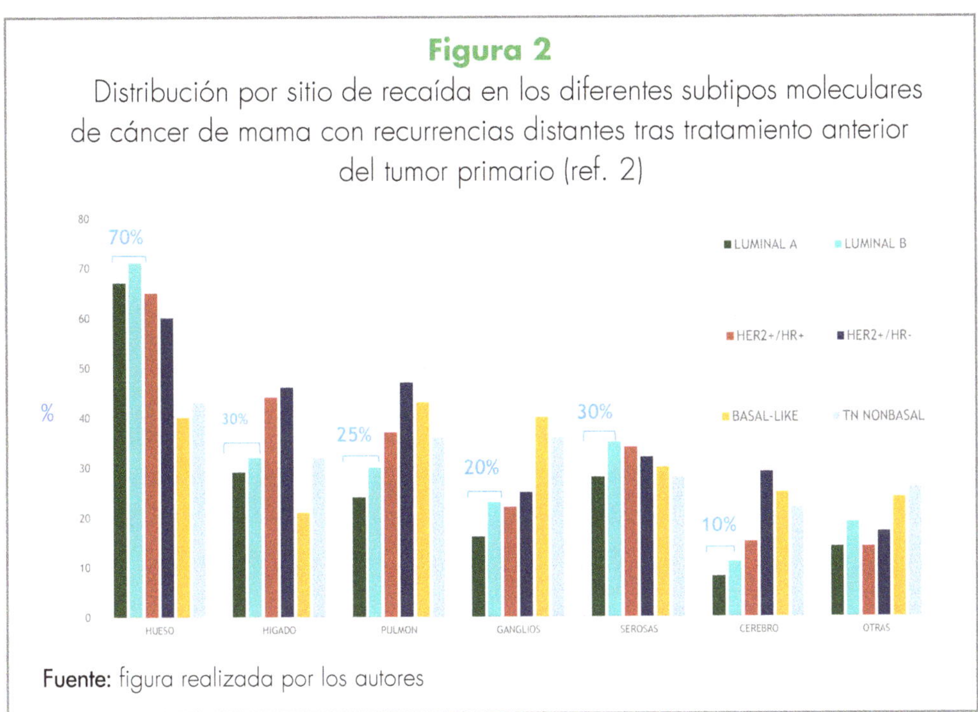

Figura 2

Distribución por sitio de recaída en los diferentes subtipos moleculares de cáncer de mama con recurrencias distantes tras tratamiento anterior del tumor primario (ref. 2)

Fuente: figura realizada por los autores

13.2 Estudios complementarios

En la enfermedad metastásica, además del diagnóstico clínico y analítico, antes de iniciar el tratamiento sistémico debemos realizar un estudio completo de la extensión de la enfermedad metastásica para posteriormente valorar la respuesta al tratamiento del conjunto de lesiones. Habitualmente, se realiza una tomografía computarizada toraco-abdomino-pélvica (TC TAP) y una gammagrafía ósea (GGO), siendo la tomografía por emisión de positrones (PET-TAC) una buena alternativa. El estudio de imagen a nivel de SNC no se recomienda de manera rutinaria a menos que existan síntomas asociados.

Se recomienda la realización de una biopsia de, al menos, la primera recurrencia de la enfermedad, ya que el fenotipo del tumor primario puede ser diferente en las metástasis. Igualmente, en caso de recurrencia locorregional, es importante descartar la existencia de metástasis a distancia para plantear un tratamiento local radical (cirugía y/o radioterapia) seguidos de terapia endocrina que pueden proporcionar largas supervivencias libres de progresión (SLP).

13.3 Tratamiento

13.3.1 Objetivos del tratamiento

El CMM HR+/HER2- no es una enfermedad actualmente curable (salvo alguna rarísima excepción), por lo que los objetivos del tratamiento son aumentar la supervivencia y evitar las complicaciones asociadas al tumor (fracturas óseas, compresión medular, hipercalcemia, derrames serosos masivos, etc.) junto a la mejor calidad de vida posible. Una secuencia adecuada de tratamientos es crucial para lograr estos objetivos.

13.3.2 Evaluación de la respuesta

La respuesta al tratamiento debe evaluarse con las mismas técnicas de imagen utilizadas para establecer la extensión de la enfermedad. El uso de los marcadores tumorales (CEA, Ca 15-3, Ca 27-29, Cyfra 21-1) en la evaluación de la respuesta es controvertido por la ausencia de estudios prospectivos que validen su interés, pero pueden ser de ayuda en los casos en que la evaluación de la enfermedad es dificultosa.

13.3.3 Arsenal terapéutico

Los tratamientos locales, como cirugía o radioterapia, están indicados en ciertas situaciones de CMM para evitar problemas locales y son discutidos en otro capítulo del libro.

El tratamiento hormonal, asociado o no a fármacos inhibidores de la resistencia a terapia endocrina, constituye el eje central del tratamiento antitumoral de las enfermas con CMM HR+/HER2-. Diversos agentes citotóxicos se han mostrado asimismo capaces de inducir regresiones tumorales transitorias. Por el momento, la inmunoterapia no ha mostrado eficacia en este subtipo de cáncer de mama.

Dado que las enfermas con CMM HR+/HER2- tienen a menudo metástasis óseas, resulta crucial implementar (en combinación con el tratamiento antitumoral pertinente) un tratamiento antirresortivo óseo (usualmente ácido zoledrónico o denosumab asociados a suplementos orales de calcio) desde el momento en que se ponga en evidencia la presencia de dichas metástasis, con independencia de la existencia o no de dolor o la ausencia de riesgo aparente de complicaciones[3].

13.3.4 Estrategia terapéutica

Se debe establecer una estrategia terapéutica global en el momento del primer diagnóstico de la enfermedad metastásica que defina no solo la primera línea de tratamiento, sino también un plan de acción para terapias sucesivas, dado que la administración de ciertos tratamientos puede comprometer el uso de terapias ulteriores (por ejemplo, la radioterapia pélvica extensa puede dificultar el uso de quimioterapia mielosupresora o inhibidores de CDK 4/6; el uso inicial de fulvestrant en lugar de inhibidores de aromatasa puede impedir una combinación de fulvestrant y alpelisib posterior, etcétera).

Dado que el CMM HR+/HER2- es incurable, todas las guías terapéuticas recomiendan una secuencia en la que los tratamientos menos tóxicos (que pueden además ser los más efectivos) se utilicen inicialmente[4]. La única excepción a esta recomendación sería la denominada crisis visceral, en la que se precisa una regresión rápida del tumor ante el compromiso vital de la paciente. Las guías recomiendan el uso de quimioterapia en presencia de crisis visceral, aunque este concepto está en actual revisión en vista de la gran actividad y rapidez de acción de las combinaciones de terapia endocrina con inhibidores de CDK 4/6. En el resto de situaciones, la recomendación es empezar el tratamiento con una terapia hormonal (asociada o no a reversores de la resistencia endocrina, como los inhibidores de CDK 4/6) en lugar de utilizar quimioterapia. Esta estrategia se fundamenta en numerosos argumentos indirectos:

- El tiempo hasta la progresión con inhibidores de aromatasa o fulvestrant en primera línea en estos tumores (14-16 meses) es superior que con quimioterapia (7-14 meses)[5].

- La toxicidad de la terapia hormonal es significativamente menor que la de la quimioterapia.

- La terapia hormonal no precisa de acceso venoso.

Por todo ello, incluso en ausencia de un estudio prospectivo aleatorizado fase III que compare quimioterapia con la mejor terapia endocrina, se considera que el CMM HR+/HER2- debe ser tratado con varias líneas de terapia endocrina hasta que aparezca una clara refractariedad al tratamiento hormonal, momento en el cual la quimioterapia estaría indicada.

13.3.5 Tratamiento hormonal clásico

En 1896, Thomas Beatson proporcionó la primera evidencia de que una maniobra hormonal (ovariectomía bilateral) podía hacer regresar las metástasis de cáncer de mama. En la década de los 60, Walpole sintetizó el tamoxifeno, el primer tratamiento dirigido de la historia de la oncología. Craig Jordan y su equipo se encargaron del desarrollo de este importante fármaco.

La terapia hormonal del CMM HR+/HER2- ha sufrido una gran evolución desde entonces[6,7]. El tamoxifeno, también el primer fármaco endocrino disponible, es activo tanto en mujeres premenopáusicas como postmenopáusicas. Sin embargo, en mujeres postmenopáusicas, los inhibidores de aromatasa (IA) no esteroideos de tercera generación (anastrozol, letrozol) se mostraron superiores al tamoxifeno y lo reemplazaron como terapia endocrina de primera línea. Posteriormente, se comercializó un IA de tercera generación esteroideo, el exemestano, al que se atribuyó ausencia parcial de resistencia cruzada con letrozol y anastrozol, y el fulvestrant en dosis de 250 mg. Exemestano o fulvestrant 250 mg se convirtieron entonces en segunda línea de tratamiento hormonal, tras los IA no esteroideos. Finalmente, se puso en evidencia que una dosis de fulvestrant de 500 mg era más eficaz que la inicialmente aprobada de 250 mg y que, con dicha dosis, fulvestrant era superior al anastrozol como primera línea de tratamiento endocrino en mujeres no pretratadas con hormonas[8,9]. En las mujeres premenopáusicas, el advenimiento de los análogos de LHRH permitió el uso de IA y fulvestrant, ya que anteriormente solo disponían de la opción hormonal del tamoxifeno o la castración quirúrgica o rádica.

Con el uso de IA como primera línea de tratamiento de las mujeres con CMM HR+/HER2-, se ha descrito una mediana de supervivencia en mujeres postmenopáusicas próxima a los 4 años desde el momento de la recurrencia[10]. En las mujeres premenopáusicas, la mediana de supervivencia con análogos de LHRH más IA es ligeramente inferior, de unos 41 meses[10]. Se espera que estas cifras mejoren significativamente con el empleo de las nuevas terapias (especialmente inhibidores de CDK 4/6), hecho que se ha confirmado ya en mujeres premenopáusicas, aunque la magnitud del beneficio está pendiente de un seguimiento más amplio de los estudios.

13.3.6 Resistencia endocrina

Cuando el CMM HR+/HER2 se trata con agentes hormonales en monoterapia, tarde o temprano aparece una resistencia al tratamiento.

Según la Sociedad Europea de Oncología Médica (ESMO), la resistencia endocrina se clasifica en dos categorías:

- Resistencia endocrina primaria: cuando hay progresión en los seis primeros meses de tratamiento hormonal para la enfermedad metastásica o cuando hay una recurrencia en los dos primeros años de terapia adyuvante endocrina.

- Resistencia endocrina secundaria: cuando hay progresión tras previo beneficio clínico con la terapia endocrina para la enfermedad metastásica (tras más de seis meses de enfermedad estable o respuesta) o cuando aparece recurrencia durante el tratamiento adyuvante endocrino tras dos años desde su inicio.

En los estudios clínicos de primera línea, se considera enfermedad sensible a los IA cuando no hay previa exposición a los mismos (enfermedad metastásica *de novo*) o cuando la recurrencia se produce al menos un año después del fin de la terapia adyuvante endocrina.

Se han propuesto numerosos mecanismos productores de resistencia endocrina[11], incluyendo pérdida de expresión del receptor de estrógeno, mutaciones en el gen que codifica el receptor de estrógeno alfa (ESR1), activación de vías de señalización celulares alternativas (HERT2/EGFR, mTOR, PI3K) y activación postranscripcional (mutaciones de MYC, sobreexpresión de ciclinas, liberación exacerbada de VEGF con neoangiogénesis), etcétera.

Diversas estrategias de combinación de hormonas con otros fármacos se han ensayado para retrasar la aparición de resistencia endocrina o para revertirla una vez aparecida.

13.3.7 Antiangiogénicos

El bloqueo simultáneo de la vía del receptor de estrógeno y VEGF (mediante letrozol más bevacizumab) se ha mostrado capaz de incrementar el tiempo hasta la progresión en primera línea, aunque sin impacto en la supervivencia[12]. Por ello, dada la toxicidad del bevacizumab, no se considera que el balance riesgo/beneficio sea positivo y no se recomienda su uso.

13.3.8 Inhibidores de mTOR

m-TOR es una encrucijada celular donde confluyen varias vías de señalización mitogénicas. Está implicado en numerosas funciones celulares normales y, en el caso del cáncer de mama, posiblemente también en la aparición de resistencia a la hormonoterapia. El estudio BOLERO-2 testó la hipótesis del doble bloqueo receptor estrogénico/mTOR, aleatorizando 724 pacientes con CMM HR+/HER2- a recibir exemestano o exemestano más everolimus, un inhibidor de mTOR, tras progresión a IA. La mediana de SLP fue de 2,8 meses con exemestano y 6,9 meses con la combinación (hazard ratio para SLP, 0,43; P < 0,001). Los efectos secundarios más notables del everolimus fueron mucositis (cuya severidad se ve notablemente reducida con enjuagues de corticoides), erupción cutánea, hiperglucemia, fatiga y neumonitis[13]. Un estudio fase II posterior utilizó la combinación de everolimus y letrozol como primera línea de terapia hormonal en 202 pacientes con cáncer de mama metastásico HR+/HER2-[14]. La medina de SLP fue de 22 meses (95 % CI, 18,1-25,1 meses). El estudio confirmó que la toxicidad del everolimus era manejable cuando era utilizado por clínicos experimentados.

13.3.9 Inhibidores de CDK 4/6

Las CDK (cyclin-dependent kinases) son enzimas que regulan el ciclo celular a nivel intracelular a través de su unión a una ciclina específica. Las ciclinas reciben estimulación positiva de varias vías (RE, PI3K/AKT, MAPKs y otros) y, cuando se asocian a la correspondiente CDK, ejercen su acción. Las CDK 4/6 se asocian a ciclina D y el complejo regula la transición del ciclo celular G1-S permitiendo a la célula sobrepasar el punto de restricción y progresar a lo largo del ciclo celular independientemente de estímulos externos. El mecanismo por el cual el complejo CDK 4/6-ciclina D permite el paso G1-S es la hiperfosforilización e inactivación de la proteína del retinoblastoma (Rb) que, al desligarse del factor transcripcional E2F al que está unido en su forma no fosforilada, inicia la transcripción. Las células del cáncer de mama hormonodependiente, en el que este mecanismo juega un papel biológico relevante, pueden incrementar la actividad dependiente de ciclina D por varios mecanismos y asociándose este fenómeno a resistencia al tratamiento hormonal.

Los inhibidores de CDK4/6 mostraron su actividad en modelos experimentales de cáncer de mama esencialmente RH+ y han supuesto una revolución en el tratamiento del CMM HR+/HER2-, por su gran eficacia y manejable toxicidad. En el momento actual, tres fármacos de esta clase se encuentran disponibles comercialmente:

Palbociclib

Aprobado por la Agencia Europea del Medicamento (EMA) para el tratamiento del CMM o localmente avanzado no resecable, HR+/HER2-, en combinación con un inhibidor de la aromatasa y en combinación con fulvestrant en mujeres que hayan recibido hormonoterapia previa.En mujeres pre o perimenopáusicas la hormonoterapia se debe combinar con un agonista de la hormona liberadora de la hormona luteinizante (LHRH).

Palbociclib se administra vía oral 125 mg/día durante 3 semanas seguido de una semana de descanso. El fármaco fue aprobado de forma transitoria en base a los resultados de un estudio Fase II, el PALOMA I, y definitivamente en base a las mejoras en SLP logradas con la combinación de palbociclib y terapia endocrina frente a la terapia endocrina aislada en los estudios PALOMA 2[15] (pacientes sensibles a IA, primera línea de tratamiento) y PALOMA 3[16] (pacientes resistentes a hormonoterapia, tratadas en primera hasta tercera línea o más, Tabla 1). Los resultados de supervivencia global del estudio PALOMA 3 han sido ya comunicados[17]. Las medianas de supervivencia con y sin palbociclib fueron de 34,9 y 28 meses (hazard ratio estratificado 0,81; P = 0,09).

La principal toxicidad de palbociclib fue la mielosupresión (neutropenia, anemia y, en ocasiones, trombocitopenia). Fatiga y diarrea son también potenciales efectos

Tabla 1

Estudios fase III con inhibidores de CDK 4/6 en cáncer de mama metastásico

FÁRMACO	ESTUDIO/REFERENCIA (n.º pacientes)	SENSIBILIDAD A IA	LÍNEA TTO.	DISEÑO	
Palbociclib	PALOMA-2[15] (n = 666)	SÍ	1º	Letrozol + placebo vs. Letrozol + palbociclib	
	PALOMA-3[16,17] (n = 521)	NO	1º, 2º, 3º o másº	Fulvestrant + placebo vs. Fulvestrant + palbociclib	
Ribociclib	MONALEESA-2[19] (n = 668)	SÍ	1º	Letrozol + placebo vs. Letrozol+ ribociclib	
	MONALEESA-3[20,21] (n = 726)	Población mixta	1º-2º	Fulvestrant + placebo vs. Fulvestrant + ribociclib	
	MONALEESA-7[22,23] (n = 672)	Población mixta	1º-2º	Goserelin + tamoxifeno/ IA + placebo vs. Goserelin + tamoxifeno/ IA + ribociclib	
Abemaciclib	MONARCH-3[24] (n = 493)	SÍ	1º	IA no esteroideo + placebo vs. IA no esteroideo + abemaciclib	
	MONARCH-2[25,26] (n = 669)	NO	1º-2º	Fulvestrant + placebo (+/-goserelin) vs. Fulvestrant + abemaciclib (+/-goserelin)	

IA: inhibidores de aromatasa; Tto.: tratamiento; SLP: supervivencia libre de progresión; SG: supervivencia global; NC: no comunicada; NA: no alcanzada

Fuente: tabla realizada por los autores

 MANUAL PRÁCTICO DE ONCOLOGÍA | CÁNCER DE MAMA

	SLP			SG		
	Mediana (meses)	Hazard Ratio	Valor de P	Mediana (meses)	Hazard Ratio	Valor de P
	14,5 vs. 27,6	0,563	< 0,0001	NC	NC	NC
	4,6 vs. 11,2	0,50	< 0,001	28 vs. 34,9	0,81	0,09
	16 vs. 25,3	0,57	< 0,001	NC	NC	NC
	12,8 vs. 20,5	0,593	0,001	40 vs. NA	0,72	0,00455
	13 vs. 23,8	0,55	< 0,0001	40,9 vs. NA	0,71	0,0097
	14,8 vs. 28,2	0,540	0,000002	NC	NC	NC
	9,3 vs. 16,4	0,563	< 0,0001	37,3 vs. 46,7	0,757	0,01

secundarios del fármaco. La escala ESMO de magnitud del beneficio del fármaco le asigna un valor de 3 (en una escala de 1 a 5).

El estudio PEARL[18], un estudio fase III que comparó palbociclib más terapia endocrina frente a capecitabina en una población de pacientes pretratadas de características similares a las del PALOMA 3, no demostró superioridad en términos de SLP de ninguna de las dos terapias. Ello sugiere que el palbociclib debe ser preferentemente utilizado en primera línea de tratamiento.

Esta idea es ha sido refundada por los datos de vida real del estudio FLATIRON, una base de datos de hospitales comunitarios norteamericanos. En un grupo de más de 1400 mujeres, la SLP fue de 20,2 meses con palbociclib y letrozol frente a 11,9 meses con letrozol (HR = 0,54, p < 0,0001). Las medianas de supervivencia global fueron 43,1 meses con letrozol y no alcanzada con palbociclib más letrozol (HR= 0,58, p < 0,0001).

Ribociclib

Aprobado en combinación con un inhibidor de la aromatasa o fulvestrant como tratamiento hormonal inicial o en mujeres que han recibido tratamiento hormonal previo (en base a los estudios MONALEESA 2 y 3, referencias[19,20]) y en pacientes premenopaúsicas en base a los resultados del estudio MONALEESA 7.

En los tres estudios, la combinación de ribociclib y terapia endocrina incrementó significativamente la SLP y en el estudio MONALEESA 3 se puso además en evidencia un aumento estadísticamente significativo de supervivencia global[21].

El estudio MONALEESA 7[22] es el único estudio fase III con inhibidores de CDK 4/6 realizado exclusivamente en mujeres premenopáusicas y ha permitido su aprobación también en esta población. Las enfermas no tenían terapia endocrina previa para la enfermedad metastásica, aunque se admitía una línea previa de quimioterapia. Fueron randomizadas a recibir goserelina más terapia endocrina (tamoxifeno o un IA) junto a ribociclib o placebo. La adición de ribociclib a la terapia endocrina incrementó significativamente tanto la SLP como la supervivencia global[23] (Tabla 1).

El ribociclib se administra vía oral a dosis de 600 mg/día durante 3 semanas cada 28 días, al igual que palbociclib. Sus principales efectos secundarios son la mielosupresión (frecuente) y toxicidad hepática (esporádica). Debe evitarse su uso concomitante con medicamentos que alarguen el QTc del ECG.

Abemaciclib

Ha sido evaluado en dos estudios fase III de registro (MONARCH 2 y 3) en CMM HR+/HER2- (Tabla 1). Asimismo, un estudio fase II en monoterapia (MONARCH 1) permitió su aprobación en monoterapia por parte de la *Food and Drug Administration* (FDA) norteamericana, pero no de la EMA.

Se administra por vía oral a la dosis de 150 mg dos veces al día de forma continua, a diferencia de los otros dos inhibidores de CDK 4/6.

En el estudio MONARCH 3[24] se incluyeron pacientes sin previa terapia para la enfermedad avanzada, que fueron aleatorizadas 2:1 a recibir IA no esteroideos (anastrozol o letrozol) más abemaciclib o placebo. La rama con abemaciclib mejoró significativamente la SLP, objetivo principal del estudio.

El estudio MONARCH 2[25] fue un ensayo fase III aleatorizado que comparó fulvestrant más placebo frente a fulvestrant más abemaciclib en una proporción 1:2 en pacientes pre y postmenopáusicas tras progresión a terapia endocrina (en tratamiento adyuvante o para las metástasis). En el estudio MONARCH 2, el abemaciclib fue inicialmente administrado a dosis de 200 mg cada 12 horas, pero a la vista de la alta incidencia de diarrea, la dosis se redujo a 150 mg cada 12 horas. La mediana de SLP fue significativamente más larga con abemaciclib. Asimismo, la supervivencia global mejoró significativamente con la combinación de abemaciclib y fulvestrant[26]. Los principales efectos secundarios del abemaciclib son diarrea, mielosupresión moderada y astenia.

Los inhibidores de CDK 4/6 presentan una toxicidad usualmente manejable. Es muy importante explicar a las enfermas los posibles efectos secundarios y la conducta a seguir ante los mismos. En general, los primeros dos-tres meses constituyen la fase de adaptación al tratamiento en la que se establece la dosis finalmente más adecuada para la paciente. Las reducciones de dosis por toxicidad son necesarias en un porcentaje significativo de pacientes y no afectan a la eficacia de estos fármacos. Los inhibidores de CDK 4/6 se administran en una dosis inicial fija independiente del peso o la superficie corporal, por lo que puede haber sobreexposición a dosis demasiado tóxicas en las enfermas con menor peso/superficie corporal.

13.3.10 Inhibidores de PI3K

Las mutaciones activadoras de PIK3CA, el gen que codifica la proteína PI3K, están presentes en cerca del 40 % de las enfermas con cáncer de mama HR+/HER2-. Estas mutaciones condicionan una hiperactivación de la isoforma alfa de PI3K, que se ha asociado a resistencia al tratamiento endocrino. Alpelisib es un inhibidor selectivo oral de PI3K-alfa que ha demostrado actividad en combinación con terapia endocrina en CMM.

El estudio SOLAR-1[27] comparó alpelisib más fulvestrant con placebo más fulvestrant en mujeres con CMM previamente tratadas con IA. Cerca del 6 % de las enfermas había recibido también previamente inhibidores de CDK 4/6. La presencia de mutaciones en PIK3CA fue estudiada a nivel central y las pacientes fueron estratificadas en dos cohortes (con o sin mutaciones del gen) previamente a la aleatorización. El objetivo primario del estudio fue la diferencia en SLP en la cohorte de mujeres con tumores mutados. Además, como prueba de concepto, se analizó también la diferencia en SLP en la cohorte de las mujeres con tumores no mutados.

Un total de 572 pacientes participaron en el estudio (341 con mutación de PIK3CA y 231 sin mutación). En la cohorte de pacientes con tumores mutados, el hazard ratio de SLP fue de 0,65 en favor de fulvestrant más alpelisib (p < 0,001). Las medianas de SLP fueron de 11 meses (alpelisib) y 5,7 meses (placebo). En la cohorte de mujeres sin mutaciones, no hubo diferencias significativas en SLP entre las dos ramas comparadas. Las medianas de supervivencia global en la cohorte mutada fueron de 39,3 meses (alpelisib) y 31,4 meses (placebo), hazard ratio de 0,86 (p = 0,15)[28]. En un análisis exploratorio en pacientes con mutaciones de PIK3CA en ctDNA plasmático, el hazard ratio fue de 0,74 en favor de la rama de alpelisib, con medianas de supervivencia global de 34,4 meses (alpelisib) y 25,2 meses (placebo).

Los principales efectos secundarios del apelisib fueron hiperglucemia, diarrea y erupción cutánea.

En base a este estudio, el alpelisib ha sido aprobado para el tratamiento del CMM HR+/HER2- con mutaciones de PIK3CA y previa terapia con IA. La aprobación de la EMA no incluye por el momento las pacientes con previa terapia con inhibidores de CDK 4/6, mientras que la de FDA no incluye esta restricción.

13.3.11 Otras dianas terapéuticas

Las escasas pacientes con CMM HR+/HER2- y mutaciones germinales de BRCA 1 y 2 pueden beneficiarse del tratamiento con inhibidores orales de PARP (olaparib, talazoparib), capaces de inducir letalidad sintética en los tumores de estas enfermas. Estos medicamentos han sido utilizados tanto en primera línea como en líneas sucesivas. Se han mostrado superiores a la quimioterapia con agentes únicos en términos de SLP, pero sin un efecto significativo sobre la supervivencia. Se desconoce el valor terapéutico relativo de estos fármacos en relación con la combinación de terapia endocrina más inhibidores de CDK 4/6.

13.3.12 Quimioterapia

La quimioterapia está recomendada en primera línea en CMM HR+/HER2- en caso de crisis visceral y en líneas ulteriores cuando el tumor se vuelve refractario a la terapia endocrina. Antraciclinas, taxanos, eribulina, capecitabina y vinorelbina son los fármacos antitumorales recomendados para las pacientes con CMM HR+/HER2 en la mayoría de las revisiones de la literatura[29]. La elección del fármaco dependerá esencialmente de la administración previa de quimioterapia en neoadyuvancia, el intervalo libre de progresión y las preferencias de la paciente. En general, se recomienda el uso secuencial en monoterapia de estos fármacos, aunque las combinaciones podrían estar indicadas en algunas situaciones en que se precisa una actividad antitumoral superior a la ofrecida por la monoterapia. La combinación de paclitaxel o capecitabina con bevacizumab aumenta la tasa de respuestas y la SLP frente a la quimioterapia aislada, pero no impacta en supervivencia.

13.4 Conclusiones

El CMM HR+/HER2- es una enfermedad generalmente de crecimiento lento en relación con los otros subtipos de cáncer de mama. La localización metastásica más frecuente en la primera recaída es el hueso (cerca del 70 % de los casos), asociado o no a otras localizaciones. La crisis visceral como primera manifestación de recaída es rara en este subtipo de CMM. El objetivo del tratamiento del CMM HR+/HER2- es lograr una supervivencia razonable (cuya mediana se calcula actualmente en unos 4 años) mientras se mantiene la calidad de vida de las enfermas y se evitan las complicaciones asociadas a las metástasis. En este sentido es importante recordar que las pacientes con metástasis óseas deben recibir un agente antirresortivo (zoledronato o denosumab) a la vez que el tratamiento antitumoral, ya que de esta manera se retrasa notablemente la aparición y se disminuye significativamente el número de complicaciones óseas. Dado que las enfermas son susceptibles de recibir varias líneas de tratamiento es importante planificar la secuencia terapéutica desde el momento del diagnóstico de las metástasis. Con la salvedad de la crisis visceral, en la que las guías terapéuticas recomiendan administración de quimioterapia, la terapia endocrina es el tratamiento de primera línea de elección. La combinación de un IA y un inhibidor de CDK 4/6 (asociados a análogos de LHRH en las mujeres premenopáusicas) es probablemente la mejor opción inicial, a la vista de la prolongada SLP demostrada en los estudios fase III (cerca de 2 años en todos ellos). Los datos de supervivencia global de los otros estudios fase III con inhibidores de CDK 4/6 en primera línea (MONALEESA 2, PALOMA 2, MONARCH 3) están aún pendientes. En las mujeres premenopáusicas, el estudio MONALEESA-7 demostró además aumento significativo de supervivencia con ribociclib y terapia endocrina. Una opción alternativa es el uso de IA en primera línea seguido de fulvestrant más un inhibidor de CDK 4/6 en segunda línea. Los estudios MONARCH 2 y MONALEESA 3 han demostrado aumento significativo de supervivencia con los inhibidores de CDK 4/6 testados en estos estudios en segunda línea.

En pacientes con mutaciones de PIK3CA, la combinación de fulvestrant más alpelisib es una opción razonable en segunda línea después del uso de una terapia endocrina en primera línea. El problema con que nos encontramos en la Unión Europea para su uso es que se han aprobado por el momento en pacientes que han recibido una terapia endocrina sin inhibidores de CDK 4/6 previos. La FDA no ha establecido esta restricción.

La combinación de una terapia endocrina y everolimus es también una buena opción para pacientes previamente expuestos a terapia endocrina más inhibidores de CDK 4/6.

Cuando todas las líneas de tratamiento hormonal se han agotado, o el tumor es claramente refractario a hormonas, la quimioterapia es el tratamiento de elección. Diversos fármacos antitumorales (antraciclinas, taxanos, capecitabina, eribulina, vionorelbina) han mostrado actividad antitumoral en este subtipo de cáncer de mama y deben ser utilizados en monoterapia secuencialmente salvo que se precise una respuesta rápida. Para las enfermas de peor pronóstico, la combinación de varios fármacos o de paclitaxel y bevacizumab es una opción razonable. Con estas combinaciones no se aumenta la supervivencia pero sí la tasa de respuestas y la SLP.

En pacientes con recurrencia locorregional pura, el tratamiento con cirugía y/o radioterapia radicales está indicado, seguidos de terapia endocrina de mantenimiento. De acuerdo con los resultados del estudio CALOR, la quimioterapia no parece ofrecer beneficios en esta situación, en la que actualmente se están ensayando los inhibidores de CDK 4/6.

La Figura 3 recoge una propuesta de algoritmo terapéutico para el CMM HR+/HER2-.

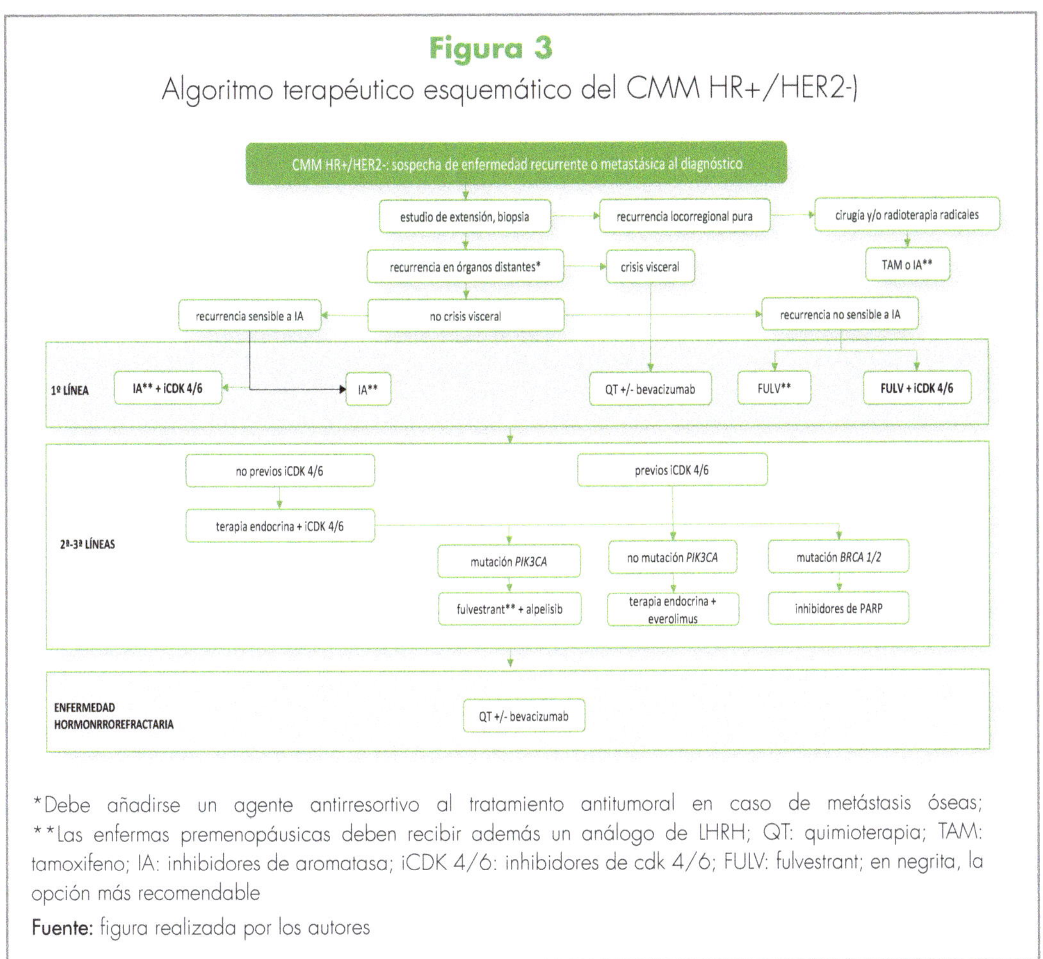

Figura 3

Algoritmo terapéutico esquemático del CMM HR+/HER2-)

*Debe añadirse un agente antirresortivo al tratamiento antitumoral en caso de metástasis óseas; **Las enfermas premenopáusicas deben recibir además un análogo de LHRH; QT: quimioterapia; TAM: tamoxifeno; IA: inhibidores de aromatasa; iCDK 4/6: inhibidores de cdk 4/6; FULV: fulvestrant; en negrita, la opción más recomendable

Fuente: figura realizada por los autores

Bibliografía

1. Xiao W, Zheng S, Yang A, Zhang A, Zou Y, Tang H, Xie X. Breast cancer subtypes and the risk of distant metastasis at initial diagnosis: a population-based study. Cancer Management and Research:10 5329–5338, 2018.

2. Kennecke H, Yerushalmi R, Woods R, Cheang MCU, Voduc D, Speers CH, Nielsen TO, Gelmon K. Metastatic Behavior of Breast Cancer Subtypes J Clin Oncol 28:3271-3277, 2010.

3. Poznak C, Somerfield MR, Barlow WE et al. Role of Bone-Modifying Agents in Metastatic Breast Cancer: An American Society of Clinical Oncology–Cancer Care Ontario Focused Guideline Update. J Clin Oncology 35: 3978-3986, 2017.

4. Cardoso F, Paluch-Shimon S, Senkus E et al. , 5th ESO-ESMO international consensus guidelines for advanced breast cancer (ABC 5). Ann Oncol 31: 1623-1649, 2019.

5. Morabito A, Piccirillo MC, Monaco K et al. First-Line Chemotherapy for HER2–Negative Metastatic Breast Cancer Patients Who Received Anthracyclines as Adjuvant Treatment. The Oncologist 12:1288 –1298, 2007.

6. Jordan C. Historical perspective on hormonal therapy of advanced breast cancer. Clin Therapeutics 24 (suppl 1): A1-A48, 2002.

7. Sainsbury R. The development of endocrine therapy for women with breast cancer. Cancer Treat Rev 39:507-517, 2013.

8. Di Leo A, Jerusalem G, Petruzelka L, et al. Final overall survival: fulvestrant 500 mg vs 250 mg in the randomized CONFIRM trial. *J Natl Cancer Inst.* 106:337-341, 2014.

9. Robertson JFR, Bondarenko I, Trishkina E et al. Fulvestrant 500 mg versus anastrozole 1 mg for hormone receptor-positive advanced breast cancer (FALCON): an international, randomised, double-blind, phase 3 trial. Lancet 388:2997-3005, 2016.

10. Im SA, Lu YS, Bardia A, et al. Overall Survival with Ribociclib plus Endocrine Therapy in Breast Cancer. N Engl J Med 381:307-316, 2019.

11. Im SA, Lu YS, Bardia A, et al. Overall Survival with Ribociclib plus Endocrine Therapy in Breast Cancer. N Engl J Med 381:307-316, 2019.

12. Martin M, Loibl S, Hyslop T et al. Evaluating the addition of bevacizumab to endocrine therapy as first-line treatment for hormone receptorepositive metastatic breast cancer: a pooled analysis from the LEA (GEICAM/2006-11_GBG51) and CALGB 40503 (Alliance) trials. Eur J Cancer 117: 91-98, 2019.

13. Baselga J, Campone M, Piccart M, et al. Everolimus in Postmenopausal Hormone-Receptor–Positive Advanced Breast Cancer. N Engl J Med 366:520-529, 2012.

14. Royce M, Bachelot T, Villanueva C, et al. Everolimus Plus Endocrine Therapy for Postmenopausal Women with Estrogen Receptor–Positive, Human Epidermal Growth Factor Receptor 2–Negative Advanced Breast Cancer. A Clinical Trial. JAMA Oncol 4:977-984, 2018.

15. Rugo HS, Finn RS, Diéras V, Ettl J, Lipatov O, Joy AA, Harbeck N, Castrellon A, Iyer S, Lu DR, Mori A, Gauthier ER, Bartlett CH, Gelmon KA, Slamon DJ. Palbociclib plus letrozole as first-line therapy in estrogen receptor-positive/human epidermal growth factor receptor 2-negative advanced breast cancer with extended follow-up. Breast Cancer Res Treat. 2019 Apr;174(3):719-729.

16. Turner NC, Ro J, André F, et al. Palbociclib in hormone-receptor–positive advanced breast cancer. N Engl J Med 2015; 373:209-19.

17. Turner NC, Slamon DJ, Ro J et al. Overall Survival with Palbociclib and Fulvestrant in Advanced Breast Cancer. N Engl J Med 379:1926-1936, 2018.

18. Martín M, Zielinski C, Ruíz-Borrego M, et al. Results from PEARL study (GEICAM/2013-02_CECOG/BC.1.3.006): A phase 3 trial of Palbociclib (PAL) in combination with endocrine therapy (ET) versus Capecitabine (CAPE) in hormonal receptor (HR)-positive/human epidermal growth factor receptor (HER) 2-negative metastatic breast cancer (MBC) patients (pts) whose disease progressed on aromatase inhibitors (AIs). In: Proceedings of the 2019 San Antonio Breast Cancer Symposium; 2019 Dec 10-14; San Antonio, TX. Philadelphia (PA): AACR; Cancer Res 2020;80(4 Suppl):Abstract nr GS2-07.

19. Hortobagyi G, Stemmer SM, Burris HA et al. Updated results from MONALEESA-2, a phase III trial of first-line ribociclib plus letrozole versus placebo plus letrozole in hormone receptor-positive, HER2-negative advanced breast cancer. Ann Oncol 29:1541-1547, 2018.

20. Slamon DJ, Neven P, Chia S, et al. Phase III Randomized Study of Ribociclib and Fulvestrant in Hormone Receptor–Positive, Human Epidermal Growth Factor Receptor 2–Negative Advanced Breast Cancer: MONALEESA-3. J Clin Oncol 36:2465-2472, 2018.

21. Slamon DJ, Neven P, Chia S et al. Overall Survival with Ribociclib plus Fulvestrant in Advanced Breast Cancer. N Engl J Med 382:514-524, 2020.

22. Tripathy D, Im SA, Colleoni M, et al. Ribociclib plus endocrine therapy for premenopausal women with hormone-receptor-positive, advanced breast cancer (MONALEESA-7): a randomised phase 3 trial. Lancet Oncol 19:904-915, 2018.

23. Im S, Lu Y, Bardia A et al. Overall survival with ribociclib plus endocrine therapy in breast cancer. N Engl J Med. 381:307-316, 2019.

24. Johnston S, Martin M, Di Leo A, et al. MONARCH 3 final SLP: a randomized study of abemaciclib as initial therapy for advanced breast cancer. npj Breast Cancer 5: 5, 2019.

25. Sledge GW, Toi M, Neven P et al: MONARCH 2: Abemaciclib in Combination With Fulvestrant in Women With HR+/HER2- Advanced Breast Cancer Who Had Progressed While Receiving Endocrine Therapy. J Clin Oncol 35:2875-2884, 2017.

26. Sledge GW, Toi M, Neven P et al. The Effect of Abemaciclib Plus Fulvestrant on Overall Survival in Hormone Receptor-Positive, ERBB2-Negative Breast Cancer That Progressed on Endocrine Therapy-MONARCH 2: A Randomized Clinical Trial. JAMA Oncol 29:116-124, 2019.

27. André F, Ciruelos E, Rubovszky G et al. Alpelisib for PIK3CA-mutated, hormone receptor-positive advanced breast cancer. N Engl J Med. 380: 1929-1940, 2019.

28. André F, Ciruelos E, Juric D et al. Overall survival (OS) results from SOLAR-1, a phase III study of alpelisib (ALP)N + fulvestrant (FUL) for hosmone receptor-positive (HR+), human epidermal growth factor receptor 2-negative (HER2-) advanced breast cancer (ABC). Ann Oncol 31 (suppl. 4): S1142, 2020.

29. Stockler M, Wilcken NR, Ghersi D, Simes RJ. Systematic reviews of chemotherapy and endocrine therapy in metastatic breast cancer. Cancer Treat Rev. 26:151-168, 2000.

CAPÍTULO 14

TRATAMIENTO DEL CÁNCER DE MAMA METASTÁSICO: TUMORES TRIPLE NEGATIVOS

TRATAMIENTO DEL CÁNCER DE MAMA METASTÁSICO: TUMORES TRIPLE NEGATIVOS

Fernando Moreno Antón, Alicia de Luna Aguilar, Javier Benítez Fuentes

14.1 Introducción

El cáncer de mama representa al menos tres enfermedades diferentes definidas por la expresión de receptores de estrógeno, progesterona y por la sobreexpresión/amplificación de HER2. Esta definición basada en técnicas de inmunohistoquímica (IHC) identifica subtipos con distinto comportamiento biológico, evolución clínica y pronóstico. El cáncer de mama triple negativo (CMTN) se caracteriza por la ausencia de expresión de receptores hormonales y HER2, representando el 15-20 % de cánceres de mama[1]. Sin embargo, la clasificación del CMTN basada solo en técnicas de IHC es limitada debido a la heterogeneidad de esta entidad.

En primer lugar, el CMTN comprende distintos subtipos histológicos con diferente pronóstico. Aunque la mayoría corresponden a carcinomas ductales de alto grado, algunas entidades más infrecuentes, como el carcinoma medular, carcinoma adenoide quístico y el carcinoma secretor, se caracterizan por un pronóstico más favorable.

En los últimos años ha sido posible profundizar en la clasificación de este heterogéneo subgrupo de tumores de mama aplicando nuevas herramientas de biología molecular. Mediante análisis de expresión génica con el panel PAM50, los tumores triple negativos se distribuyen en subtipos intrínsecos, de los que el 72 % se corresponden con el perfil de expresión *basal-like*[2].

Ampliando el panel con 55 genes adicionales (genes de claudinas, mesenquimales y asociados a hipoxia/angiogénesis) se ha identificado el subtipo

Claudin-low caracterizado por la ausencia o baja expresión de marcadores epiteliales (como claudinas) y la expresión elevada de genes relacionados con la transición epitelio-mesénquima y relacionados con la respuesta inmune[3]. Posteriormente, Lehmann *et al.*, analizando la expresión génica de 587 tumores triple negativos, identificaron 6 subtipos moleculares diferentes: *basal-like 1* (BL1), *basal-like 2* (BL2), *mesenchymal* (MES), *immunomodulatory* (IM), *Mesenchymal stem-like* (MSL) y *Luminal androgen receptor* (LAR) (Figura 1)[4]. Más recientemente, Burstein *et al.*, utilizando la expresión de mRNA y el perfil de DNA, clasificaron el CMTN en 4 grupos con pronósticos diferentes. Dos de ellos se superponen con los de Lehmann (LAR y MES) y los otros dos (BLIS y BLIA) incluyen a los otros 4 subgrupos de Lehmann. En esta clasificación, los tumores BLIS (*basal-like immunosuppressed*) y BLIA (*basal-like inmune-activated*) fueron los de peor y mejor pronóstico respectivamente comparados con los otros subtipos[5].

La publicación del atlas del genoma del cáncer (TCGA) ha ofrecido una nueva visión de las características moleculares del CMTN, especialmente del subtipo basal, destacando la pérdida de *TP53* y *RB1*, pérdida de función de *BRCA1*, amplificación de *MYC* y activación de la vía fosfatidilinositol 3-Kinasa (*PIK3*).

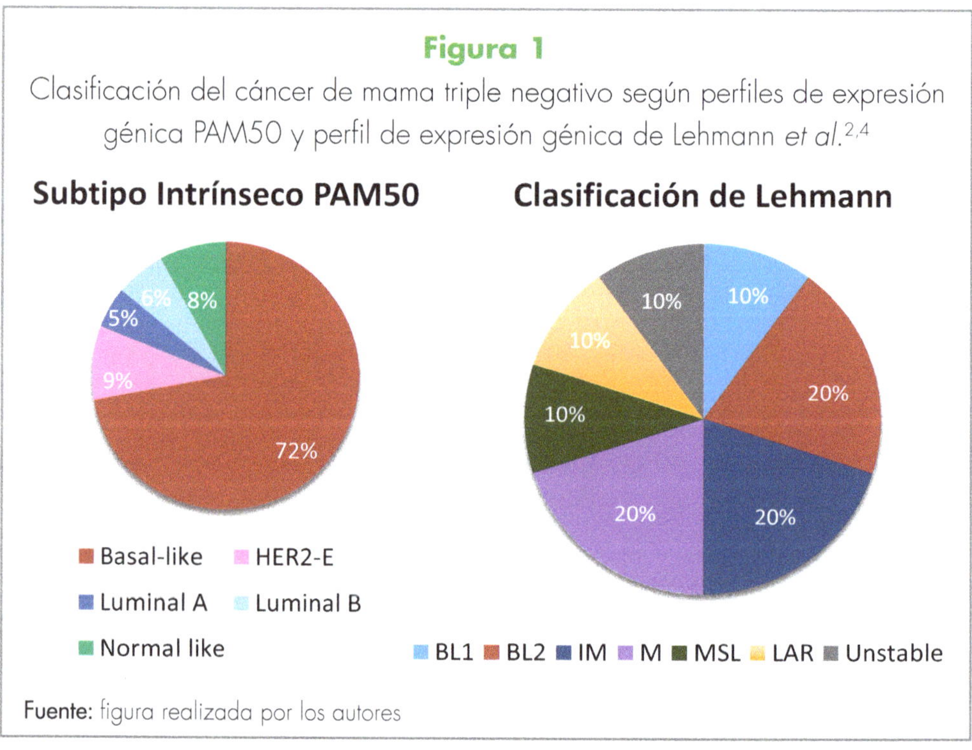

Figura 1

Clasificación del cáncer de mama triple negativo según perfiles de expresión génica PAM50 y perfil de expresión génica de Lehmann *et al.*[2,4]

Fuente: figura realizada por los autores

Otras potenciales dianas terapéuticas identificadas en el TCGA incluyen *PTEN*, *INPP4B*, *PIK3CA*, *BRAF*, *EGFR*, *FGFR1*, *FGFR2*, *IGFR1*, *KIT*, *MET*, *PDGFRA* y la vía *HIF1-α/ARNT*[6]. La identificación de estas alteraciones genéticas puede ser utilizada terapéuticamente mediante terapias dirigidas a las mismas.

Históricamente, el cáncer de mama ha sido considerado un tumor inmunológicamente silente. Sin embargo, estudios recientes sugieren que es capaz de evadir la respuesta inmunitaria, lo que justifica el uso de terapias inmunológicas como estrategia terapéutica[7].

El objetivo de este capítulo es revisar el papel de la quimioterapia convencional, así como de diferentes terapias dirigidas en el tratamiento del CMTN metastásico.

14.2 Quimioterapia

La quimioterapia es el tratamiento estándar del CMTN. A pesar de la mayor quimiosensibilidad del CMTN, la duración de la respuesta habitualmente es corta y la supervivencia global (SG) menor que en otros fenotipos tumorales. La interpretación de los resultados de los ensayos clínicos con quimioterapia está limitada debido a que la mayoría de los estudios incluían pacientes con fenotipos tumorales distintos y fueron realizados en una era en la que la utilización de taxanos e incluso antraciclinas no eran incorporados en los regímenes adyuvantes. Por este motivo, la evidencia disponible no es siempre aplicable a la población actual. La elección de la quimioterapia debería tener en cuenta no solo el fenotipo tumoral, sino también la eficacia, tratamientos previos, carga tumoral, perfil de toxicidad, situación funcional, comorbilidades y preferencias de la paciente, individualizando así la toma de decisiones en cada caso.

A pesar de estas limitaciones, las guías actuales permiten establecer las siguientes recomendaciones para la selección del régimen adecuado de quimioterapia[8,9].

14.2.1 Tratamiento con regímenes de monoterapia vs. regímenes de combinación

La administración de regímenes de quimioterapia en combinación aumenta el porcentaje de respuestas y la supervivencia libre de progresión (SLP) frente a la monoterapia. Sin embargo, se asocia a mayor toxicidad con escaso beneficio en términos de SG. De este modo, la recomendación general consiste en la administración de monoquimioterapia secuencial, reservando la administración de poliquimioterapia para pacientes con crisis visceral, rápida progresión clínica o necesidad de respuesta rápida.

14.2.2 Esquemas recomendados en primera línea

Los regímenes basados en taxanos o antraciclinas son considerados el tratamiento de elección en primera línea, fundamentalmente, en aquellas pacientes que no hayan sido expuestas a los mismos anteriormente en etapas iniciales o que tengan un intervalo libre de enfermedad mayor de 12 meses desde su administración en (neo)adyuvancia.

En pacientes que vayan a ser tratadas en primera línea con paclitaxel, se recomienda considerar una pauta semanal de tratamiento mientras que aquellas que vayan a recibir docetaxel se recomienda utilizar la pauta trisemanal, dado que la pauta semanal de tratamiento tiene mayor toxicidad. En el caso de haber sido tratadas previamente con antraciclinas y se considere la opción de un retratamiento con las mismas, se recomienda utilizar una primera línea con doxorrubicina liposomal para reducir el riesgo de toxicidad cardiaca.

Otras alternativas válidas incluyen el tratamiento con capecitabina y vinorelbina, fundamentalmente cuando la paciente desee evitar la alopecia.

Durante los últimos años, los derivados del platino han despertado especial interés en el manejo de las pacientes con cáncer de mama triple negativo debido a su capacidad para unirse y romper la doble hélice de DNA. En modelos preclínicos, las células con mutaciones de *BRCA* y que por tanto carecen de uno de los mecanismos de reparación de DNA, son más sensibles a los agentes que inducen daño en el mismo. En el estudio TNT, 376 pacientes con CMTN o mutaciones de *BRCA* fueron randomizadas a recibir docetaxel (100 mg/m^2) o carboplatino (AUC 6). No se observaron diferencias significativas en el porcentaje de respuestas (31,4 % *vs.* 34 %, p = 0,66), SLP (3,1 *vs.* 4,5 meses, p = 0,4) ni SG (12,8 *vs.* 12,0 meses, p = 0,96) entre las pacientes tratadas con carboplatino y docetaxel respectivamente. Sin embargo, en las pacientes con mutación de *BRCA*, el porcentaje de respuestas con carboplatino duplicó el obtenido con docetaxel (68 % *vs.* 33,3 %, p = 0,03) y mejoró la SLP (6,8 *vs.* 4,4 meses, p = 0,002). Por el contrario, en las pacientes sin mutación de *BRCA* no se observaron diferencias significativas en término de respuestas (28,1 % *vs.* 34,5 %, p = 0,3) ni en SLP[10]. En un estudio fase III publicado recientemente que randomizó a 240 pacientes con CMTN en primera línea a recibir paclitaxel (175 mg/m^2 día 1) y gemcitabina (1250 mg/m^2 días 1 y 8) *vs.* cisplatino (75 mg/m^2) y gemcitabina (1250 mg/m^2 días 1 y 8) se observó una mediana de SLP de 7,73 meses para cisplatino-gemcitabina y de 6,47 meses para paclitaxel-gemcitabina (HR: 0,69, p = 0,009)[11]. Estos datos confirman la eficacia de los derivados del platino en CMTN, especialmente en pacientes con mutaciones de BRCA apoyando su administración en líneas precoces de tratamiento.

14.2.3 Esquemas recomendados en segunda y sucesivas líneas

En pacientes pretratadas con antraciclinas y taxanos, los datos más sólidos se obtienen con capecitabina y mesilato de eribulina. En el estudio EMBRACE, el tratamiento con mesilato de eribulina ha demostrado un incremento en SG (13,1 *vs.* 10,6 meses; HR: 0,81, p = 0,041) en una población muy pretratada comparado con la quimioterapia a elección del investigador (mayoritariamente vinorelbina, gemcitabina, capecitabina)[12]. Más recientemente, en un estudio fase III que comparaba eribulina con capecitabina tras progresión a antraciclinas y taxanos no se observaron diferencias significativas en SLP (4,1 *vs.* 4,2 meses; HR: 1,08 p = 0,30) ni en SG (15,9 *vs.* 14,5 meses, HR: 0,88, p = 0,056)[13]. Tanto en el análisis por subgrupos de este último estudio como en el análisis conjunto de estos dos estudios fase III se observó un beneficio significativo en SG de eribulina sobre capecitabina en CMTN(HR: 0,74; 95 % CI: 0,60, 0,92; p = 0,006)[14].

No obstante, otras alternativas válidas en segunda y sucesivas líneas de tratamiento son la administración de vinorelbina, gemcitabina y derivados del platino (Tabla 1).

14.2.4 Duración del tratamiento

La quimioterapia debería ser administrada hasta la progresión o presencia de toxicidad inaceptable debido al impacto positivo en SLP y SG. Cada caso se debe decidir en función de la tolerancia al tratamiento y la calidad de vida.

Tabla 1

Opciones de quimioterapia en cáncer de mama metastásico triple negativo

Monoterapia	Combinaciones de quimioterapia
Taxanos (paclitaxel, nab-paclitaxel, docetaxel)	Doxorubicina + ciclofosfamida
Antraciclinas (doxorubicina, epirubicina)	Doxorubicina + docetaxel
Derivados del platino (carboplatino, cisplatino)	Gemcitabina + docetaxel o paclitaxel
Capecitabina	Carboplatino + gemcitabina
Eribulina	Capecitabina + docetaxel
Vinorelbina	Vinorelbina + gemcitabina
Gemcitabina	Carboplatino + paclitaxel

Fuente: tabla realizada por los autores

14.3 Inhibidores de angiogénesis

Bevacizumab es un anticuerpo monoclonal frente al factor de crecimiento del endotelio vascular (VEGF) que ha sido evaluado en cáncer de mama metastásico HER2 negativo en combinación con paclitaxel (estudio ECOG 2100), docetaxel (estudio AVADO) y diferentes regímenes quimioterapia (estudio RIBBON-1)[15-17].

En el análisis de subgrupos en CMTN la combinación de bevacizumab y paclitaxel redujo el riesgo de progresión un 51 % y duplicó la SLP (5,3 *vs.* 10,6 meses) comparada con paclitaxel en monoterapia. Este beneficio en SLP fue refrendado por el estudio AVADO en combinación con docetaxel. Sin embargo, en el estudio RIBBON-1 no se observó una mejoría al incorporar bevacizumab en primera línea en la población. En el metaanálisis de estos tres estudios, en la población de pacientes con tumores triple negativos, la incorporación de bevacizumab mostró un aumento en el porcentaje de respuestas (42 % *vs.* 23 %; p < 0,0001) y una mejoría en SLP (8,1 *vs.* 5,4 meses; HR: 0,63, p < 0,0001) frente a quimioterapia sola[18]. A pesar de este beneficio en términos de SLP, el tratamiento con bevacizumab no tiene factores predictivos de respuesta, aumenta el riesgo de efectos adversos (HTA, proteinuria, fenómenos tromboembólicos) y no ha demostrado una mejoría en SG, por lo que debería valorarse el riesgo-beneficio de su administración y considerarse fundamentalmente en pacientes de alto riesgo.

El tratamiento de mantenimiento con bevacizumab y capecitabina (comparado con bevacizumab solo) tras un tratamiento de inducción en primera línea con docetaxel y bevacizumab mejora la SLP (11,9 *vs.* 4,3 meses; HR: 0,38, p < 0,0001) y la SG (39 *vs.* 23,7 meses; HR: 0,43, p = 0,0003) en pacientes con cáncer de mama HER2 negativo pudiendo considerarse su administración en pacientes seleccionadas tras tratamiento inicial con bevacizumab y docetaxel[19].

14.4 Inhibidores de PARP

Las mutaciones en los genes *BRCA1* y *BRCA2* están presentes en aproximadamente un 20 % de las pacientes con CMTN. Los genes *BRCA* codifican proteínas que reparan el daño en la doble hélice de DNA. De este modo, las células portadoras de mutación en *BRCA* tienen alteración en la maquinaria de reparación del daño en el DNA y dependen de la enzima PARP para la reparación del daño ocasionado. Los inhibidores de PARP bloquean la reparación del daño en el DNA e inducen la acumulación de daño en el DNA que no puede ser reparado conduciendo a la muerte celular mediante un fenómeno conocido como letalidad sintética[20]. Los inhibidores de PARP bloquean la reparación del DNA mediante dos mecanismos: la inhibición de la actividad enzimática de PARP y el atrapamiento de PARP en los sitios de daño en el DNA. Los estudios preclínicos sugieren que el atrapamiento de PARP en el DNA induce la muerte celular de manera más eficaz que la inhibición catalítica de PARP.

Los inhibidores de PARP han sido desarrollados en cáncer de mama metastásico con mutación de *BRCA* en monoterapia (olaparib y talazoparib) y en combinación con quimioterapia basada en platino (veliparib) (Tabla 2).

Tabla 2

Ensayos fase III randomizados con inhibidores de PARP en monoterapia en cáncer de mama metastásico con mutación de BRCA

		Olaparib (OLYMPIA) n = 302	Talazoparib (EMBRACA) n = 401
CMTN		49,8 %	45,3 %
Exposición previa a platino		28,3 %	16 %
Líneas previas de tratamiento para CMM	0	33,2 %	38,7 %
	1	39 %	37,3 %
	2	27,8 %	19,9 %
	3	0	4,2 %
Metástasis SNC		8,3 %	15,3 %
Quimioterapia a elección de investigador		Capecitabina 42,3 % Eribulina (35,1 %) Vinorelbina (16 %)	Capecitabina (44 %) Eribulina (40 %) Gemcitabina (10 %) Vinorelbina (7 %)
Porcentaje de respuestas		59,9 % vs. 28,8 %	62,6 % vs. 27,2 %
Mediana SLP (meses)		7 vs.4,2; HR: 0,58, p < 0,001)	8,6 vs. 5,6; HR: 0,54, p < 0,001
Mediana SG (meses)		19,3 vs. 18,1; HR: 0,9, p = 0,51	19,3 vs.19,5; HR: 0,848; p = 0,17)

Fuente: tabla realizada por los autores

El estudio fase III OLYMPIAD incluyó 302 pacientes con cáncer de mama metastásico HER2 negativo y mutación germinal de *BRCA* tratadas con ≤ 2 líneas previas, que fueron randomizadas a recibir olaparib *vs.* quimioterapia a elección del investigador (capecitabina, eribulina o vinorelbina). El tratamiento con olaparib alcanzó una mejoría en SLP frente a la quimioterapia (7 *vs.* 4,2 meses; HR: 0,58, p < 0,001) así como en porcentaje de respuestas (59,9 % *vs.* 28,8 %). Este beneficio no se tradujo en una mejoría en SG (19,3 *vs.* 18,1 meses; HR: 0,9, p = 0,51). No obstante, en el análisis de subgrupos predefinidos (primera *vs.* sucesivas líneas, CMTN *vs.* RH+, exposición previa a platino) se observó un beneficio en las pacientes tratadas en primera línea a favor de olaparib (22,6 *vs.* 14,7 meses; HR: 0,51)[21].

EMBRACA es un estudio fase III randomizado que incluyó 431 pacientes con cáncer de mama avanzado HER2 negativo y mutación germinal de *BRCA* tratadas con ≤ 3 líneas previas que fueron randomizadas 2:1 a recibir talazoparib o quimioterapia a elección del investigador (capecitabina, vinorelbina, eribulina o gemcitabina). La mediana de SLP fue mayor para las pacientes tratadas con talazoparib (8,6 *vs.* 5,6 meses; HR: 0,54, p < 0,001), así como el porcentaje de respuestas (62,6 % *vs.* 27,2 %). No obstante, no se alcanzó una mejoría en la SG de las pacientes (19,3 *vs.* 19,5 meses; HR: 0,848; p = 0,17)[22].

Además de la actividad de los inhibidores de PARP en monoterapia, las pacientes con mutación de *BRCA* podrían obtener beneficio al combinarlos con derivados del platino debido a la dificultad de reparación del daño en el DNA inducido por la quimioterapia. Con este racional, el estudio BROCADE 3 randomizó a 509 pacientes con cáncer de mama avanzado HER2 negativo y mutación germinal de *BRCA* a recibir carboplatino y paclitaxel combinado con veliparib o placebo. Las pacientes que discontinuaron carboplatino y paclitaxel sin progresión mantuvieron veliparib o placebo como mantenimiento. La mediana de SLP fue superior en las pacientes que recibieron veliparib frente a la que recibieron placebo (14,5 *vs.* 12,6 meses; HR: 0,71, p = 0,002) sin mejoría en la mediana de SG (35,5 *vs.* 28,2 meses; HR: 0,95, p = 0,67)[23].

En resumen, para pacientes con CMTN metastástico y mutaciones germinales de *BRCA*, tanto la quimioterapia basada en platinos como la monoterapia con inhibidores de PARP, son opciones válidas. Aproximadamente, el 28 % de las pacientes del estudio OLYMPIAD y el 20 % de las pacientes del estudio EMBRACA habían sido expuestas a tratamiento previo con platinos y, aproximadamente, un tercio de las mismas recibieron platinos tras la participación en el ensayo clínico. Con la evidencia disponible es difícil establecer una secuencia para la administración de quimioterapia basada en platinos e inhibidores de PARP en esta población de pacientes. Finalmente, están en marcha estudios que combinan los inhibidores de PARP con otras terapias dirigidas, así como inmunoterapia con el objetivo de revertir la resistencia a los mismos y de potenciar la respuesta inmune de los anticuerpos anti-PD-1 y PD-L1.

Los subtipos *basal-like* y HER2-*enriched* presentan mayor inestabilidad genómica que los carcinomas luminales A. La inestabilidad genómica, y por tanto la mayor carga mutacional, da lugar a un aumento de antígenos tumorales, induciendo una mayor respuesta inmune. Así, en el CMTN existe mayor expresión de PD-L1 e infiltración por linfocitos infiltrantes de tumor (TILs), relacionándose estos últimos con un pronóstico más favorable[24]. Basándose en esta activación del sistema inmune en CMTN se han desarrollado diferentes estudios fase 1 y 2 que evalúan el tratamiento en monoterapia con el anticuerpo anti-PD-1 pembrolizumab y los anticuerpos anti-PD-L1 atezolizumab, durvalumab y avelumab. Los resultados de estos estudios muestran un bajo porcentaje de respuesta de aproximadamente el 5 %, algunas de ellas duraderas así como mayor porcentaje de respuestas en tumores PD-L1+ y en pacientes tratados en líneas más precoces (20-25 % en primera línea frente a 5-8 % en segunda y sucesivas líneas)[25].

La combinación de atezolizumab con nab-paclitaxel en pacientes con CMTN el porcentaje de respuesta alcanzó el 39,4 % y unas medianas de SLP y SG de 5,5 y 14,7 meses respectivamente[26]. Estos resultados sugieren la capacidad de la quimioterapia de favorecer la muerte celular mediada por el sistema inmune y justifican el desarrollo de ensayos clínicos randomizados de inmunoterapia en asociación con quimioterapia.

El IMpassion 130 es un estudio fase III que aleatorizó (1:1) a 902 pacientes con CMTN a recibir atezolizumab 840 mg i.v. los días 1 y 15 cada 28 días frente a placebo en combinación con nab-paclitaxel 100 mg/m^2 semanal (los días 1, 8 y 15 cada 28 días). Los dos objetivos principales del estudio fueron demostrar una mejoría en SLP (en la población con intención de tratar y el subgrupo de pacientes con tumores PD-L1+) y en SG (en la población con intención de tratar y en caso de demostrarse diferencias significativas, en el subgrupo PD-L1+). El tratamiento con atezolizumab se asoció a una mejoría en SLP tanto en la población con intención de tratar (7,2 *vs.* 5,5 meses, HR: 0,8; p < 0,001) como en la población PD-L1+ (7,5 *vs.* 5 meses, HR: 0,62; p < 0,001). El análisis de SG en la población con intención de tratar no mostró diferencias significativas (21,3 *vs.* 17,6 meses, HR: 0,84; p = 0,08). Debido al diseño jerárquico del estudio, no se pudo realizar una comparación formal en la población PD-L1+. No obstante, en el momento de ese primer análisis, se observa una mediana de SG de 25 meses en el grupo de pacientes tratadas con atezolizumab *vs.* 15,5 meses en el grupo de pacientes tratadas con placebo (HR: 0,62; 95 % CI, 0,45-0,86). Estos datos han sido confirmados en el segundo análisis con mayor seguimiento (18 meses) y número de eventos (59 %) alcanzándose una mediana de SG de 25 y 18 meses para las pacientes con tumores PD-L1+ tratadas con atezolizumab y placebo respectivamente (HR: 0,71; 95 % CI, 0,54-0,93)[27]. Los eventos adversos que llevaron a discontinuar el tratamiento ocurrieron con mayor frecuencia en las pacientes tratadas con atezolizumab y nab-paclitaxel (15,9 %) que con placebo y nab-paclitaxel (8,2 %).

Sin embargo, más recientemente, la combinación de paclitaxel y atezolizumab en el estudio IMPASSION 131 no ha demostrado mejorar la SLP frente a paclitaxel en pacientes con CMTN PD-L1+ (6 *vs.* 5,7 meses; HR: 0,82, p = 0,2) observándose adicionalmente en el análisis intermedio a tendencia negativa en la población PD-L1+ en la SG (22,1 meses en el brazo de atezolizumab *vs.* 28,3 meses en el brazo de placebo; HR: 1,12, 95 % CI 0,76-1,65)[28].

El ensayo fase III KEYNOTE-355 evalúa pembrolizumab en pacientes con CMTN metastásico no previamente tratadas. En la parte 1 del ensayo se evaluó la seguridad de pembrolizumab en combinación con 1 de 3 regímenes de quimioterapia (nab-paclitaxel 100 mg/m^2 iv días 1, 8 y 15; paclitaxel 90 mg/m^2 días 1, 8 y 15; o gemcitabina 1000 mg/m^2 y carboplatino AUC 2 días 1 y 8. La parte 2 del estudio randomizó a 847 pacientes a recibir pembrolizumab o placebo en combinación con nab-paclitaxel, paclitaxel o carboplatino/gemcitabina. Los objetivos principales del estudio fueron demostrar una mejoría en SLP y la SG en la población global y en la población de tumores con expresión de PD-L1. Los objetivos secundarios son la tasa de respuestas, la duración de la respuesta y porcentaje de control de la enfermedad. La combinación de pembrolizumab y quimioterapia mejoró significativamente la SLP en pacientes con CPS ≥ 10 (9,7 *vs.* 5,6 meses; HR: 0,65, p = 0,0012). Todavía no se dispone de datos de SG y porcentaje de respuestas[29].

Aunque la inmunoterapia no está disponible todavía en la práctica clínica, se sitúa como una estrategia prometedora que puede ser considerada en pacientes con CMTN PD-L1+. Están en marcha múltiples estudios que evalúan diferentes combinaciones con quimioterapia y terapias dirigidas, nuevos agentes dirigidos al sistema inmune y biomarcadores predictivos de respuesta a inmunoterapia que ayudarán a su posicionamiento en el tratamiento del CMTN.

Existen nuevas estrategias de tratamiento en investigación que, no obstante, no deben ser utilizados de momento fuera de ensayo clínico, entre las que destacan los inmunoconjugados anticuerpo-fármaco, los antiandrógenos y los inhibidores de la vía PI3K-AKT.

14.6.1 Inmunoconjugados anticuerpo-fármaco

Trop-2 es una glicoproteína de membrana expresada en la mayoría de los tumores triple negativos. Sacituzumab-govitecan es un conjugado anticuerpo-fármaco dirigido a Trop-2 para la liberación selectiva del metabolito activo de irinotecan SN-38. En el estudio fase II que incluyó 108 pacientes tratadas con una mediana de 3 líneas previas, el porcentaje de respuestas objetivas fue del 34 %, la mediana de SLP de 5,5 meses (95 % CI, 4,1-6,3), la duración de la respuesta de 9,1 meses (95 % CI, 4,9-10,8) y la SG de 13 meses (95 % CI, 11,2-13,7). Los efectos adversos grado ≥ 3 más frecuentes incluyeron la neutropenia (42 %), leucopenia (11 %), anemia (11 %) y diarrea (8 %)[30]. Recientemente se han presentado los resultados del estudio fase III ASCENT en el que sacituzumab-govitecan se compara con quimioterapia a elección del investigador (eribulina, vinorelbina, gemcitabina o capecitabina) en 529 pacientes con CMTN previamente expuestas al menos a dos líneas de tratamiento previo para enfermedad avanzada. El tratamiento con sacituzumab-govitecan se asoció con un incremento en el porcentaje de respuestas (35 % *vs.* 5 %, p < 0,0001) a una mejoría en tanto en SLP (5,6 *vs.* 1,7 meses; HR: 0,41, p < 0,0001) como en SG (12,1 *vs.* 6,7 meses; HR: 0,41, p < 0,0001). Los efectos adversos grado ≥ 3 en los brazos de sacituzumab-govitecan y quimioterapia fueron neutropenia (46 % *vs.* 27 %, respectivamente), diarrea (10 % *vs.* < 1 %), anemia (8 % *vs.* 5 %) y neutropenia febril (5 % *vs.* 2 %)[31].

14.6.2 Antiandrógenos

El subtipo LAR de la clasificación de Lehmann a pesar de la negatividad de expresión del receptor de estrógenos y progesterona tiene un perfil de expresión génica similar a los tumores luminales. De hecho, la mayoría de los mismos son clasificados mediante PAM50 como luminales A o luminales B y ninguno como *basal-like* sugiriendo un origen luminal del subtipo LAR. La expresión del receptor androgénico (RA) en este subtipo, la respuesta proliferativa a andrógenos y la inhibición del crecimiento con antiandrógenos en modelos preclínicos sugiere que el receptor androgénico sería una diana terapéutica en el subtipo LAR similar a lo que ocurre en el cáncer de próstata[32].

En un estudio fase 2, el antiandrógeno no esteroideo bicalutamida fue testado en 28 pacientes con CMTN y expresión del RA > 10 %, obteniendo un beneficio clínico a 6 meses del 19 % (95 % CI, 7-39) y una mediana de SLP de 12 semanas (95 % CI, 11-22). La combinación de acetato de abiraterona y prednisona en pacientes con CMTN y expresión del RA > 10 % consigue porcentaje de beneficio clínico a 6 meses del 2 0% (95 % CI, 7,7-38,6) y una mediana de SLP de 2,8 meses. El inhibidor del RA bicalutamida ha sido estudiado en 118 pacientes con expresión del RA de cualquier intensidad alcanzando un porcentaje de beneficio clínico a 16 semanas del 33 % (95 % CI, 25-43) en la población evaluable con una mediana de SLP de 3,3 meses (95 % CI, 1,9-4,1). En pacientes con expresión del RA ≥ 10 % o < 10 %, la mediana de SLP fue de 14,7 y 8,1 semanas respectivamente. Estos resultados sugieren que el bloqueo de la activación del RA puede ser de utilidad en esta población de pacientes que debe ser confirmada en ensayos clínicos randomizados antes de incorporarla a la práctica habitual[25].

14.6.3 Inhibidores de la vía PI3K/AKT

La vía PI3K/AKT está frecuentemente implicada en el CMTN mediante la presencia de mutaciones activadoras de PIK3CA o AKT, así como mediante la pérdida de *PTEN*. Ipatasertib es un inhibidor selectivo de AKT que ha sido evaluado en el estudio fase 2 LOTUS que incluyó 124 pacientes con CMTN randomizadas a recibir paclitaxel con ipatasertib o placebo. Los coobjetivos principales del estudio fueron demostrar una mejoría en SLP en la población general y en el subgrupo de pacientes con baja expresión de *PTEN* evaluado mediante IHC (48 % de los tumores evaluables). La mediana de SLP en la población general fue de 6,2 meses para el brazo de ipatasertib *vs.* 4,9 meses con placebo (HR: 0,60, 95 % CI 0,37-0,98, p = 0,037). En las pacientes con baja expresión de *PTEN*, la mediana de SLP fue de 6,2 meses *vs.* 3,7 meses para los brazos de ipatasertib y placebo respectivamente (HR: 0,59, p = 0,18)[33].

El PAKT es un estudio fase 2 randomizado con el inhibidor de AKT capivasertib que incluyó 140 pacientes con CMTN randomizadas a recibir paclitaxel con capivasertib o placebo. El objetivo principal del estudio fue evaluar la SLP en la población general siendo objetivos secundarios el análisis de SG y de la SLP en el subgrupo de pacientes con alteraciones en PIK3CA/AKT/*PTEN*. La adición de capivasertib aumentó la mediana de SLP de 4,2 a 5,9 meses (HR: 0,74, p = 0,06) y de SG de 12,6 a 19,1 meses (HR: 0,61, p = 0,04) en la población general. En las pacientes con alteraciones en PIK3CA/AKT/*PTEN* la mediana de SLP fue de 3,7 meses y de 9,3 meses en los brazos de placebo y capivasertib respectivamente (HR: 0,30, p = 0,01)[34]. El estudio fase 3 CapiTello290 actualmente en marcha espera confirmar los resultados observados en el estudio fase 2.

14.7 Conclusiones

Los avances más significativos en supervivencia en el cáncer de mama se han obtenido con la administración de terapias dirigidas. No obstante, estos avances han sido fundamentalmente a expensas de tratamientos dirigidos a tumores luminales y HER2 positivos. Sin embargo, en CMTN, a pesar del racional biológico, las terapias dirigidas tanto en monoterapia como en combinación solo han conducido a mejorías discretas en SLP sin beneficio en SG. Una posible justificación es la heterogeneidad del CMTN. Así, a diferencia de otros ensayos con terapias dirigidas realizados en población preseleccionada según criterios biológicos, el CMTN es una definición de conveniencia, caracterizada por la ausencia de expresión de las dianas terapéuticas comunes sin tener en cuenta otros rasgos diferenciales de los tumores triple negativos. A pesar de estas limitaciones, actualmente podemos modificar la aproximación terapéutica del CMTN en función de la expresión de PD-L1 y de presencia de mutaciones germinales de *BRCA*. Así los tumores PD-L1+ serían candidatos a tratamientos dirigidos a optimizar la respuesta inmune mientras que los tumores con mutación de *BRCA* serían candidatos a tratamiento con derivados del platino y/o inhibidores de PARP. Para el resto de los tumores la administración de quimioterapia continúa siendo el tratamiento estándar (Figura 2).

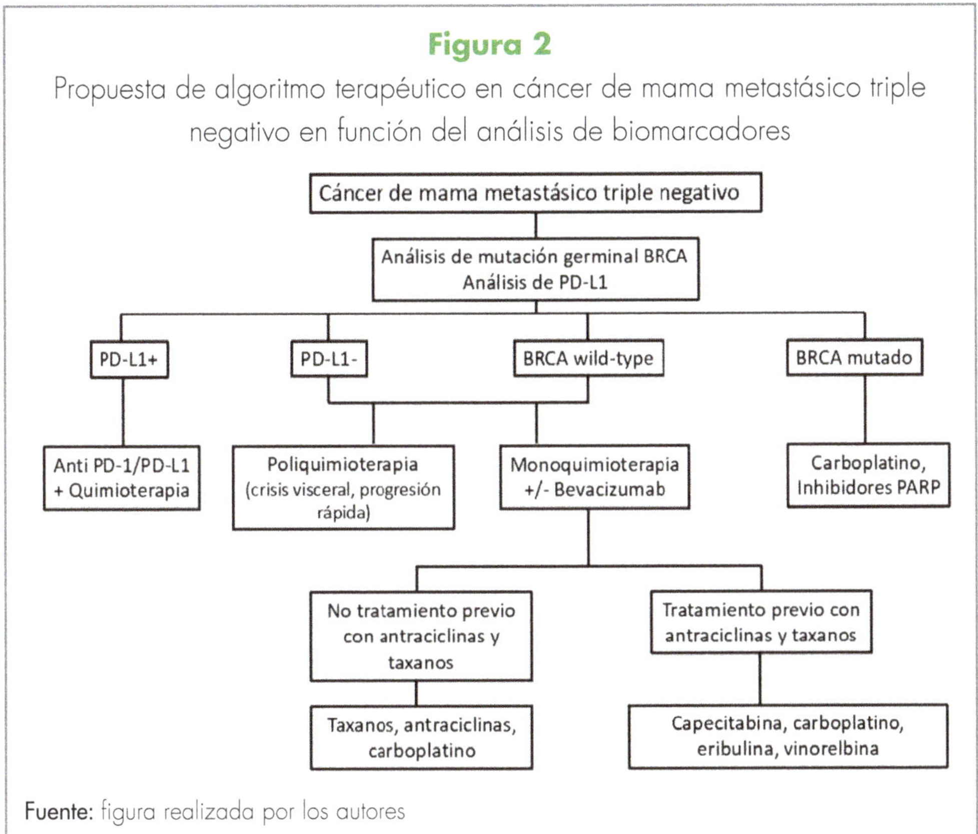

Fuente: figura realizada por los autores

Bibliografía

1. Hammond MEH, Hayes DF, Dowsett M, Allred DC, Hagerty KL, Badve S, *et al.* American Society of Clinical Oncology/College Of American Pathologists guideline recommendations for immunohistochemical testing of estrogen and progesterone receptors in breast cancer. J Clin Oncol 2010;28(16):2784-95.

2. Nielsen TO, Parker JS, Leung S, Voduc D, Ebbert M, Vickery T, *et al.* A comparison of PAM50 intrinsic subtyping with immunohistochemistry and clinical prognostic factors in tamoxifen-treated estrogen receptor-positive breast cancer. Clin Cancer Res 2010;16(21):5222-32.

3. Prat A, Parker JS, Karginova O, Fan C, Livasy C, Herschkowitz JI, *et al.* Phenotypic and molecular characterization of the claudin-low intrinsic subtype of breast cancer. Breast Cáncer Res 2010;12(5):R68.

4.   Lehmann BD, Bauer JA, Chen X, Sanders ME, Chakravarthy AB, Shyr Y, *et al.* Identification of human triple-negative breast cancer subtypes and preclinical models for selection of targeted therapies. J Clin Invest 2011;121(7):2750-67.

5.   Burstein MD, Tsimelzon A, Poage GM, Covington KR, Contreras A, Fuqua SAW, *et al.* Comprehensive genomic analysis identifies novel subtypes and targets of triple-negative breast cancer. Clin Cancer Res 2015;21(7):1688-98.

6.   Cancer Genome Atlas Network. Comprehensive molecular portraits of human breast tumours. Nature 2012;490(7418):61-70.

7.   Miller LD, Chou JA, Black MA, Print C, Chifman J, Alistar A, *et al.* Immunogenic Subtypes of Breast Cancer Delineated by Gene Classifiers of Immune Responsiveness. Cancer Immunol Res 2016;4(7):600-10.

8.   Cardoso F, Senkus E, Costa A, Papadopoulos E, Aapro M, André F, *et al.* 4th ESO-ESMO International Consensus Guidelines for Advanced Breast Cancer (ABC 4). Ann Oncol 2018;29(8):1634-57.

9.   Chacón López-Muñiz JI, de la Cruz Merino L, Gavilá Gregori J, Martínez Dueñas E, Oliveira M, Seguí Palmer MA, *et al.* SEOM clinical guidelines in advanced and recurrent breast cancer (2018). Clin Transl Oncol 2019;21(1):31-45.

10.   Tutt A, Tovey H, Cheang MCU, Kernaghan S, Kilburn L, Gazinska P, *et al.* Carboplatin in BRCA1/2-mutated and triple-negative breast cancer BRCAness subgroups: the TNT Trial. Nat Med 2018;24(5):628-37.

11.   Hu X-C, Zhang J, Xu B-H, Cai L, Ragaz J, Wang Z-H, *et al.* Cisplatin plus gemcitabine versus paclitaxel plus gemcitabine as first-line therapy for metastatic triple-negative breast cancer (CBCSG006): a randomised, open-label, multicentre, phase 3 trial. Lancet Oncol 2015;16(4):436-46.

12.   Cortes J, O'Shaughnessy J, Loesch D, Blum JL, Vahdat LT, Petrakova K, *et al.* Eribulin monotherapy versus treatment of physician's choice in patients with metastatic breast cancer (EMBRACE): a phase 3 open-label randomised study. Lancet 2011;377(9769):914-23.

13. Kaufman PA, Awada A, Twelves C, Yelle L, Perez EA, Velikova G, *et al.* Phase III open-label randomized study of eribulin mesylate versus capecitabine in patients with locally advanced or metastatic breast cancer previously treated with an antrhracycline and a taxane. J Clin Oncol 2015;33(6):594-601.

14. Twelves C, Cortes J, Vahdat L, Olivo M, He Y, Kaufman PA, *et al.* Efficacy of eribulin in women with metastatic breast cancer: a pooled analysis of two phase 3 studies. Breast Cancer Res Treat 2014;148(3):553-61.

15. Miller K, Wang M, Gralow J, Dickler M, Cobleigh M, Perez EA, *et al.* Paclitaxel plus bevacizumab versus paclitaxel alone for metastatic breast cancer. N Engl J Med 2007;357(26):2666-76.

16. Miles DW, Chan A, Dirix LY, Cortés J, Pivot X, Tomczak P, *et al.* Phase III study of bevacizumab plus docetaxel compared with placebo plus docetaxel for the first-line treatment of human epidermal growth factor receptor 2-negative metastatic breast cancer. J Clin Oncol 2010;28(20):3239-47.

17. Robert NJ, Diéras V, Glaspy J, Brufsky AM, Bondarenko I, Lipatov ON, *et al.* RIBBON-1: randomized, double-blind, placebo-controlled, phase III trial of chemotherapy with or without bevacizumab for first-line treatment of human epidermal growth factor receptor 2-negative, locally recurrent or metastatic breast cancer. J Clin Oncol 2011;29(10):1252-60.

18. Miles DW, Diéras V, Cortés J, Duenne A-A, Yi J, O'Shaughnessy J. First-line bevacizumab in combination with chemotherapy for HER2-negative metastatic breast cancer: pooled and subgroup analyses of data from 2447 patients. Ann Oncol 2013;24(11):2773-80.

19. Gligorov J, Doval D, Bines J, Alba E, Cortes P, Pierga J-Y, *et al.* Maintenance capecitabine and bevacizumab versus bevacizumab alone after initial first-line bevacizumab and docetaxel for patients with HER2-negative metastatic breast cancer (IMELDA): a randomised, open-label, phase 3 trial. Lancet Oncol 2014;15(12):1351-60.

20. Garber HR:, Litton JK. Integrating poly(ADP-ribose) polymerase (PARP) inhibitors in the treatment of early breast cancer. Curr Opin Oncol 2019;31(3):247-55.

21. Robson M, Im S-A, Senkus E, Xu B, Domchek SM, Masuda N, *et al.* Olaparib for Metastatic Breast Cancer in Patients with a Germline BRCA Mutation. N Engl J Med 2017;377(6):523-33.

22. Litton JK, Rugo HS, Ettl J, Hurvitz SA, Gonçalves A, Lee K-H, *et al.* Talazoparib in Patients with Advanced Breast Cancer and a Germline BRCA Mutation. N Engl J Med 2018;379(8):753-63.

23. Diéras V, Han HS, Kaufman B, Wildiers H, Friedlander M, Ayoub J-P, *et al.* Veliparib with carboplatin and paclitaxel in BRCA-mutated advanced breast cancer (BROCADE3): a randomised, double-blind, placebo-controlled, phase 3 trial. Lancet Oncol 2020;21(10):1269-1282

24. García-Teijido P, Cabal ML, Fernández IP, Pérez YF. Tumor-Infiltrating Lymphocytes in Triple Negative Breast Cancer: The Future of Immune Targeting. Clin Med Insights Oncol. 2016;10(Suppl 1):31-9.

25. Malhotra MK, Emens LA. The evolving management of metastatic triple negative breast cancer. Semin Oncol. agosto de 2020;47(4):229-37.

26. Adams S, Diamond JR, Hamilton E, Pohlmann PR, Tolaney SM, Chang C-W, *et al.* Atezolizumab Plus nab-Paclitaxel in the Treatment of Metastatic Triple-Negative Breast Cancer With 2-Year Survival Follow-up: A Phase 1b Clinical Trial. JAMA Oncol 2019;5(3):334-42.

27. Schmid P, Rugo HS, Adams S, Schneeweiss A, Barrios CH, Iwata H, *et al.* Atezolizumab plus nab-paclitaxel as first-line treatment for unresectable, locally advanced or metastatic triple-negative breast cancer (IMpassion130): updated efficacy results from a randomised, double-blind, placebo-controlled, phase 3 trial. Lancet Oncol 2020;21(1):44-59.

28. Miles DW, Gligorov J, Andre F, *et al.* Primary results from IMpassion131, a double-blind placebo-controlled randomised phase III trial of first-line paclitaxel (PAC) ± atezolizumab (atezo) for unresectable locally advanced/metastatic triple-negative breast cancer (mTNBC). ESMO Virtual Congress 2020; LBA 15.

29. Cortes J, Cescon DW, Rugo HS, Nowecki Z, Im S-A, Yusof MM, *et al.* KEYNOTE-355: Randomized, double-blind, phase III study of pembrolizumab + chemotherapy versus placebo + chemotherapy for previously untreated locally recurrent inoperable or metastatic triple-negative breast cancer. J Clin Oncol 2020;38(15_suppl):1000.

30. Bardia A, Mayer IA, Vahdat LT, Tolaney SM, Isakoff SJ, Diamond JR, *et al.* Sacituzumab Govitecan-hziy in Refractory Metastatic Triple-Negative Breast Cancer. N Engl J Med 2019;380(8):741-51.

31. Bardia A, Tolaney SM, Loirat D. ASCENT: A randomized phase 3 study of sacituzumab govitecan (SG) *vs.* treatment of physician's choice (TPC) in patients (pts) with previously treated metastatic triple-negative breast cancer (mTNBC). ESMO Virtual Congress 2020; Abstract LBA17.

32. Niemeier LA, Dabbs DJ, Beriwal S, Striebel JM, Bhargava R. Androgen receptor in breast cancer: expression in estrogen receptor-positive tumors and in estrogen receptor-negative tumors with apocrine differentiation. Mod Pathol 2010;23(2):205-12.

33. Kim S-B, Dent R, Im S-A, Espié M, Blau S, Tan AR, *et al.* Ipatasertib plus paclitaxel versus placebo plus paclitaxel as first-line therapy for metastatic triple-negative breast cancer (LOTUS): a multicentre, randomised, double-blind, placebo-controlled, phase 2 trial. Lancet Oncol 2017;18(10):1360-72.

34. Schmid P, Abraham J, Chan S, Wheatley D, Brunt AM, Nemsadze G, *et al.* Capivasertib Plus Paclitaxel Versus Placebo Plus Paclitaxel As First-Line Therapy for Metastatic Triple-Negative Breast Cancer: The PAKT Trial. J Clin Oncol 2020;38(5):423-33.

CAPÍTULO 15

TRATAMIENTO DEL CÁNCER DE MAMA
METASTÁSICO: TUMORES HER2
POSITIVOS

TRATAMIENTO DEL CÁNCER DE MAMA METASTÁSICO: TUMORES HER2 POSITIVOS

Mónica Cejuela Solís, Miguel Gil Gil

15.1 Introducción

Entre un 15-20 % de los casos de cáncer de mama presentan sobreexpresión del receptor 2 del factor de crecimiento epidérmico (HER2) debido a la amplificación del oncogén erb-B2. Este gen está implicado en la proliferación y supervivencia celular, por lo cual clásicamente se ha relacionado con una peor evolución de la enfermedad. No obstante, el desarrollo de terapias que actúan sobre HER2 ha logrado mejorar de forma espectacular los índices de respuesta y supervivencia en estas pacientes, siendo una de las dianas terapéuticas más importantes en el cáncer de mama metastásico.

Actualmente, disponemos de varios fármacos anti-HER2 aprobados por las agencias reguladoras internacionales: los anticuerpos monoclonales (AcM) trastuzumab y pertuzumab, el anticuerpo conjugado trastuzumab-emtansina (TDM-1) y los inhibidores de la tirosin-kinasa (ITK) intracelular lapatinib y neratinib. Otros agentes que se han incorporado recientemente y de los que aún no disponemos de aprobación en España para su uso asistencial son el ITK tucatinib y los anticuerpos conjugados deruxtecan y margetuximab.

En el presente capítulo, primero se revisarán las principales recomendaciones en el tratamiento de este subtipo de neoplasia en estadio avanzando, diferenciando en apartados aquellos puntos que se consideran que generan mayor controversia y, por último, se describirán los resultados de los últimos ensayos clínicos que podrían cambiar el manejo de la enfermedad HER2 positiva en los próximos meses.

Trastuzumab es un AcM murino humanizado, dirigido contra el dominio extracelular del receptor HER2. Fue la primera terapia anti-HER2 comercializada. Pasó a ser el estándar de tratamiento en cáncer de mama metastásico con sobreexpresión o amplificación de HER2 desde que en 1998 Salmon *et al.*[1] demostraran que la adición de este AcM a los esquemas de quimioterapia con antraciclinas o taxanos potenciaba el efecto de la quimioterapia, aumentando la tasa de respuesta y supervivencia. Tal fue la trascendencia de la incorporación de trastuzumab que posteriormente se publicaron varios estudios retrospectivos, como el presentado por Dawood *et al.*[2], en los que se describía cómo el pronóstico de las pacientes HER2 positivas tratadas con la nueva combinación se igualaba al de otros tumores sin esta alteración genética.

También se ha estudiado la adición de trastuzumab a otros regímenes de quimioterapia. El estudio HERNATA[3], publicado en el año 2011, comparaba la eficacia de trastuzumab en combinación con vinorelbina o docetaxel en primera línea de enfermedad metastásica, obteniéndose una tasa de respuestas del 59 % para ambos brazos de tratamiento, sin encontrarse diferencias significativas en cuanto a tiempo libre de progresión (15,3 meses *vs.* 12,4 meses, HR: 0,94; 95 % IC 0,71-1,25; p = 0,67) ni supervivencia global (38,8 meses *vs.* 35,7 meses, HR: 1,01; 95 % IC 0,71-1,42; p = 0,98). La tolerancia fue peor en el brazo de docetaxel, con un aumento significativo de la neutropenia G3-4, complicaciones infecciosas, neuropatía e interrupciones del tratamiento por toxicidad.

Pertuzumab es un anticuerpo recombinante humano que se adhiere a un dominio extracelular de HER2, inhibiendo de esta forma la heterodimerización del receptor por un punto de unión diferente al de trastuzumab. Cortés *et al.*[4] llevaron a cabo un estudio fase II en el que se descartaba la eficacia de pertuzumab en monoterapia a la progresión de trastuzumab, por lo que no se recomienda su uso como agente único en esta situación. Pero los principales resultados de la eficacia de pertuzumab son los del estudio CLEOPATRA[5]; un ensayo fase III que comparaba la asociación de pertuzumab al tratamiento estándar con trastuzumab y docetaxel. El estudio demostró beneficio a favor del triplete, que pasó entonces, y hasta la actualidad, a ser la terapia de elección en primera línea en enfermedad metastásica. El objetivo principal del estudio era demostrar beneficio en supervivencia libre de progresión (SLP), mientras que los objetivos secundarios eran evaluar el porcentaje de respuestas, supervivencia global (SG) y seguridad. Se incluyeron 808 pacientes, mostrándose un incremento de SLP de 6,1 meses (18,5 *vs.* 12,4 meses; HR: 0,62, p < 0,001) y de 15,7 meses en SG (56,5 *vs.* 40,8 meses; HR: 0,68, p < 0,001) en el grupo de pertuzumab. En cuanto a la tolerancia, la administración de pertuzumab se asoció a mayor probabilidad de diarrea, mucositis y rash, pero no se observó un incremento en la toxicidad cardiaca. Como dato a tener en cuenta, aproximadamente un 10 % de los pacientes incluidos habían recibido previamente trastuzumab, bien fuese en neoadyuvancia o en adyuvancia.

Posteriormente, el estudio PERUSE comparó el triplete de docetaxel asociado a pertuzumab y trastuzumab frente a otros taxanos, como nab-paclitaxel y paclitaxel, presentando resultados similares en eficacia con los tres agentes, siendo la única diferencia el perfil de toxicidad[6].

Dado que la combinación trastuzumab-vinorelbina había demostrado ser también positiva en primera línea, el ensayo fase II VELVET estudió los resultados del triplete frente a trastuzumab-vinorelbina[7]. El objetivo primario era la tasa de respuestas, mientras que los secundarios eran SLP y seguridad. Con una tasa de respuestas del 74,2 % (95 % CI, 63,8-82,9), SLP de 14,3 meses (95 % CI, 11,2-17,5) y un perfil de toxicidad bien tolerado, esta combinación pasó a ser una alternativa factible para aquellas pacientes no candidatas a taxanos.

Asimismo, se llevaron a cabo estudios de quimioterapia combinada con trastuzumab frente a quimioterapia con ITK con actividad anti-HER2, como lapatinib o neratinib. Sin embargo, ninguno de estos dos fármacos ha conseguido alcanzar los resultados del estándar de tratamiento. Neratinib es un ITK que actúa sobre 3 de los subtipos del receptor de crecimiento epidérmico. El ensayo NEfERT-T comparó paclitaxel asociado a neratinib o a trastuzumab, sin que se alcanzaran diferencias significativas en SLP (mediana de 12,9 meses), pero añadiendo más toxicidad en la rama de neratinib, con diarreas hasta en un 30 % de las pacientes tratadas[8]. Lapatinib es un ITK dual que actúa sobre HER1 y HER2 de forma reversible. En primera línea, su eficacia se estudió en el ensayo MA.31, en el que se comparaba lapatinib o trastuzumab asociado a taxanos, obteniéndose SLP inferior en el brazo de lapatinib, además de una peor tolerancia[9].

Desafortunadamente, a pesar de la alta tasa de respuestas, la tendencia de la enfermedad diseminada es la de la progresión. Una de las opciones clásicas en segunda línea es mantener el bloqueo anti-HER2 con trastuzumab, asociando un nuevo esquema de quimioterapia. El grupo alemán llevó a cabo un estudio fase III en pacientes en progresión a trastuzumab-taxanos, a las que aleatorizaban a recibir capecitabina *vs.* capecitabina más trastuzumab. Mantener trastuzumab mejoraba la tasa de respuesta y el tiempo a la progresión, pero la diferencia en términos de SG no resultó ser estadísticamente significativa (25,5 *vs.* 20,4 meses P = 0,257)[10]. Por otro lado, el estudio fase III llevado a cabo por Geyer *et al.* si demostró aumento de SLP a favor de la combinación de lapatinib y capecitabina frente a capecitabina en monoterapia (8,4 *vs.* 4,4 meses, HR: 0,47 95 % CI, 0,32 - 0,68; P < 0,001) a la progresión a trastuzumab y taxanos, con un aceptable perfil de toxicidad[11].

En el estudio PHEREXA se evaluó la actividad de pertuzumab en segunda línea tras progresión a trastuzumab y taxanos. La adición de pertuzumab a un régimen de trastuzumab y capecitabina no aumentó la SLP, por lo que no se recomienda su administración más allá de la primera línea de tratamiento[12].

El T-DM1 o Ado-trastuzumab emtansina es un inmunoconjugado de trastuzumab que permite la liberación intracelular del agente citotóxico emtansina de manera selectiva, minimizando su exposición en tejidos sanos. El estudio EMILIA aleatorizaba a las pacientes en progresión a taxanos-trastuzumab a recibir TDM-1 o capecitabina-lapatinib[13]. Los objetivos primarios eran SLP, SG y seguridad. El tratamiento con T-DM1 demostró una mejoría significativa en el porcentaje de respuestas (43,6 % *vs.* 30,8 %, p < 0,001), SLP (9,6 *vs.* 6,4 meses; HR: 0,65, p < 0,001) y SG (30,9 *vs.* 25,1 meses; HR: 0,68; 95 % CI, 0,55 a 0,85; p < 0,001). En cuanto al perfil de toxicidad, T-DM1 se asoció con un aumento en la incidencia de hipertransaminasemia y trombopenia, mientras que la diarrea, náuseas, vómitos y síndrome mano-pie fueron más frecuentes con lapatinib y capecitabina. Además, la frecuencia de efectos adversos grado 3 o 4 fue mayor con lapatinib y capecitabina que con T-DM1. Estos resultados han hecho que T-DM1 sea considerado actualmente como el tratamiento estándar en segunda línea tras progresión a trastuzumab y taxanos, con o sin pertuzumab. La combinación de lapatinib más capecitabina ha quedado relegada por tanto a terceras líneas o posteriores. T-DM1 también fue evaluado en el estudio MARIANNE, que aleatorizaba a las pacientes con cáncer de mama HER2 positivo localmente avanzando o metastásico en primera línea a recibir el entonces estándar de tratamiento de trastuzumab más taxanos, frente a TDM-1 más pertuzumab o TDM-1 asociado a placebo, sin que ninguno de los dos brazos con TDM-1 pudiera demostrar superioridad en SLP ni tasa de respuestas respecto al brazo estándar[14].

15.4 Tratamiento en tercera línea y posteriores

En aquellas pacientes que no hayan recibido TDM-1 previamente, este se considera el tratamiento de elección, en base a los resultados del estudio TH3RESA en el que se incluyeron pacientes que habían progresado tanto a trastuzumab como a lapatinib y que habían recibido al menos 2 líneas de tratamiento para la enfermedad avanzada. Un total de 602 pacientes fueron aleatorizadas a recibir T-DM1 *vs.* tratamiento a elección del investigador, observándose un beneficio en SLP (6,2 *vs.* 3,3 meses; HR: 0,52, p < 0,0001) así como una menor incidencia de eventos adversos grado ≥ 3 en las pacientes tratadas con T-DM1[15].

Sin embargo, para los casos en progresión al doble bloqueo con pertuzumab-trastuzumab y a TDM-1 no existe, a día de hoy, un estándar de tratamiento en Europa. Las combinaciones de capecitabina más lapatinib o de trastuzumab más otro esquema de quimioterapia (capecitabina, vinorelbina, adriamicina, gemcitabina) son opciones válidas sin que pueda recomendarse una respecto a otras.

Otra alternativa es la combinación trastuzumab con lapatinib en base al aumento de supervivencia global descrita en el estudio EGF104900. Se trata de un fase III que incluía pacientes politratadas con una mediana de 3 líneas de tratamiento previo y las distribuía a trastuzumab-lapatinib *vs.* lapatinib en monoterapia, obteniendo un discreto aumento de SLP (11,1 *vs.* 8,1 meses, p = 0,011) y SG (14 *vs.* 9,5 meses, p = 0,026) a favor del doble bloqueo[16].

Tabla 1

Resumen de los fármacos activos para la enfermedad HER2 positiva

Fármaco	Estructura	Mecanismo de acción	Vía de administración	
Trastuzumab	AcM murino humanizado (IgG)	Bloqueo extracelular del receptor HER2 (subdominio IV)	iv. iv. sc.	
Pertuzumab	AcM murino humanizado (IgG)	Bloqueo extracelular del receptor de HER2 (subdominio II)	iv.	
TDM-1	Inmunoconjugado compuesto por trastuzumab emtansina asociado a un antimicrotúbulos	Bloqueo extracelular del receptor de HER2 e inhibición de polimerización de la tubulina	iv.	
Lapatinib	ITK	Bloqueo intracelular del receptor HER2 y EGFR (HER1)	oral	
Neratinib	ITK	Bloqueo intracelular del receptor HER1, HER2 y HER4	oral	
Tucatinib	ITK	Bloqueo intracelular del receptor de HER2 y HER3	oral	
Deruxtecan	Inmunoconjugado compuesto por un anticuerpo asociado a un inhibidor de topoisomerasa I	Bloqueo del receptor HER2 asociado y actividad citotóxica	iv.	

Fuente: tabla realizada por los autores

Dosis	Posología	Tiempo de administración	Indicación
Dosis de carga 4 mg/kg seguido de 2 mg/kg	semanal	90 min	1ª línea asociada a pertuzumab y quimioterapia
Dosis de carga 8 mg/kg seguido de 6 mg/kg	trisemanal	90 min	2ª línea y sucesivas en combinación con quimioterapia o IA
Dosis fija de 600 mg	trisemanal	2-5 min	
Dosis de carga de 840 mg seguido de 420 mg	trisemanal	30-60 min	1ª línea en combinación con trastuzumab y quimioterapia
3,6 mg/kg	trisemanal	30 min	2ª línea de tratamiento en progresión a trastuzumab- pertuzumab y taxanos
Capecitabina - lapatinib: 1250 mg/día Trastuzumab-lapatinib: 1000 mg/día IA-lapatinib: 1500 mg/día	continua		3ª línea de tratamiento asociado a trastuzumab, capecitabina o IA
240 mg/día	continua		No indicación en enfermedad metastásica
300 mg/12 h	continua		Aprobación por la FDA en segunda línea en asociación con trastuzumab-capecitabina
5,4 mg/kg	trisemanal	30 min	Aprobación por la FDA en progresión a TDM-1

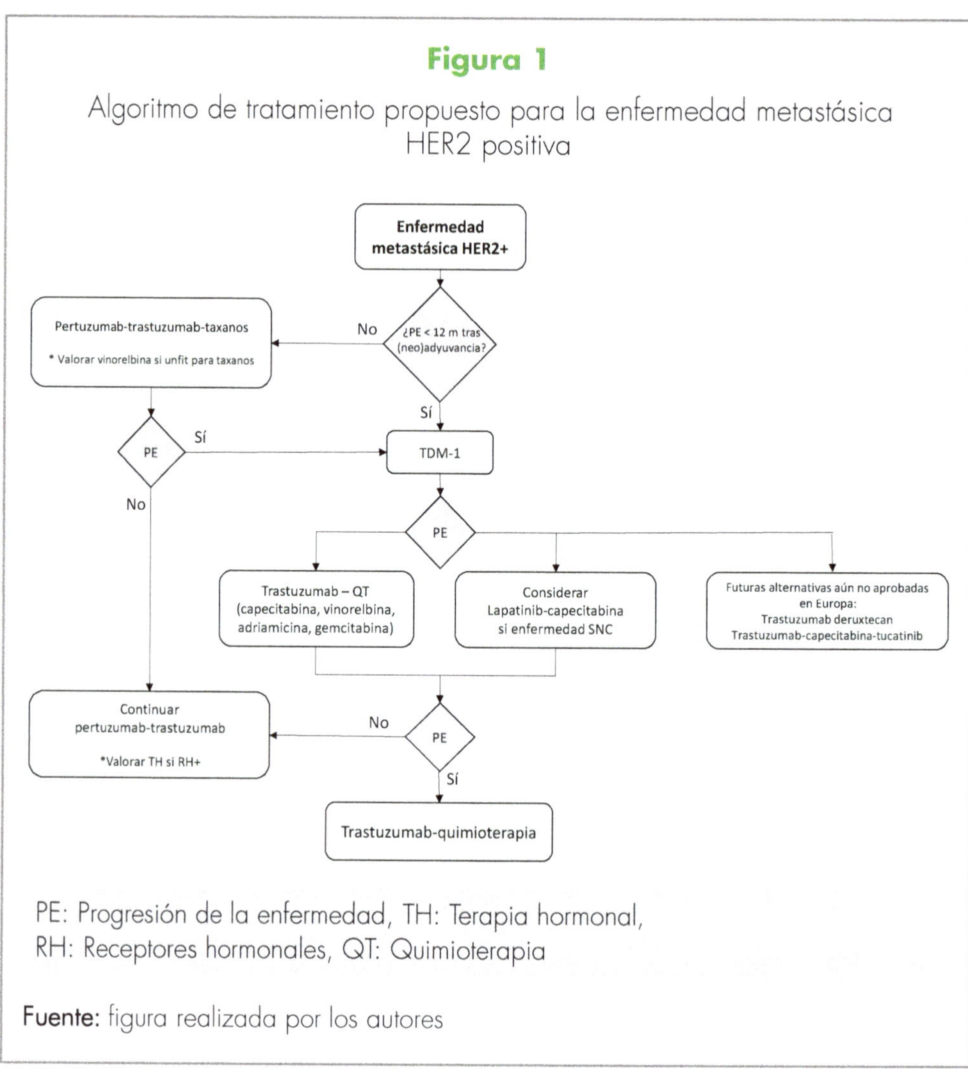

PE: Progresión de la enfermedad, TH: Terapia hormonal, RH: Receptores hormonales, QT: Quimioterapia

Fuente: figura realizada por los autores

15.5 Situaciones especiales

15.5.1 Metástasis en el sistema nervioso central (SNC)

A pesar de los notables avances en el tratamiento de la enfermedad metastásica, sabemos que hasta el 50 % de las pacientes con cáncer de mama avanzado HER2 positivo desarrollarán metástasis cerebrales o meníngeas en algún momento de la enfermedad. El cáncer de mama HER2 positivo es, después del carcinoma triple negativo, el subtipo de cáncer de mama que más se relaciona con la diseminación a este nivel.

En los casos de pacientes que únicamente hayan progresado a nivel cerebral en forma de 4 o menos lesiones y el resto de enfermedad sistémica siga controlada, una opción sería realizar tratamiento local mediante cirugía o radioterapia estereotáxica sobre la enfermedad cerebral y mantener el tratamiento sistémico. En cambio, en los casos en los que exista progresión tanto a nivel sistémico como cerebral estaría indicado iniciar una nueva línea de tratamiento. La combinación de lapatinib más capecitabina se considera una alternativa válida de tratamiento basándose en unas tasas de respuesta de hasta el 66 % objetivadas en el estudio LANDSCAPE, un ensayo fase II en el que 45 pacientes con afectación cerebral no tratadas previamente recibieron lapatinib y capecitabina[17].

A pesar de que los ensayos que dieron la aprobación de TDM-1 no incluían enfermas con afectación cerebral, varias series de casos recogen tasas de respuesta a nivel de SNC de entre el 20-30 %[18,19], por lo que representa otra opción terapéutica.

En las pacientes sin clínica neurológica y múltiples lesiones cerebrales es posible administrar únicamente la terapia sistémica y posponer la radioterapia holocraneal, con el fin de evitar la frecuente neurotoxicidad de la radioterapia holocraneal en forma de deterioro cognitivo a partir de los 6 meses de finalizada la radioterapia.

15.5.2 Tratamiento hormonal

Hasta un 50 % de las pacientes con sobreexpresión del HER2 presentan receptores hormonales positivos. En estos casos, también se recomienda el bloqueo anti-HER2 como tratamiento de primera línea.

El estudio TAnDEM fue el primer fase III en comparar la combinación de trastuzumab más anastrozol respecto a anastrozol en monoterapia en pacientes postmenopáusicas HER2 positivas[20]. El objetivo primario era la SLP, que fue positiva a favor de la asociación hormonona-AcM (4,8 *vs.* 2,4 meses, HR = 0,63; 95 % CI, 0,47). La SG no resultó estadísticamente significativa, si bien el estudio permitía el *cross over* a la progresión a anastrozol. La combinación letrozol más trastuzumab también ha sido estudiada, demostrando ser una opción eficaz y con aceptable tolerancia, según los resultados del ensayo eLEcTRA[21].

Por otro lado, el estudio fase III ALTERNATIVE demostró la eficacia del doble bloqueo con lapatinib más trastuzumab asociado a un inhibidor de la aromatasa (IA), con un aumento de la SLP, SG y de las tasas de respuestas[22].

Basándonos en los resultados del estudio PERTAIN, que comparaba trastuzumab asociado a un IA con o sin pertuzumab, donde los pacientes eran estratificados a recibir quimioterapia de inducción con docetaxel, la terapia recomendada sería iniciar el doble bloqueo con quimioterapia para después mantenerlo en combinación con el tratamiento hormonal[23], porque, de hecho, parece ser que el bloqueo hormonal podría potenciar el efecto antitumoral de la terapia anti-HER2. No obstante, en pacientes seleccionadas con baja carga tumoral y ausencia de afectación visceral podría plantearse reservar los citostáticos para una segunda línea.

15.5.3 Pacientes frágiles y cardiopatía

A pesar de que las pacientes ancianas o frágiles implican casi el 40 % de los diagnósticos de enfermedad HER2 positiva, su participación en los ensayos clínicos sigue siendo muy baja, existiendo pocos datos en esta población. Además, aquellas que logran incluirse en estudios, tienden a presentar un mejor pronóstico debido a su situación basal, no resultando representativas de la realidad.

Análisis retrospectivos muestran que las pacientes añosas presentan, por lo general, una SLP y SG inferiores a las de las pacientes de menor edad, recibiendo con menor frecuencia el tratamiento estándar (infratratamiento). Por el contrario, a veces se puede ser demasiado agresivo, administrando tratamientos en pacientes con alto riesgo de toxicidad severa. Por ello, es necesario realizar estudios y crear guías estandarizadas en este perfil de pacientes, que por otra parte son cada día más frecuentes. No obstante, en la enfermedad HER2 positiva, independientemente de la edad, se debe ofrecer el doble bloqueo y, tras una valoración geriátrica integral, decidir si realizar el tratamiento estándar u opciones adaptadas a su situación basal.

En primera línea, una alternativa al docetaxel son el paclitaxel, la vinorelbina o la ciclofosfamida. Se llevó a cabo un ensayo fase II en población anciana en el que se comparaba pertuzumab-trastuzumab asociado o no a ciclofosfamida[24]. Se incluyeron 80 pacientes, de las cuales 2/3 eran frágiles según la valoración geriátrica integral (G8), obteniéndose un beneficio en SLP de 12,7 meses respecto a 5,6 meses a favor del brazo de quimioterapia. En el caso de positividad de receptores hormonales (RH) en pacientes no tributarias a tratamiento quimioterápico se puede plantear la asociación de IA y terapia anti-HER2. En pacientes con RH negativos muy frágiles, se puede indicar trastuzumab en monoterapia asumiendo en ambos casos una potencial disminución de la eficacia.

En segunda línea, como alternativa a lapatinib más capecitabina, una opción a tener en cuenta en RH positivos es la combinación de lapatinib asociado a hormonoterapia, habiendo demostrado un aumento de la SLP de 5 meses respecto a lapatinib en monoterapia. Lapatinib-capecitabina no se recomienda en pacientes potencialmente frágiles por presentar una peor tolerancia con mayor tasa de astenia, diarrea y sintomatología digestiva.

La cardiotoxicidad es uno de los efectos secundarios de clase de trastuzumab, si bien su fisiopatología no es aún bien conocida. Típicamente, se presenta como disminución asintomática de la fracción de eyección del ventrículo izquierdo (FEVI) y, menos frecuentemente, por un fallo cardiaco sintomático. A diferencia de la afectación cardiaca causada por otros agentes como las antraciclinas, no es un efecto dosis dependiente y no produce daño en el miocito, por lo que suele ser reversible, lográndose en la mayoría de los casos la recuperación de la FEVI y la reintroducción del fármaco.

En diversos estudios retrospectivos, se observó que el riesgo de cardiotoxicidad aumentaba en pacientes añosas, antecedentes de hipertensión, obesidad, historia de cardiopatía previa, tratamiento concomitante con antraciclinas y, en menor medida, diabetes *mellitus*.

Así, se recomienda la monitorización de la FEVI en todo paciente que vaya a iniciar tratamiento con trastuzumab, especialmente en aquellos con antecedentes de antraciclinas. Las diferentes guías aconsejan realizar un seguimiento regular cada 3-6 meses de la fracción de eyección, considerando la interrupción del tratamiento si la FEVI disminuye más de un 15 %, o un 10 % si, además, los valores caen por debajo de la normalidad. En tales casos, se debe esperar 4 semanas y realizar nuevamente un control de la FEVI, recomendándose retomar el tratamiento a la misma dosis si se recupera la fracción de eyección. La asociación de pertuzumab con trastuzumab no se ha relacionado con aumento de cardiotoxicidad, por lo que las recomendaciones de manejo y seguimiento deben ser las mismas que las previamente expuestas en monoterapia.

Tanto lapatinib como TDM-1 se han relacionado con un aumento relativo de la cardiotoxicidad, pero en ambos casos menores que el causado por trastuzumab.

En los ensayos clínicos de trastuzumab más lapatinib, el riesgo aumentaba en el brazo de la combinación de ambos fármacos, pero aun así, manteniéndose en una incidencia muy baja (2- 3,4 % en el brazo de la combinación *vs.* 0,7-1,4 de lapatinib en monoterapia). Se recomienda realizar controles regulares de la función cardiaca en todo paciente en tratamiento con lapatinib e interrumpir el tratamiento en caso de FEVI < 50 %. Una vez se retome el tratamiento si se ha de realizar un descenso de la dosis.

El riesgo de daño cardiaco causado por TDM-1 se considera bajo, siendo inferior al 3 % y presentándose de forma asintomática en la mayoría de los casos. Aunque no disponemos aún de un seguimiento a largo plazo de los pacientes con TDM-1, también se recomienda la monitorización periódica de la función cardiaca.

15.5.4 ¿Se puede interrumpir el tratamiento anti-HER2?

En pacientes que reciben una combinación de quimioterapia y terapia diana, la quimioterapia debe mantenerse hasta alcanzar la máxima respuesta, esperada tras unos 6-12 meses de tratamiento. Una vez interrumpida la quimioterapia, se debe mantener el bloqueo anti-HER2 hasta progresión de la enfermedad o toxicidad inaceptable. No obstante, no son desdeñables los casos en los que las pacientes consiguen mantenerse en respuesta completa durante años o décadas, acumulando toxicidad, principalmente a nivel cardiaco, por lo que de este escenario surge la conjetura de si se debe mantener el tratamiento durante años o este se ha de interrumpir en algún momento. A día de hoy, no existen datos prospectivos al respecto, por lo que ambas opciones son válidas, debiéndose valorar de forma individualizada cada caso tras años de respuesta completa.

15.5.5 Oligometástasis

Definida como la afectación sistémica limitada en tamaño y número, con hasta 5 lesiones potencialmente tratables con terapias locales. Se considera un escenario de buen pronóstico dentro de la enfermedad metastásica. El tratamiento local de las lesiones mediante cirugía, radioterapia o radiofrecuencia, en combinación con terapia sistémica, sería la opción recomendada en estas pacientes. Aquellas con buen *Performance Status*, ausencia de enfermedad hepática, con posibilidad de resección completa de las lesiones y que han recaído al menos 2 años desde el diagnóstico inicial de la enfermedad, son las que más se benefician de un manejo intervencionista. Estas recomendaciones se basan en estudios retrospectivos, los cuales incluyen grupos de pacientes muy heterogéneos. Por tanto, como la evidencia es muy limitada, debemos individualizar cada caso a la espera de estudios más representativos. Actualmente, hay en marcha varios ensayos prospectivos (NCT03750396,

NCT02089100, NCT02364557) cuyos resultados podrían aclarar en cierta medida el manejo de este subgrupo. Independientemente de poner en marcha o no algún tratamiento local, es recomendable iniciar también terapia sistémica anti-HER2.

15.6 Últimos avances y líneas de futuro

En el último año se han publicado los resultados de estudios con varias moléculas nuevas aplicadas en cáncer de mama metastásico HER2 positivo: tucatinib, trastuzumab-deruxtecan (DS-801) y margetuximab.

Tucatinib es un ITK reversible con alta afinidad para el dominio kinasa del receptor de HER2. El estudio fase III HER2CLIMB[25] asignó al azar a pacientes con cáncer de mama metastásico HER2 positivo tratados previamente con trastuzumab, pertuzumab y TDM-1 a recibir tucatinib o placebo en combinación con trastuzumab y capecitabina. La adición de tucatinib redujo el riesgo de progresión de la enfermedad o muerte en un 46 % (HR: 0,54; p < 0,001) con una SLP al año del 33,1 % vs. 12,3 % y SG del 44,9 % vs. 26,6 % del grupo control. Uno de los puntos más interesantes del estudio son los datos de la población con afectación del SNC. Se incluyeron 291 pacientes con enfermedad a este nivel, mostrando eficacia para retrasar al año la progresión cerebral en el 24,9 % vs. 0 % del brazo comparativo y duplicando la tasa de respuesta (47 % vs. 20 %). Además, en aquellas pacientes que presentaban progresión únicamente cerebral, se les permitía realizar terapia local y mantener el tratamiento sistémico, objetivándose también beneficio en términos de SLP (7,6 meses vs. 3,1, HR: 0,32 vs. 0,13-0,85 p = 0,02). Tucatinib es el primer TKI en prolongar significativamente la SG en pacientes con cáncer de mama metastásico HER2 positivo (mediana de SG: 18,1 frente a 12,0 meses, HR: 0,58; p = 0,005).

DS-801 es un anticuerpo conjugado compuesto por una porción anti-HER2 ligada a un inhibidor de la topoisomerasa I que actúa como agente citotóxico, presentando un ratio citostático/anticuerpo superior al de TDM-1. Este fármaco ya había demostrado tasas de respuestas cercanas al 60 % en pacientes politratadas en un estudio fase I. Recientemente, se han publicado los resultados del estudio DESTINY-BREAST 01[26], un fase II en el que pacientes pretratadas con TDM-1 recibían DS-801, alcanzando tasas de respuesta del 60,9 % (95 % CI, 53,4-68,0) con una duración media de 14,8 meses (95 % CI, 13,8 a 16,9) y una SLP de 16,4 meses (95 % CI, 12,7-no alcanzada). Aunque solo un 13 % de las pacientes incluidas presentaban afectación cerebral, estas tuvieron tasas de respuesta en SNC del 55 %. Además, tan solo un 8 % del total de pacientes presentó progresión a nivel cerebral.

Tabla 2

Resumen de los últimos estudios publicados en la enfermedad HER2
positiva metastásica

Estudio	ClinicalTrials.Gov	Fase	N	Línea de tratamiento	Brazos de tratamiento	
DESTI-NY-BREAST	NCT03248492	II	184	≥2 líneas (progresión o intolerancia a TDM-1)	Trastuzumab-deruxtecan	
HER2 CLIMB	NCT02614794	II	612	≥2 líneas (progresión a TDM-1)	• Trastuzumab-capecitabina-placebo • Trastuzumab-capecitabina-tucatinib	
SOPHIA	NCT02492711	III	624	≥2 líneas	• Trastuzumab-quimioterapia (capecitabina, gemcitabine, vinorelbina, eribulina) • Margetuximab-quimioterapia	
NALA	NCT01808573	III	621	≥2 líneas	• Lapatinib-capecitabina • Neratinib-capecitbina	

Fuente: tabla realizada por los autores

Eficacia global	Seguridad	Comentarios
Tasa de respuesta: 60,9 % (95 % CI, 53,4-68,0) Duración de respuesta: 14,8 m (95 % CI, 13,8-16,9) SLP: 16,4 m (95 % CI, 12,7-NA)	EA ≥G3: 57,1 % Náuseas (77,7 %) Fatiga (49,5 %) Alopecia (48,4 %) Enfermedad pulmonar intersticial (13,6 %)	13 % de pacientes con enfermedad SNC SLP: 18,1 meses (95 % CI, 6,7-18,1)
SLP: 5,6 (95 % CI, 4,2-7,1) vs. 7,8 m (95 % CI, 7,5-9,6) SG: 17,4 m (95 % CI, 13,6-19,9) vs. 21,9 m (95 % CI, 18,3-31,0) Tasa de respuesta: 22,8 % (95 % CI, 16,7-29,8) vs. 40,6 % (95 % CI, 35,3-46,0)	EA ≥G3: 48,7 % vs. 55,2 % Diarrea (53,3 % vs. 80,9 %) EPP (52,8 % vs. 63,4 %) Náuseas (43,7 % vs. 58,4 %) Fatiga (43,1 % vs. 45 %)	47,5 % de pacientes con enfermedad en SNC SLP: 5,4 (95 % CI, 4,1-5,7) vs. 7,6 m (95 % CI, 6,2-9,5) Disminución del riesgo de progresión o muerte: 52 % (HR: 0,48; 95 % CI, 0,34-0,69; P < 0,001)
SLP: 4,9 vs. 5.8 m (HR: 0,76; 95 % CI, 0,59-0,98; P= 0,033) Tasa de respuesta: 16 % (95 % CI, 11,8-21,0 %) vs. 22 % (95 % CI, 17,3-27,7 %)	EA ≥ G3: 48 % vs. 52 %	
SLP: 6,8 vs. 8,8 m (HR: 0,76; 95 % CI, 0,63-0,93; P = 0,0059) SG: 24 vs. 22,2 m No estadísticamente significativa (HR: 0,88; 95 % CI, 0,72 to 1,07; P = 0,2086)	EA ≥3: 60,4 % vs. 60,7 % Diarrea: 66,2 % vs. 83,2 % Náuseas: 42,4 % vs. 53,1 % EPP: 56,3 % vs. 45,9%	

Tanto tucatinib como DS-801 con la aprobación de la FDA pero todavía no de la EMA, considerándose como dos futuras alternativas de tratamiento en pacientes politratadas, especialmente en la población con afectación del SNC.

En septiembre de 2020, tras reclutar a 500 pacientes, se ha cerrado el estudio DESTINY-BREAST03, un fase III que compara DS-801 frente a TDM-1 en pacientes que han progresado a trastuzumab más taxanos. Desconocemos los resultados que, quizás, podrían cambiar en breve el estándar de tratamiento en segunda línea.

Aunque con resultados mucho más modestos, también se han dado a conocer los resultados del estudio SOPHIA, un ensayo fase III que estudiaba la eficacia de margetuximab frente a quimioterapia estándar asociada a trastuzumab. Margetuximab es un anticuerpo quimérico con el mismo punto de unión que trastuzumab, pero que presenta una estructura mejorada con el fin de potenciar la respuesta inmunitaria. Con una diferencia de SLP de 5,8 *vs.* 4,9 meses y tasa de respuestas del 22 % (95 % CI, 17,3-27,7 %) *vs.* 16 % (95 % CI, 11,8-21,0 %) respecto al brazo control, no cuenta con la aprobación de ninguna de las agencias reguladoras.

A pesar de todos los avances acontecidos en los últimos años, la mayoría de las pacientes acaban progresando a las distintas terapias diana, siendo necesario un conocimiento todavía más profundo de la biología tumoral y los mecanismos de resistencia para combatirlo.

Aún quedan muchas cuestiones por responder en la enfermedad HER2 positiva avanzada, especialmente en subgrupos clínicos específicos, como son las pacientes añosas, la enfermedad oligometastásica o con afectación cerebral. Todos ellos, frecuentemente excluidos de los ensayos clínicos. También sería interesante estudiar la eficacia del bloqueo anti-HER2 en otros escenarios, como las pacientes con baja expresión de HER2 por inmunohistoquímica, en las que a día de hoy no está indicada la aplicación de terapias diana. En esta última línea se acaba de cerrar el reclutamiento del ensayo aleatorizado U-303, que compara en segunda línea DS-801 frente a la quimioterapia a elección del investigador en cáncer de mama con expresión baja de HER2. En la enfermedad luminal, en la que fármacos como los inhibidores de kinasa independiente de ciclina 4/6 (inh CDK4/6) constituyen un estándar de tratamiento en enfermedad HER2 negativo, hay abiertos varios estudios con la asociación de inh CDK 4/6 más terapia anti-HER2.

Bibliografía

1. Slamon DJ, Leyland-Jones B, Shak S, Fuchs H, Paton V, Bajamonde A, et al. Use of chemotherapy plus a monoclonal antibody against HER2 for metastatic breast cancer that overexpresses Her2. N Engl J Med. 15 de marzo de 2001;344(11):783-92. doi: 10.1056/NEJM200103153441101.

2. Shaheenah Dawood, Kristine Broglio, Aman U. Buzdar, Gabriel N. Hortobagyi, Sharon H. Giordano. Prognosis of women with metastatic breast cancer by HER2 status and trastuzumab treatment: an institutional-based review. J Clin Oncol. 2009. 28:92-98. doi: 10.1200/JCO.2008.19.9844.

3. Andersson M, Lidbrink E, Bjerre K, Wist E, Enevoldsen K, Jensen AB, et al. Phase III randomized study comparing docetaxel plus trastuzumab with vinorelbine plus trastuzumab as first-line therapy of metastatic or locally advanced Human Epidermal Growth Factor Receptor 2–positive breast cancer: the HERNATA Study. JCO. 20 de enero de 2011;29(3):264-71. doi: 10.1200/JCO.2010.30.8213.

4. Cortés J, Fumoleau P, Bianchi GV, Petrella TM, Gelmon K, Pivot X, et al. Pertuzumab monotherapy after trastuzumab-based treatment and subsequent reintroduction of trastuzumab: activity and tolerability in patients with advanced Human Epidermal Growth Factor Receptor 2-positive breast cancer. JCO. 10 de mayo de 2012;30(14):1594-600. doi: 10.1200/JCO.2010.30.8213.

5. Swain SM, Baselga J, Kim S-B, Ro J, Semiglazov V, Campone M, et al. for the CLEOPATRA Study Group. Pertuzumab, trastuzumab, and docetaxel in HER 2-positive metastatic breast cancer. N Engl J Med. 19 de febrero de 2015;372(8):724-34. doi: 10.1056/NEJMoa1413513.

6. Bachelot T, Ciruelos E, Schneeweiss A, Puglisi F, Peretz-Yablonski T, Bondarenko I, et al. Preliminary safety and efficacy of first-line pertuzumab combined with trastuzumab and taxane therapy for HER2-positive locally recurrent or metastatic breast cancer (Peruse). Annals of Oncology. 1 mayo de 2019;30(5):766-73. doi: 10.1093/annonc/mdz061.

7. Perez EA, López-Vega JM, Petit T, Zamagni C, Easton V, Kamber J, et al. Safety and efficacy of vinorelbine in combination with pertuzumab and trastuzumab for first-line treatment of patients with HER2-positive locally advanced or

metastatic breast cancer: VELVET Cohort 1 final results. Breast Cancer Res. 13 diciembre de 2016;18(1):126.doi: 10.1186/s13058-016-0773-6.

8. Awada A, Colomer R, Inoue K, Bondarenko I, Badwe RA, Demetriou G, et al. Neratinib plus paclitaxel vs trastuzumab plus paclitaxel in previously untreated metastatic ERBB2-positive breast cancer: the NEfERT-t randomized clinical trial. JAMA Oncol. 1 de diciembre de 2016;2(12):1557. doi: 10.1001/jamaoncol.2016.0237.

9. Gelmon KA, Boyle FM, Kaufman B, Huntsman DG, Manikhas A, Di Leo A, et al. Lapatinib or trastuzumab plus taxane therapy for human epidermal growth factor receptor 2–positive advanced breast cancer: final results of NCIC CTG MA. 31. JCO. 10 de mayo de 2015;33(14):1574-83. doi : 10.1200/JCO.2014.56.9590.

10. Trastuzumab beyond progression in Human Epidermal Growth Factor Receptor 2–positive advanced breast cancer: a German Breast group 26// Breast International Group 03-05 Study. Von Minckwitz G, du Bois A, Schmidt M, Maass N,1 Cufer T, de Jongh FE, et al. JCO. 20 de abril de 2009;27(12):1999-2006. doi: 10.1200/JCO.2008.19.6618.

11. Geyer CE, Forster J, Lindquist D, Chan S, Romieu CG, Pienkowski T, et al. Lapatinib plus capecitabine for HER2-positive advanced breast cancer. N Engl J Med. 28 de diciembre de 2006;355(26):2733-43. doi: 10.1056/ NEJMoa064320.

12. PHEREXA: A phase III study of trastuzumab (H) + capecitabine (X) ± pertuzumab (P) for patients (pts) who progressed during/after one line of h-based therapy in the HER2-positive Metastatic Breast Cancer (MBC) setting. [Internet] [Accedido el 15 de Octubre de 2020]. Disponible en: https://meetinglibrary.asco.org/record/124305/abstract.

13. Verma S, Miles D, Gianni L, Krop IE, Welslau M, Baselga J, et al. Trastuzumab emtansine for HER2-positive advanced breast cancer. N Engl J Med. 8 de noviembre de 2012;367(19):1783-91. doi: 10.1056/NEJMoa1209124.

14. Pérez EA, Barrios C, Eiermann W, Toi M, Im Y-H, Conte P, et al. Trastuzumab emtansine with or without pertuzumab versus trastuzumab plus taxane for Human Epidermal Growth Factor Receptor 2–positive, advanced breast

cancer: primary results from the phase III MARIANNE study. JCO. 10 de enero de 2017;35(2):141-8. doi: 10.1200/JCO.2016.67.4887

15. Krop IE, Kim S-B, Martin AG, LoRusso PM, Ferrero J-M, Badovinac-Crnjevic T, et al. Trastuzumab emtansine versus treatment of physician's choice in patients with previously treated HER2-positive metastatic breast cancer (TH3RESA): final overall survival results from a randomised open-label phase 3 trial. The Lancet Oncology. junio de 2017;18(6):743-54 . doi: https://doi.org/10.1016/S1470-2045(17)30313-3.

16. Blackwell KL, Burstein HJ, Storniolo AM, Rugo HS, Sledge G, Aktan G, et al. Overall survival benefit with lapatinib in combination with trastuzumab for patients with Human Epidermal Growth Factor Receptor 2–positive metastatic breast cancer: final results from the EGF104900 study. JCO. 20 de julio de 2012;30(21):2585-92. doi: 10.1200/JCO.2011.35.6725.

17. Bachelot T, Romieu G, Campone M, Diéras V, Cropet C, Dalenc F, et al. Lapatinib plus Capecitabine in patients with previously untreated brain metastases from HER2-positive metastatic breast cancer (LANDSCAPE): a single-group phase 2 study. The Lancet Oncology. enero de 2013;14(1):64-71.doi: 10.1016/S1470-2045(12)70432-1.

18. Montemurro F, Delaloge S, Barrios CH, Wuerstlein R, Anton A, Brain E, et al. Trastuzumab emtansine (T-DM1) in patients with HER2-positive metastatic breast cancer and brain metastases: exploratory final analysis of cohort 1 from KAMILLA, a single-arm phase IIIb clinical trial. Annals of Oncology. octubre de 2020;31(10):1350-8. doi: 10.1016/j.annonc.2020.06.020.

19. Fabi A, Alesini D, Valle E, Moscetti L, Caputo R, Caruso M, et al. T-DM1 and brain metastases: Clinical outcome in HER2-positive metastatic breast cancer. The Breast. octubre de 2018;41:137-43.doi: 10.1016/j.breast.2018.07.004

20. Kaufman B, Mackey JR, Clemens MR, Bapsy PP, Vaid A, Wardley A, et al. Trastuzumab plus Anastrozole versus Anastrozole alone for the treatment of postmenopausal women with Human Epidermal Growth Factor Receptor 2–positive, hormone receptor–positive metastatic breast cancer: results from the randomized phase III TANDEM study. JCO. 20 de noviembre de 2009;27(33):5529-37. doi: 10.1200/JCO.2008.20.6847.

21. Huober J, Fasching PA, Barsoum M, Petruzelka L, Wallwiener D, Thomssen C, et al. Higher efficacy of letrozole in combination with trastuzumab compared to letrozole monotherapy as first-line treatment in patients with HER2-positive, hormone-receptor-positive metastatic breast cancer – Results of the eLEcTRA trial. The Breast. febrero de 2012;21(1):27-33. doi: 10.1016/j.breast.2011.07.006.

22. Johnston SRD, Hegg R, Im S-A, Park IH, Burdaeva O, Kurteva G, et al. Phase III, randomized study of dual Human Epidermal Growth Factor Receptor 2 (HER 2) blockade with lapatinib plus trastuzumab in combination with an aromatase inhibitor in postmenopausal women with HER2-positive, hormone receptor–positive metastatic breast cancer: alternative. JCO. 10 de marzo de 2018;36(8):741-8. doi:10.1200/JCO.2017.74.7824.

23. Rimawi M, Ferrero J-M, de la Haba-Rodriguez J, Poole C, De Placido S, Osborne CK, et al. First-line trastuzumab plus an aromatase inhibitor, with or without pertuzumab, in Human Epidermal Growth Factor Receptor 2–positive and hormone receptor–positive metastatic or locally advanced breast cancer (PERTAIN): a randomized, open-label phase ii trial. JCO. 1 de octubre de 2018;36(28):2826-35. doi: 10.1200/JCO.2017.76.7863.

25. Murthy RK, Loi S, Okines A, Paplomata E, Hamilton E, Hurvitz SA, et al. Tucatinib, trastuzumab, and capecitabine for her 2-positive metastatic breast cancer. N Engl J Med. 13 de febrero de 2020;382(7):597-609. doi: 10.1056/NEJMoa1914609.

26. Modi S, Saura C, Yamashita T, Park YH, Kim S-B, Tamura K, et al. Trastuzumab deruxtecan in previously treated HER 2-positive breast cancer. N Engl J Med. 13 de febrero de 2020;382(7):610-21. doi: 10.1056/NEJMoa1914510

24. Wildiers H, Tryfonidis K, Dal Lago L, Vuylsteke P, Curigliano G, Waters S, et al. Pertuzumab and trastuzumab with or without metronomic chemotherapy for older patients with HER2-positive metastatic breast cancer (EORTC 75111-10114): an open-label, randomised, phase 2 trial from the Elderly Task Force/Breast Cancer Group. The Lancet Oncology. marzo de 2018;19(3):323-36. doi: 10.1016/S1470-2045(18)30083-4.

CAPÍTULO 16

TRATAMIENTO DE LOCALIZACIONES
METASTÁSICAS ESPECÍFICAS
(LOCALIZACIONES ÚNICAS, HUESO,
SEROSAS, SNC)

TRATAMIENTO DE LOCALIZACIONES METASTÁSICAS ESPECÍFICAS (LOCALIZACIONES ÚNICAS, HUESO, SEROSAS, SNC)

Francisco Ayala de la Peña, Gema Marín Zafra, Esmeralda García Torralba

16.1 Introducción

El cáncer de mama metastásico (CMM) es una enfermedad heterogénea desde el punto de vista clínico y biológico y las decisiones sobre su tratamiento sistémico están fundamentalmente condicionadas por el subtipo biológico[1,2]. El desarrollo de nuevas estrategias de tratamiento dirigidas a cada subtipo, junto con el abordaje multidisciplinar, ha mejorado el pronóstico y la calidad de vida de las pacientes en los últimos años. Una parte de esa mejora está relacionada con la introducción de nuevas estrategias de tratamiento local de la enfermedad metastásica en ciertas localizaciones o en ciertos subgrupos clínicos y su integración con el tratamiento médico.

La comprensión todavía incompleta del comportamiento metastásico tumoral sigue siendo una limitación importante para diseñar estrategias de tratamiento eficaces en el CMM. La localización de las lesiones metastásicas, relacionada con los subtipos intrínsecos[3], tiene un fundamento biológico complejo dependiente de la evolución clonal de la neoplasia, de la creación de nichos premetastásicos por la neoplasia y de las interrelaciones entre el tumor primario y las metástasis, capaces de modificar el comportamiento tumoral y la resistencia a fármacos[4].

Al igual que no es posible desligar las características biológicas de la neoplasia de la localización de las metástasis, la definición del plan de tratamiento para una paciente con CMM debe integrar el enfoque dirigido al subtipo y a las características biológicas del tumor con la consideración de las posibilidades de tratamiento médico o local dirigido a cada localización de metástasis. El grado de disfunción orgánica y la presencia de síntomas, junto con la situación funcional y la comorbilidad de la paciente, son también aspectos clave en la toma de decisiones terapéuticas. Teniendo siempre presentes los objetivos de supervivencia y calidad de vida, en muchos casos deberán combinarse tratamientos locales que puedan modificar la evolución de la enfermedad, especialmente en la enfermedad oligometastásica, o que puedan paliar o prevenir las consecuencias negativas de una lesión concreta (derrame pleural, lesiones óseas con riesgo de fractura, etc.). De forma recíproca, la intensidad o el tipo de tratamiento sistémico dependerán también con frecuencia de la presencia o la extensión de la enfermedad en algunas localizaciones concretas. Abordamos a continuación las características generales y las estrategias de tratamiento más adecuadas para cada localización tumoral.

16.2 Tratamiento de localizaciones únicas y enfermedad oligometastásica

En el contexto del cáncer de mama metastásico, una enfermedad heterogénea con diferentes perfiles clínicos y biológicos, existe un subgrupo con baja carga de enfermedad, supervivencia prolongada y susceptible de terapias multimodales con intención radical: los tumores con metástasis de localización única y enfermedad oligometastásica (OM). Diferentes series retrospectivas sitúan su frecuencia entre el 1 % y el 21,9 % de las pacientes con CMM de debut[5].

La definición de enfermedad única y OM ha sido variable y heterogénea a lo largo del tiempo, dependiendo de los estudios y series publicadas. El último consenso internacional ABC5 sobre cáncer de mama avanzado unifica la definición de OM como la enfermedad de bajo volumen, limitada a un número máximo de 5 localizaciones, no necesariamente en el mismo órgano y potencialmente susceptibles de tratamiento local y de alcanzar remisión completa[1].

La evidencia científica actual en relación con este subgrupo de pacientes se deriva de pequeñas series retrospectivas y ensayos no aleatorizados que analizan el impacto de diferentes técnicas locales de radioterapia (SBRT, IMRT) o cirugías selectivas, bien como terapia única o bien asociadas a tratamiento sistémico.

16.2.1 Radioterapia

El desarrollo de nuevas técnicas de radioterapia como SBRT (radioterapia esterotáxica fraccionada corporal) constituye un importante avance en el tratamiento local de lesiones metastásicas, con una menor morbilidad respecto a otras opciones de tratamiento. La bibliografía disponible en relación con la SBRT deriva de series retrospectivas y ensayos no aleatorizados de un solo brazo, con un número limitado de pacientes e importante heterogeneidad en cuanto a tumores incluidos.

En la población específica de CMM, los trabajos publicados hasta la fecha son principalmente tres (Tabla 1): Trovo *et al.* conducen un ensayo fase II prospectivo multicéntrico no aleatorizado de un solo brazo con 54 pacientes que explora el papel de la SBRT 30-45 Gy en 3 fracciones o IMRT 60 Gy en 25 fracciones en pacientes con CMM y $\leq$ 5 lesiones. El objetivo primario fue la supervivencia libre de progresión (SLP) y los objetivos secundarios, la tasa de control, la supervivencia global (SG) y la toxicidad. El 89 % de las pacientes recibieron SBRT de forma concomitante al tratamiento sistémico estándar; la localización metastásica fue ósea (60 lesiones), ganglionar (23 lesiones), pulmonar (4 lesiones) y hepática (5 lesiones). Tras un seguimiento de 30 meses, la SLP a 1 y 2 años fue del 75 % y 53 % respectivamente. La toxicidad grado 2 reportada más frecuente fue dolor local y astenia[6]. Un segundo análisis retrospectivo de 22 pacientes (29 lesiones) con CMM y $\leq$ 5 lesiones de localización exclusiva hepática, analizó la utilidad de SBRT 54 Gy en 3 fracciones en términos de control local, SG y SLP. Tras un seguimiento de 17 meses, 18 pacientes (82 %) experimentaron recaída, con una media de 7,4 meses. La SG a 1 y 2 años fue del 85 % y 57 % respectivamente y la SLP a 1 y 2 años del 38 % y 8 %. Las tasas de control local a 1 y 2 años se situaron en el 100 % y 88 %[7]. Por último, Rades *et al.* analizan de forma retrospectiva a 159 pacientes con CMM oligometastásico y compresión medular, con la intención de identificar factores pronósticos de supervivencia. Las tasas de control local a 1 y 2 años fueron del 100 % y 95 %, respectivamente, con dosis de radiación comprendidas entre 39 y 40 Gy. El análisis multivariante reveló que mayores dosis de radiación se asociaban a mejores tasas de control local (p = 0,011). El estatus funcional prerradioterapia (p = 0,001) y el ECOG-1-2 (p = 0,002) se identificaron como factores pronósticos independientes de supervivencia[8].

Tabla 1

Estudios de SBRT en CMM con enfermedad única y oligometastásica[6-8]

Autor	Diseño	Número lesiones	Localización	Número pacientes	Intervención	Objetivos	Resultados
Trovo M. 2018	Fase II no aleatorizado de un solo brazo	≤ 5	Ósea, ganglionar, pulmonar, hepática	54	SBRT 30–45 Gy o IMRT 60 Gy	1°: SLP 2°: SG	SLP 1 año: 75 % SLP 2 años: 53 % SG a 2 años 95 %
Onal C. 2018	Análisis retrospectivo	≤ 5	Hepática	22	SBRT 54 Gy	Control local a 2 años. SG a 2 años SLP a 2 años	Control local: 88 % SG a 2 años: 57 % SLP a 2 años: 8 %
Rades D. 2018	Análisis retrospectivo	≤ 4	Ósea Compresión medular	159	Radioterapia	Control local a 1 año y a 2 años	Control local a 1 año 100 % Control local a 2 años 95 %

Fuente: tabla realizada por los autores

El único ensayo aleatorizado prospectivo fase II publicado hasta la fecha explora la eficacia de la SBRT en términos de SG, toxicidad y calidad de vida. Se incluyeron 99 pacientes con diferentes tipos de tumores (pulmón, mama y próstata), de los cuales 18 presentaban CMM. Se aleatorizó a recibir tratamiento sistémico estándar frente a SBRT solo; el objetivo primario del estudio fue SG. Tras un seguimiento de 26 meses, la SG media del grupo experimental fue de 41 meses (HR [hazard ratio] 0,57; IC [intervalo de confianza] 95 % 0,30-1,10; p = 0,090) frente a 28 meses (IC95 % 19-33) del grupo control[9]. La actualización del seguimiento ha mostrado una supervivencia del 42 % a 5 años para la SBRT frente al 18 % del brazo control, aunque la heterogeneidad y el bajo número de pacientes incluidos no permite establecer conclusiones firmes[10]. Los estudios en marcha diseñados en población específica de CMM y enfermedad OM quedan pendientes de publicación y arrojarán luz sobre el verdadero impacto de estas técnicas, toxicidad y eficacia en los distintos subtipos histológicos y localizaciones metastásicas (NCT03486431, NCT02089100, NCT02581670, NCT02364557, NCT02759783).

16.2.2 Metastasectomía hepática

Desafortunadamente, no hay ensayos prospectivos aleatorizados que confirmen la eficacia de la resección de metástasis hepáticas en CMM. La bibliografía disponible pasa por abundantes series de casos y revisiones sistemáticas que abordan esta cuestión. Una revisión sistemática publicada en 2017 analizó 43 estudios, todos retrospectivos, con un total de 1686 pacientes con CMM (RE+ 60 %, HER2 positivo 25 %) sometidos a metastasectomía hepática. La SG media fue de 36 meses con una SG a 5 años del 37 % y una baja mortalidad quirúrgica (0,7 %)[11].

Un estudio caso-control analizó el papel de la metastasectomía hepática en CMM con ≤ 4 lesiones hepáticas; se permitió la inclusión de pacientes con enfermedad ósea concurrente. El análisis univariante reveló un beneficio en supervivencia a favor de la metastasectomía hepática, en el grupo de pacientes sin enfermedad ósea, sin enfermedad axilar y con cirugía del tumor primario. Un modelo de Cox multivariado adaptado para datos emparejados mostró una razón de riesgos de 3,04 (IC 95 %: 1,87-4,92) (p < 0,0001) a favor del tratamiento quirúrgico de las metástasis hepáticas. La SG a 3 años fue del 50 % en el grupo sin cirugía hepática y del 80 % en las sometidas a metastasectomía hepática. Los factores asociados a peor pronóstico fueron la presencia de metástasis óseas concurrentes y más de una línea de quimioterapia previa[12].

En pacientes de alto riesgo, no candidatas a cirugía hepática por comorbilidad, se podrían considerar otras opciones de tratamiento local como ablación por radiofrecuencia (RFA) y quimioembolización transarterial. Un metaanálisis de 14 ensayos evaluó la eficacia de la RFA hepática frente a la metastasectomía con resultados a favor de la metastasectomía hepática (*odds ratio* combinada para SG a 5 años de 0,38, p < 0,001)[13].

16.2.3 Metastasectomía pulmonar

No existen datos prospectivos en los que basar una decisión a favor o en contra de la recomendación de la metastasectomía pulmonar en CMM. Una revisión sistemática y metaanálisis de 16 estudios de cohortes, con un total de 2000 pacientes, analizó la metastasectomía pulmonar con o sin terapia sistémica concurrente. Casi todos los ensayos incluidos fueron retrospectivos con escaso seguimiento. La tasa de supervivencia global combinada a 5 años fue 46 %[14].

16.2.4 Perspectivas en enfermedad oligometastásica

El CMM de localización única y oligometastásico constituye una interesante área de estudio. En la actualidad, quedan por definir cuestiones como su incidencia real, mejor opción de tratamiento, secuencia, impacto de las diferentes técnicas locales en SG y eficacia por subtipos histológicos y localizaciones metastásicas. La dificultad en el manejo de estos pacientes radica en la ausencia de ensayos clínicos prospectivos aleatorizados y comparativos entre las diferentes opciones de tratamiento en los distintos escenarios clínicos.

16.3 Tratamiento de las metástasis óseas

La enfermedad ósea metastásica es la localización más frecuente en el CMM, tanto como primera localización (30-50 % de casos) como a lo largo de la evolución (hasta el 70 %). Su frecuencia es mayor en tumores con receptores hormonales positivos, pero es alta en todos los subtipos. Aunque la enfermedad ósea se asocia a un pronóstico de supervivencia mejor cuando es la única localización (20 %), las lesiones óseas son una causa habitual de dolor y de complicaciones, especialmente fracturas e hipercalcemia, que deterioran la calidad de vida de las pacientes con CMM.

La localización axial (pelvis, costillas, columna, cráneo) y proximal en huesos largos (fémures, húmeros) es la más frecuente. Las lesiones pueden ser líticas, blásticas o mixtas, dependiendo de las características biológicas del tumor y de su capacidad para generar un microambiente tumoral con predominio de la actividad osteoclástica u osteoblástica. En ese proceso, mediado por la liberación de mediadores específicos por las células tumorales, tienen un papel fundamental el eje del receptor activador del ligando $NF_{\kappa B}$ y su ligando (RANK/RANKL), que estimula la actividad osteoclástica, y la osteoprotegerina, que la inhibe mediante la inhibición de la unión RANK/RANKL.

El diagnóstico, generalmente por métodos radiológicos (radiología simple, TC, RMN) o de medicina nuclear (gammagrafía ósea con ^{99}Tc, PET-TC), puede requerir también la realización de biopsia. El diagnóstico de enfermedad oligometastásica puede aconsejar la realización de PET-TC (más sensible que la gammagrafía para la enfermedad ósea lítica, pero menos sensible para las blásticas) o de RMN (especialmente útil en las localizaciones vertebrales) para establecer de forma más precisa el número y localización de las lesiones óseas.

El uso de fármacos específicamente dirigidos a reducir la aparición de eventos óseos, el tratamiento adecuado del dolor con analgésicos o radioterapia y la prevención o el tratamiento de complicaciones, especialmente fracturas, con cirugía o radioterapia son los tres aspectos clave en la preservación de la calidad de vida de las mujeres con enfermedad ósea metastásica. La combinación de los distintos tratamientos específicos de la enfermedad ósea y su integración con el tratamiento antineoplásico requiere un enfoque multidisciplinar. Exceptuando algunos casos de enfermedad oligometastásica, el tratamiento de la enfermedad ósea metastásica debe considerarse de forma general como paliativo[1,2].

16.3.1 Tratamiento médico de la enfermedad ósea metastásica: bifosfonatos y denosumab

Se considera obligado el tratamiento con bifosfonatos o denosumab en pacientes con CMM y enfermedad ósea metastásica, junto con suplementos de calcio y vitamina D salvo que estos estén contraindicados o la paciente presente hipercalcemia[1,2].

Los bifosfonatos, que se acumulan en la matriz mineral del hueso e inhiben la actividad osteoclástica, han demostrado ser útiles para prevenir la aparición de eventos óseos en pacientes con CMM. Los utilizados habitualmente en la actualidad se incluyen dentro del grupo de los aminobifosfonatos (pamidronato o zoledronato) y se administran por vía intravenosa. Su eficacia para prevenir la aparición de los distintos tipos de evento óseo es variable: mientras que la reducción de fracturas es considerable, la reducción del dolor es modesta y no se considera un tratamiento aislado suficiente para su control; por su parte, la hipercalcemia se ha convertido en un evento infrecuente o propio de fases finales de la enfermedad tras su introducción. Los ensayos de pamidronato frente a placebo en pacientes con CMM mostraron un aumento (aproximadamente el doble) del tiempo al primer evento óseo y una reducción de en torno al 40 % en la frecuencia de eventos óseos. El bifosfonato más ampliamente usado en la actualidad es el zoledronato (a la dosis de 4 mg/21-28 días) tras demostrar en estudios aleatorizados resultados equivalentes en el número de pacientes con eventos óseos, pero una reducción de en torno al 20 % en el número de eventos y su utilidad tanto en metástasis líticas como blásticas.

La alternativa a los bifosfonatos es el uso de denosumab, un anticuerpo monoclonal que se une a RANKL, impidiendo la diferenciación y actividad osteoclástica. Su administración a dosis altas (120 mg/28 días vía subcutánea) mostró en un ensayo comparativo con zoledronato un aumento del tiempo a eventos óseos, una menor necesidad de radioterapia y un aumento del tiempo hasta la aparición de dolor moderado o grave, sin diferencias relevantes en eventos adversos relacionados con el fármaco. Debido a su mayor coste y al diseño de no inferioridad del estudio en CMM las guías lo consideran equivalente al zoledronato.

Los estudios de no inferioridad CALGB 7064, OPTIMIZE y ZOOM han mostrado en los últimos años que la pauta clásica de zoledronato cada 4 semanas puede ser sustituida por su administración cada 12 semanas, tanto en pacientes que inician el tratamiento como en los que lo continúan. Aunque hay otros ensayos pendientes, los resultados del estudio REaCT-BTA, centrados en eventos óseos sintomáticos y calidad de vida, sugieren que la administración cada 12 semanas también es una opción razonable para el denosumab[15].

A pesar de la ausencia de datos sobre la duración óptima del tratamiento con agentes modificadores de la resorción ósea, el consenso actual es mantener el tratamiento de forma indefinida si no hay otros factores que lo impidan. Tanto con bifosfonatos como con denosumab es necesaria la evaluación odontológica previa y la prevención de la osteonecrosis mandibular (1-2 %), así como la determinación previa y la monitorización de la función renal y la calcemia[16].

16.3.2 Tratamiento local de las lesiones óseas con cirugía y radioterapia

El tratamiento local de las metástasis óseas va dirigido fundamentalmente a controlar el dolor y evitar o tratar las fracturas patológicas, evitando la impotencia funcional. La incidencia de fracturas (8-29 %) depende del tipo de lesión (mayor riesgo en las osteolíticas) y de la localización (mayor en las lesiones proximales del fémur, que suponen dos tercios de las fracturas en el CMM). En pacientes con dolor persistente y localizado debe evaluarse radiológicamente la lesión para determinar el riesgo de fractura; si el riesgo es alto, se debe consultar con un traumatólogo para decidir si es necesario el tratamiento quirúrgico, que debe ir seguido de radioterapia[17]. En metástasis óseas sintomáticas no complicadas, sin riesgo elevado de fractura, la radioterapia es el tratamiento local de elección. En lesiones no sintomáticas con bajo riesgo de fractura, generalmente se realizará tratamiento sistémico y se reservará la radioterapia para la progresión sintomática. La excepción a esta estrategia puede ser la enfermedad oligometastásica, especialmente con lesiones únicas, en la que puede valorarse el tratamiento local con radioterapia o cirugía bien de entrada o bien tras comprobar la ausencia de progresión tras el inicio del tratamiento sistémico, aunque la evidencia es todavía limitada tanto para la indicación como para la secuencia preferible[18]. En algunos centros, la vertebroplastia percutánea puede ser una opción para el tratamiento paliativo de lesiones vertebrales dolorosas, aunque debe ir seguida de radioterapia.

La radioterapia de las lesiones óseas es muy eficaz para el control del dolor (80-90 % de mejoría, completa en el 50 % de los casos), que ocurre habitualmente en un plazo de días o semanas y es generalmente la primera opción de tratamiento en ausencia de indicación quirúrgica. Excepto en los casos ya citados de enfermedad oligometastásica, la intención del tratamiento es paliativa. En general, los estudios que han comparado los esquemas clásicos de fraccionamiento (30 Gy en 10 fracciones o 20 Gy en 5 fracciones) con las dosis únicas de 8 Gy han mostrado una eficacia similar en el control del dolor y la toxicidad, pero una menor tasa de retratamientos y una mayor frecuencia de respuesta analgésica completa. Por ello, la elección de dosis y fraccionamientos debe ser individualizada, dependiendo de las características de la paciente, expectativa de vida, riesgo de fractura, localización y toxicidad esperable de cada esquema. La persistencia o reaparición del dolor más de un mes después de un tratamiento con fracción única puede ser indicación de retratamiento. En las indicaciones postquirúrgicas son preferibles los fraccionamientos más largos (30 Gy en 10 fracciones). La SBRT se reserva generalmente para lesiones en la columna y especialmente para la enfermedad monotópica u oligometastásica, con buenos resultados de supervivencia, aunque la evidencia es todavía limitada[19].

Con respecto al tratamiento quirúrgico, en las lesiones de huesos largos, especialmente las femorales, la estimación del riesgo de fractura es compleja, pero depende de la localización y del grado de destrucción lítica de la cortical ósea, que determina la resistencia biomecánica. El sistema de puntuación propuesto por Mirels (Tabla 2), aunque es imperfecto[20], conjuga varios determinantes del riesgo y establece grupos claros para decidir la actitud: 7 puntos o menos para radioterapia y seguimiento, 9 puntos o más para cirugía seguida de radioterapia y valoración individual con puntuaciones de 8. En los casos de fractura establecida, el tratamiento quirúrgico se planteará en la mayoría de los casos si la supervivencia esperable es superior al mes. El tratamiento quirúrgico[21] puede implicar la fijación profiláctica, la estabilización de fracturas establecidas con clavos intramedulares o sistemas de placas, la resección segmentaria del tumor y la artroplastia con prótesis, especialmente frecuente en las lesiones femorales proximales o acetabulares; el uso de cementos (PMMA) para rellenar defectos óseos es preferible a los injertos óseos. La decisión sobre el tratamiento ideal dependerá de la localización y tipo de lesión o fractura, pero debe tener en cuenta el objetivo fundamental de preservar la funcionalidad durante todo el intervalo restante de la enfermedad, por lo que la expectativa de vida y la situación funcional de la paciente son factores importantes para tener en cuenta.

En las localizaciones vertebrales, ante la presencia de dolor intenso o síntomas neurológicos que hagan sospechar compresión medular, debe realizarse un estudio urgente con RMN. Las opciones de tratamiento quirúrgico deben valorarse de forma individualizada; si no están indicadas o no son factibles, el tratamiento de elección es la radioterapia urgente.

Sistema de puntuación de Mirels del riesgo de fractura patológica en pacientes con metástasis óseas[20]

Variable	1 punto	2 puntos	3 puntos
Localización	Miembro superior	Miembro inferior	Pertrocantérea
Dolor	Leve	Moderado	Dolor con la carga
Tipo de lesión	Blástica	Mixta	Lítica
Tamaño (fracción del diámetro óseo)	< 1/3	1/3 – 2/3	> 2/3

Fuente: tabla realizada por los autores

16.4 Tratamiento de las metástasis en serosas

La afectación metastásica en membranas serosas (pleura, pericardio y peritoneo) en el CMM se asocia con mal pronóstico. Aproximadamente un 30 % de mujeres con CMM presenta afectación de la cavidad pleural, siendo menos frecuentes las localizaciones pericárdica (1,2-10 %) y peritoneal (0,7-15 %)[22].

Aunque todos los subtipos de CM pueden potencialmente afectar a cualquier localización, los tumores HER2 positivos y triple negativos producen con más frecuencia afectación visceral. Al igual que en las metástasis de otras localizaciones, la conversión para receptores hormonales y HER2 es un fenómeno frecuente en las membranas serosas, por lo que la inmunocitoquímica de los derrames malignos puede jugar un papel valioso en la decisión terapéutica[14]. Dado el previsible mal pronóstico, así como el carácter paliativo de las medidas, resulta de especial relevancia asegurar un adecuado control de síntomas[1].

16.4.1 Metástasis pleurales

El manejo del derrame pleural maligno requiere tratamiento sistémico, con o sin medidas locorregionales. La toracocentesis proporciona rápida mejoría sintomática. Sin embargo, hasta un 50 % de las pacientes presentan recidiva tras el drenaje inicial. No se recomienda la realización de toracocentesis repetidas, ya que se asocia a una elevada tasa de complicaciones y consultas en urgencias. Por tanto, tras una segunda recidiva, es mandatoria la instauración de intervenciones pleurales dirigidas a prevenir nuevas recurrencias[1].

En pacientes que no han recibido terapia local previamente, la pleurodesis química (tetraciclinas, bleomicina, talco) o la colocación de un catéter de drenaje intrapleural permanente (CIP) son dos opciones recomendables en primera instancia. La revisión de la literatura no sugiere la superioridad de una técnica sobre la otra en cuanto a supervivencia ni calidad de vida y, aunque el uso de CIP comporta un riesgo de recidiva menor que la pleurodesis, presenta un mayor riesgo de complicaciones e infecciones (celulitis, empiema). Esto condiciona que la decisión tenga que ser individualizada. Son indicaciones para la colocación preferente de CIP la existencia de pulmón atrapado/no expandible, derrames loculados y la falta de respuesta a pleurodesis química.

El *shunt* pleuroperitoneal y la pleurectomía son opciones quirúrgicas paliativas que se reservan para casos seleccionados sin respuesta a las medidas previas, poco utilizadas por presentar una elevada tasa complicaciones perioperatorias.

16.4.2 Metástasis en pericardio

El taponamiento cardiaco es una complicación del derrame pericárdico potencialmente mortal que requiere drenaje urgente mediante pericadiocentesis[23]. En los pacientes con derrame pericárdico moderado o grave sin taponamiento, la pericardiocentesis proporciona también rápida mejoría sintomática. Sin embargo, hasta un 40-70 % de las pacientes presentan recidiva del derrame, por lo que el drenaje pericárdico servirá también como «terapia puente», previo a la instauración de medidas definitivas[1]. La indicación de estas técnicas debe considerar el pronóstico y la calidad de vida de forma individualizada.

Para la prevención de las recurrencias, se recomienda la instilación intrapericárdica de agentes citostáticos y/o esclerosantes. Si bien no se dispone de estudios comparativos entre los agentes comúnmente empleados (tetraciclinas, bleomicina, cisplatino, carboplatino y tiotepa), el uso de tiotepa es una opción atractiva por ser efectiva (menos de 10 % de recidivas al mes de su instilación) y bien tolerada[23].

Cuando no se puede realizar pericardiocentesis, la pericardiotomía es una técnica indicada, pero presenta una elevada tasa de complicaciones (laceración miocárdica, neumotórax). La pericardiotomía percutánea con balón es una técnica más reciente, con una tasa de respuestas en torno al 90 % y un perfil de seguridad aceptable[23].

La creación una ventana pericárdica es una estrategia quirúrgica eficaz y segura para prevenir la recurrencia del derrame, con o sin taponamiento. La pericardiectomía se reserva para casos seleccionados de pericarditis constrictiva o complicaciones de los procedimientos previos[23].

16.4.3 Metástasis peritoneales

El manejo de la enfermedad peritoneal en CMM, una localización con especial mal pronóstico, se basa en la administración de quimioterapia sistémica. El tratamiento locorregional no constituye un estándar. La colocación de dispositivos para el drenaje de las ascitis es una medida paliativa que no impacta en el pronóstico y que va destinada a mejorar la calidad de vida[24].

En las últimas décadas, en pacientes con CMM y afectación exclusiva peritoneal se han propuesto estrategias como la cirugía de citorreducción (CC), combinada o no con quimioterapia intraperitoneal (HIPEC), en algunos casos con intención radical[24]. Moore *et al.* realizaron una revisión sistemática en la que analizaron el beneficio de la CC en 151 mujeres intervenidas de carcinomatosis peritoneal por CMM. Encontraron mayor beneficio en términos de supervivencia global para las pacientes sometidas a CC óptima (24 a 36 meses), frente a las sometidas a CC subóptima (4 a 20 meses), y de ambas frente a las no intervenidas (1,6 meses)[25]. Solo una serie de 5 pacientes ha evaluado de forma retrospectiva el beneficio de HIPEC asociada a la CC en el CMM, con una supervivencia libre de enfermedad a los 12 meses del 80 %, y dos pacientes con una supervivencia libre de enfermedad superior a 5 años.

16.5 Tratamiento de las metástasis en sistema nervioso central (SNC)

La enfermedad metastásica en el SNC se caracteriza por su gran impacto en la capacidad funcional de las pacientes y en el pronóstico de supervivencia. Es una localización frecuente, que aparece en torno al 25 % de las pacientes, con un 25 % de los casos como localización única. Su frecuencia ha aumentado en los últimos años y es mayor en los subtipos triple negativo y HER2 (40 % de las pacientes), en los que no es rara como primera manifestación de la recaída metastásica.

16.5.1 Metástasis cerebrales

La forma más frecuente de enfermedad en SNC es la aparición de metástasis parenquimatosas cerebrales (80 %) o cerebelosas (15 %). La mejor comprensión de la historia natural de la enfermedad cerebral y la disponibilidad de nuevas opciones de tratamiento ha cambiado el enfoque terapéutico clásico, que consistía en la administración sistemática de radioterapia holocraneal paliativa. El diagnóstico y seguimiento de la enfermedad cerebral, generalmente con RMN, así como su tratamiento, debe realizarse de forma multidisciplinar y ante la sospecha de progresión deben considerarse también otras posibilidades diagnósticas, como la radionecrosis, especialmente en pacientes pretratadas con radiocirugía[26]. El pronóstico de las pacientes con metástasis cerebrales depende de la edad, la situación funcional, el subtipo y el número de metástasis; todos estos factores han sido integrados en el índice GPA-Breast modificado que permite identificar subgrupos con buen pronóstico y definir mejor las estrategias terapéuticas (Tabla 3)[27].

Tabla 3

Modelo pronóstico GPA-Breast modificado para pacientes con cáncer de mama metastásico y metástasis cerebrales[26]

MODELO				
Variable	0 puntos	0,5 puntos	1 punto	1,5 puntos
I. Karnofsky	≤ 50	60	70-80	90-100
Subtipo tumoral	Triple negativo	RH+/HER2-	RH-/HER2+	RH+ / HER2+
Edad (años)	> 50	≤ 50	-	-
N.º de metástasis	> 3	1-3	-	-

SUPERVIVENCIAS ESTIMADAS PARA LOS GRUPOS PRONÓSTICOS				
Grupo	Mediana de SG	SG a 1 año (%)	SG a 2 años (%)	SG a 3 años (%)
0-1	2,6 meses	4,4 %	0,6 %	0 %
1,5-2	9,2 meses	39,2 %	16,0 %	8,8 %
2,5-3	19,9 meses	72,8 %	45,0 %	27,5 %
3,5-4	28,8 meses	84,1 %	61,3 %	40,9 %

Abreviaturas: RH: receptores hormonales; SG: supervivencia global

Fuente: tabla realizada por los autores

El tratamiento sintomático debe seguir las recomendaciones generales de las guías de práctica clínica e incluye fundamentalmente el uso de dexametasona a las dosis mínimas necesarias para disminuir el edema vasogénico cerebral en pacientes sintomáticas. Los fármacos anticonvulsivantes están indicados en pacientes con antecedentes de crisis comiciales, pero no deben emplearse de forma profiláctica.

Con respecto al tratamiento local de la enfermedad cerebral, es precisa una evaluación cuidadosa del pronóstico. En pacientes con un número reducido de lesiones, buena situación funcional, un índice GPA-Breast modificado alto y enfermedad sistémica extracraneal controlada, la cirugía, la radiocirugía o la SBRT son las opciones preferidas. La cirugía es el abordaje de elección en lesiones más grandes (> 3 cm) o cuando es necesario un diagnóstico histológico. Para el tratamiento postquirúrgico, la radiocirugía o la SBRT presentan resultados similares a la radioterapia holocraneal en supervivencia global, con una supervivencia libre de progresión menor, pero también con menos deterioro cognitivo, por lo que suelen ser las opciones elegidas. De forma similar, cuando el tratamiento inicial se ha realizado con radiocirugía o con SBRT, la adición de radioterapia holocraneal incrementa la supervivencia libre de progresión, sin aumentar la supervivencia global y con mayor toxicidad neurocognitiva. Por tanto, la opción preferida en la actualidad es el seguimiento estrecho sin radioterapia holocraneal en pacientes con un número limitado de metástasis que han sido tratadas de entrada con radiocirugía o SBRT.

Cuando las lesiones son múltiples y voluminosas, la enfermedad extracraneal tiene escasas expectativas de control, el índice GPA-BreastM es bajo o el estado funcional es peor, la opción preferible de tratamiento será la radioterapia holocraneal (habitualmente 30 Gy en 10 fracciones). En aquellas pacientes en las que sea esperable una mayor supervivencia, debe valorarse la preservación del hipocampo para evitar el deterioro cognitivo.

Un subgrupo especial de pacientes con enfermedad cerebral son las que presentan un CMM HER2+[28]. Dado que estas pacientes pueden tener supervivencias prolongadas, en ellas es especialmente importante el uso juicioso de modalidades de tratamiento menos tóxicas, fundamentalmente radiocirugía o SBRT, para tratar las lesiones si su número y tamaño lo permiten. Por otra parte, si la enfermedad cerebral es la única localización o aparece en un contexto de enfermedad sistémica extra-SNC estable, el tratamiento sistémico no debe modificarse y no debe iniciarse quimioterapia por ese solo motivo, aunque sí es aconsejable reiniciar el tratamiento anti-HER2 si este se había suspendido. Cuando se han agotado las opciones de tratamiento local de la enfermedad cerebral y esta progresa, se puede plantear un cambio en el tratamiento sistémico; el uso de inhibidores de tirosin-quinasa como lapatinib o neratinib en combinación con capecitabina, o, más recientemente, de tucatinib puede ser especialmente interesante en este contexto, aunque también hay aceptables resultados con TDM-1.

16.5.2 Metástasis leptomeníngeas

La localización leptomeníngea es menos frecuente en el CMM (< 5 %) y con frecuencia se asocia a metástasis parenquimatosas. Su tratamiento ha sido abordado recientemente por guías de práctica clínica[29], pero no hay un tratamiento estándar claro. Las formas clásicas difusas de carcinomatosis leptomeníngea pueden ser tratadas con quimioterapia intratecal y tratamiento sistémico, combinados, cuando sea necesario, con la radioterapia de lesiones más voluminosas o sintomáticas. La quimioterapia intratecal no mejora la supervivencia ni la calidad de vida, pero puede valorarse si la citología es positiva, la enfermedad sistémica está controlada y no hay alteraciones graves de la dinámica del LCR. La radioterapia holocraneal puede valorarse en cuadros extensos sintomáticos. La mediana de supervivencia en pacientes tratadas es de pocos meses, por lo que el tratamiento de soporte sin tratamiento antineoplásico es siempre una opción y la toma de decisiones debe tener en cuenta la situación funcional y la evolución de la enfermedad sistémica. De nuevo, un caso particular es el de la enfermedad leptomeníngea HER2 positiva, en la que el trastuzumab intratecal parece ofrecer mejores resultados y cifras de supervivencia global en torno al año[30]. Recientemente, la mayor utilización del tratamiento quirúrgico y radioquirúrgico se ha asociado a la aparición de formas nodulares o paquimeníngeas de carcinomatosis, generalmente en áreas cercanas a la zona tratada, que pueden requerir un abordaje distinto.

16.5.3 Tratamiento sistémico de la enfermedad metastásica en SNC

Tanto en la enfermedad parenquimatosa como en la meníngea, el abordaje del tratamiento debe ser individualizado y las decisiones tomadas de forma multidisciplinar. Es especialmente relevante la integración del tratamiento local con el tratamiento sistémico: además del caso particular ya expuesto de la enfermedad HER2 positiva, la combinación con el tratamiento sistémico en la enfermedad luminal y en tumores triple negativos puede ofrecer respuestas objetivas con beneficio sintomático y mejoras de la SLP. Las tasas de respuesta para enfermedad cerebral son aceptables con fármacos como capecitabina, platinos y antraciclinas. En los últimos años se están dedicando más esfuerzos a refinar las herramientas metodológicas (diseños de ensayo, criterios de respuesta como los RANO-BM) y a realizar estudios específicamente dirigidos a la enfermedad del SNC[31].

Bibliografía

1. Cardoso F, Paluch-Shimon S, Senkus E, Curigliano G, Aapro MS, André F, et al. 5 th ESMO-ESMO international consensus guidelines for advanced breast cancer. Ann Oncol. 2020 Sep 23; S0923-7534(20)42460-3. doi: 10.1016/j.annonc.2020.09.010.

2. Chacón López-Muñiz JI, de la Cruz Merino L, Gavilá Gregori J, Martínez Dueñas E, Oliveira M, Seguí Palmer MA, et al. SEOM clinical guidelines in advanced and recurrent breast cancer (2018). Clin Transl Oncol. 2019; 21:31-45.

3. Rueda OM, Sammut SJ, Seoane JA, Chin SF, Caswell JL, Callari M, et al. Dynamics of breast-cancer relapse reveal late-recurring ER-positive genomic subgroups. Nature. 2019; 567:399-407

4. Keller L, Pantel, K. Unravelling tumour heterogeneity by single-cell profiling of circulating tumour cells. Nat Rev Clin Oncol. 2019; 19:553-567.

5. Igor Makhlin, Kevin Fox. Oligometastatic Breast Cancer: Is This a Curable Entity? A Contemporary Review of the Literature. Curr Oncol Rep. 2020; 22:15-24.

6. Trovo M, Furlan C, Polesel J, Fiorica F, Arcangeli S, Giaj-Levra N et al, Alongi F, et al. Radical radiation therapy for oligometastatic breast cancer: results of a prospective phase II trial. Radiother Oncol. 2018; 126:177–80.

7. Onal C, Guler OC, Yildirim BA. Treatment outcomes of breast cancer liver metastasis treated with stereotactic body radiotherapy. Breast. 2018; 42:150–6.

8.   Rades D, Panzner A, Janssen S, Dunst J, Veninga T, Holländer NH, et al. Outcomes after radiotherapy alone for metastatic spinal cord compression in patients with oligo-metastatic breast cancer. Anticancer Res. 2018; 38:6897–903.

9.   Palma DA, Olson R, Harrow S, et al. Stereotactic ablative radiotherapy versus standard of care palliative treatment in patients with oligometastatic cancers (SABR-COMET): a randomised, phase 2, open-label trial. Lancet. 2019; 393:2051–8.

10. Palma Da, Olson R, Harrow S, Gaede S, Louie AV, Haasbeek C, et al. Stereotactic ablative radiotherapy for the comprehensive treatment of oligometastatic cancers: long-term results of the SABR-COMET Phase II randomized trial. J Clin Oncol. 2020; 38:2830-2838.

11. Yoo TG, Cranshaw I, Broom R, Pandanaboyana S, Bartlett A. Systematic review of early and long-term outcome of liver resection for metastatic breast cancer: Is there a survival benefit? The Breast. 2017; 32:162–172.

12. Mariani P, Servois V, De Rycke Y, Bennett SP, Feron JG, Almubarak MM, et al. Liver metastases from breast cancer: surgical resection or not? A case-matched control study in highly selected patients. Eur J Surg Oncol. 2013; 39:1377–83.

13. Xiao Y-B, Zhang B, Wu Y-L. Radiofrequency ablation versus hepatic resection for breast cancer liver metastasis: a systematic review and meta-analysis. J Zhejiang Univ Sci B. 2018; 19:829–43.

14. Fan J, Chen D, Du H, Shen C, Che G. Prognostic factors for resection of isolated pulmonary metastases in breast cancer patients: a systematic review and meta-analysis. J Thorac Dis. 2015; 7:1441–51.

15. Clemons M, Stober C, Mates M, Joy AA, Robinson A, Hilton J, et al. A pragmatic, randomized, multicentre trial comparing 4-weekly versus 12-weekly administration of bone-targeted agents (denosumab, zoledronate or pamidronate) in patients with bone metastases. Ann Oncol. 2019; 30 (suppl_3): iii72-iii73. 10.1093/annonc/mdz118.

16. Van Poznak C, Somerfield MR, Barlow WE, Biermann JS, Bosserman LD, Clemons MJ, et al. Role of bone-modifying agents in metastatic breast cancer: an American Society of Clinical Oncology-Cancer Care Ontario focused guideline update. J Clin Oncol. 2017; 35:3978-3986.

17. Lutz S, Balboni T, Jones J, Lo S, Petit J, Rich SE, et al. Palliative radiation therapy for bone metastases: update of an ASTRO evidence-based guideline. Pract Rad Oncol. 2017; 7:4-12.

18. David S, Tan J, Savas P, Bressel M, Kelly D, Foroudi F, et al. Stereotactic ablative body radiotherapy (SABR) for bone only oligometastatic breast cancer: a prospective clinical trial. Breast. 2020; 49:55-62.

19. Milano MT, Katz AW, Zhang H, Okunieff P. Oligometastases treated with stereotactic body radiotherapy: long-term follow-up of prospective study. Int J Radiation Oncol Biol Phys. 2012; 83:878-886.

20. Benca E, Patsch JM, Mayr W, Pahr DH, Windhager R. The insufficiencies of risk analysis of impending pathological fractures in patients with femoral metastases: a literature review. Bone Rep. 2016; 5:51-56.

21. Soeharno H, Povegliano L, Choong PF. Multimodal treatment of bone metastasis—a surgical perspective. Front Endocrinol. 2018; 9:518; doi: 10.3389/fendo.2018.00518

22. Kast K, Link T, Friedrich K, Petzold A, Niedostatek A, Schoffer O, et al. Impact of breast cancer subtypes and patterns of metastasis on outcome. Breast Cancer Res Treat. 2015; 150:621-9. doi: 10.1007/s10549-015-3341-3.

23. Adler Y, Charron P, Imazio M, Badano L, Barón-Esquivas G, Bogaert J, et al. 2015 ESC Guidelines for the diagnosis and management of pericardial diseases: The Task Force for the Diagnosis and Management of Pericardial Diseases of the European Society of Cardiology (ESC) Endorsed by: The European Association for Cardio-Thoracic Surgery (EACTS). Eur Heart J. 2015; 36:2921-2964. doi: 10.1093/eurheartj/ehv318.

24. Bertozzi S, Londero AP, Cedolini C, Uzzau A, Seriau L, Bernardi S, et al. Prevalence, risk factors, and prognosis of peritoneal metastasis from breast cancer. Springerplus. 2015; 4:688. doi: 10.1186/s40064-015-1449-x.

25. Moore EK, Roylance R, Rosenthal AN. Breast cancer metastasising to the pelvis and abdomen: what the gynaecologist needs to know. BJOG. 2012; 119:788-794.

26. Mills MN, Figura NB, Arrington JA Yu HM, Etame AB, Vogelbaum MA, et al. Management of brain metastases in breast cancer: a review of current practices and emergent treatments. Breast Cancer Res Treat. 2020; 180:279-300.

27. Subbiah IM, Lei X, Weinberg JS, Sulman EP, Chavez-MacGregor M, Tripathy D, et al. Validation and development of a modified breast graded prognostic assessment as a tool for survival in patients with breast cancer and brain metastases. J Clin Oncol. 2015; 33:2239-2245.

28. Ramakrishna N, Temin S, Chandarlapaty S, Crews JR, Davidson NE, Esteva FJ, et al. Recommendations on disease management for patients with advanced human epidermal growth factor receptor 2-positive breast cancer and brain metastases: ASCO Clinical Practice Guideline update. J Clin Oncol. 2018; 36:2804-2807.

29. Le Rhun E, Weller M, Brandsma D, Van den Bent M, de Azambuja E, Henriksson R, et al. EANO-ESMO Clinical Practice Guidelines for diagnosis, treatment and follow-up of patients with leptomeningeal metastasis from solid tumours. Ann Oncol. 2017; 28(suppl4):iv84 – iv99.

30. Bonneau C, Paintaud G, Trédan O, Dubot C, Desvignes C, et al. Phase I feasibility study for intrathecal administration of trastuzumab in patients with HER2 positive breast carcinomatous meningitis. Eur J Cancer. 2018; 95:75-84.

31. Camidge DR, Lee EQ, Lin NU, Margolin K, Ahluwalia MS, Bendszus M, et al. Clinical trial design for systemic agents in patients with brain metastases from solid tumours: a guideline by the Response Assesment in Neuro-Oncology Brain Metastases working group. Lancet Oncol. 2018; 19:e20-32.

CONCLUSIONES

CONCLUSIONES

Miguel Martín Jiménez

Este manual, dirigido a los profesionales que tratan pacientes con cáncer de mama (no necesariamente oncólogos médicos), recoge una actualización sobre aquellos aspectos de la enfermedad que nos han parecido más relevantes y novedosos para el lector. Como se describe en el Capítulo 1, el cáncer de mama es el tumor femenino más frecuente en España y, pese a su buen pronóstico, continúa siendo el que causa más muertes anuales entre las mujeres en nuestro país. El conocimiento de los factores de riesgo de padecer la enfermedad es clave para establecer estrategias de reducción de dicho riesgo. A una de estas estrategias, la actividad física, no se le ha dado la relevancia y difusión que en nuestra opinión se merece, por lo que se ha analizado exhaustivamente en el Capítulo 2.

Los conocimientos sobre la biología molecular del cáncer de mama (Capítulo 3) han experimentado un crecimiento exponencial desde que en el siglo pasado se identificó la relevancia del oncogén HER2 y su potencial utilidad como diana terapéutica. A principios del siglo XXI se establecieron las primeras clasificaciones genómicas del cáncer de mama, que han cambiado nuestra forma de entender la enfermedad y su tratamiento. Con todas las imperfecciones que presentan, estas clasificaciones son la base para futuras estratificaciones más sofisticadas de este tumor, hoy considerado como una familia de enfermedades más que una enfermedad única.

La quimioprevención del cáncer de mama constituye una faceta del manejo de la enfermedad que esconde ciertas paradojas. Pese a conocer desde hace ya varias décadas que el tratamiento con raloxifeno, tamoxifeno e inhibidores de aromatasa reduce el riesgo de padecer cáncer de mama, el uso de estos medicamentos como quimioprofilaxis es muy escaso. Las razones que podemos alegar para justificar el escaso uso de estos fármacos (principalmente el limitado balance riesgo/beneficio a causa de la toxicidad de los medicamentos y de la falta de impacto en la supervivencia) no parecen ser suficientes para entender completamente la situación.

El cáncer de mama herederofamiliar constituye uno de los capítulos de la enfermedad que más avances ha experimentado en los últimos años. Pese a afectar a menos del 10 % de las mujeres con cáncer de mama, presenta unas connotaciones tan particulares en aspectos tales como impacto emocional, información a la paciente, maniobras de reducción de riesgo, consejo familiar y tratamiento, que han justificado la aparición de Unidades de Cáncer Herederofamiliar en muchos hospitales.

La cirugía del cáncer de mama ha sufrido una gran evolución desde los tiempos de la mastectomía radical de Halsted. La mayoría de las enfermas puede, actualmente, salvar la mama y muchas de las restantes pueden someterse a reconstrucciones plásticas con buen resultado estético. Aun más importante, muchas enfermas pueden evitar innecesarias linfadenectomías axilares gracias a la biopsia del ganglio centinela, reduciéndose el riesgo de linfedema, dolor crónico y trastornos de la movilidad del hombro.

Al igual que la cirugía, la radioterapia se ha sofisticado enormemente en los últimos 20 años, basándose en las nuevas tecnologías de irradiación y sistemas de planificación y cálculo dosimétricos más precisos y guiados por la imagen anatómica. Además, se han generado soluciones técnicas adaptadas al riesgo biológico individual, como la radioterapia intraoperatoria.

De la misma manera que la cirugía y la radioterapia han sido capaces de ajustar sus técnicas hasta conseguir los mejores resultados con la menor toxicidad, los tratamientos adyuvantes sistémicos han sufrido notables cambios en el mismo sentido en los últimos tiempos. En las mujeres con tumores denominados luminales, en estadios precoces (esencialmente con axila negativa) la quimioterapia adyuvante era una rutina a partir de un tamaño tumoral de 1 cm. Sabíamos que el beneficio para la globalidad de las enfermas, aunque existía, era exiguo, pero no podíamos adivinar a qué enfermas beneficiaba realmente añadir quimioterapia al tratamiento endocrino. El beneficio, además, se veía contrarrestado por los potenciales efectos secundarios a largo plazo (por ejemplo, leucemias o cardiotoxicidad de las antraciclinas). Las plataformas genómicas nos permiten seleccionar con mucha mayor fidelidad el grupo de mujeres con tumores luminales precoces que realmente se benefician de la quimioterapia, evitando este tratamiento a muchas pacientes que en el pasado lo recibían innecesariamente. Estas plataformas son hoy en día de amplio uso en la toma de decisiones terapéuticas en los cánceres de mama luminales precoces (0 a 3 ganglios axilares) como se describe en el Capítulo 9.

El cáncer de mama triple negativo precoz representa un problema completamente diferente al luminal, ya que es una enfermedad de alto riesgo de recaída y en la que solo se dispone de la quimioterapia para reducir este riesgo (como se describe en el Capítulo 10), en espera de tener más información sobre la eficacia de la inmunoterapia.

El cáncer de mama HER2-positivo precoz, revisado en el Capítulo 11, ha experimentado una gran mejoría en su pronóstico desde la publicación de los resultados de los estudios adyuvantes con trastuzumab, primero, y pertuzumab, TDM-1 y neratinib, después. Son de esperar, además, nuevos avances en los próximos años.

El carcinoma inflamatorio de mama es una forma especial de esta enfermedad de comportamiento muy agresivo, cuyas peculiaridades se describen en el Capítulo 12. Por razones poco conocidas, su incidencia ha sufrido un descenso en los últimos 20 años.

El tratamiento de los cánceres de mama luminales metastásicos ha sufrido también una notable evolución en los últimos años. El advenimiento de los inhibidores de CDK 4/6 ha permitido duplicar el tiempo de control de la enfermedad en primera y segunda línea y aumentar la supervivencia global. El alpelisib, un inhibidor de PI3K alfa, es otra valiosa aportación al tratamiento de las enfermas con mutaciones de PIK3CA (más de la tercera parte del total).

En el cáncer de mama triple negativo metastásico, los avances, lamentablemente, no han sido tan notables, como se describe en el Capítulo 14. Tan solo la inmunoterapia, los inhibidores de PARP1 (en los tumores con mutaciones BRCA) y un inmunoconjugado, el sacituzumab govitecan, han aportado resultados prometedores en los últimos pocos años.

La situación es muy diferente en el cáncer de mama metastásico HER2-positivo, enfermedad en la que tres nuevos fármacos activos (neratinib, tucatinib y trastuzumab deruxtecan) han sido recientemente aprobados por la FDA, aumentando el arsenal terapéutico existente para esta enfermedad, como se discute en el Capítulo 15.

Finalmente, el Capítulo 16 discute los problemas y soluciones específicas de diversas localizaciones metastásicas del cáncer de mama.

Todos los conocimientos recogidos en los capítulos de este manual se seguirán, sin duda, en los próximos tiempos de avances novedosos, por lo que es nuestra intención actualizar su contenido periódicamente para que no pierda vigencia.